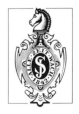

R. Rahmanzadeh   H.-G. Breyer (Hrsg.)

Das infizierte Implantat

7. Steglitzer Unfalltagung

Mit 114 Abbildungen und 79 Tabellen

Springer-Verlag Berlin Heidelberg New York
London Paris Tokyo Hong Kong

Professor Dr. R. Rahmanzadeh
Professor Dr. H.-G. Breyer
Universitätsklinikum Steglitz
Chirurgische Klinik und Poliklinik
Abteilung für Unfall- und
Wiederherstellungschirurgie
Hindenburgdamm 30
D-1000 Berlin 45

ISBN 3-540-51938-6 Springer-Verlag Berlin Heidelberg New York
ISBN 0-387-51938-6 Springer-Verlag New York Berlin Heidelberg

CIP-Titelaufnahme der Deutschen Bibliothek
Das infizierte Implantat / 7. Steglitzer Unfalltagung. R. Rahmanzadeh; H.-G. Breyer (Hrsg.). - Berlin; Heidelberg; New York; London; Paris; Tokyo; Hong Kong: Springer, 1990
ISBN 3-540-51938-6 (Berlin ...)
ISBN 0-387-51938-6 (New York ...)
NE: Rahmanzadeh, Rahim [Hrsg.]; Steglitzer Unfalltagung <07, 1988>

Dieses Werk ist urheberrechtlich geschützt. Die dadurch begründeten Rechte, insbesondere die der Übersetzung, des Nachdrucks, des Vortrags, der Entnahme von Abbildungen und Tabellen, der Funksendung, der Mikroverfilmung oder der Vervielfältigung auf anderen Wegen und der Speicherung in Datenverarbeitungsanlagen, bleiben, auch bei nur auszugsweiser Verwertung, vorbehalten. Eine Vervielfältigung dieses Werkes oder von Teilen dieses Werkes ist auch im Einzelfall nur in den Grenzen der gesetzlichen Bestimmungen des Urheberrechtsgesetzes der Bundesrepublik Deutschland vom 9. September 1965 in der jeweils geltenden Fassung zulässig. Sie ist grundsätzlich vergütungspflichtig. Zuwiderhandlungen unterliegen den Strafbestimmungen des Urheberrechtsgesetzes.

© Springer-Verlag Berlin Heidelberg 1990
Printed in Germany

Die Wiedergabe von Gebrauchsnamen, Handelsnamen, Warenbezeichnungen usw. in diesem Werk berechtigt auch ohne besondere Kennzeichnung nicht zu der Annahme, daß solche Namen im Sinne der Warenzeichen- und Markenschutz-Gesetzgebung als frei zu betrachten wären und daher von jedermann benutzt werden dürften.

Produkthaftung: Für Angaben über Dosierungsanweisungen und Applikationsformen kann vom Verlag keine Gewähr übernommen werden. Derartige Angaben müssen vom jeweiligen Anwender im Einzelfall anhand anderer Literaturstellen auf ihre Richtigkeit überprüft werden.

Satz und Druck: Zechner, Speyer
Bindearbeiten: Schäffer, Grünstadt
2124/3145 - 543210 - Gedruckt auf säurefreiem Papier

Inhaltsverzeichnis

Teil I
Grundlagen – Diagnostik

Pathophysiologie der Knocheninfektion 3
G. Hörster

Röntgenologische Kriterien der akuten posttraumatischen/postoperativen
Osteomyelitis 12
E. Ludolph und G. Hierholzer

Der Stellenwert der Lysozymbestimmung im Wundsekret
zur Früherkennung einer Wundinfektion in der Implantatchirurgie 17
H. D. Rahn, F. Schauwecker und U. Knapp

Die diagnostische Wertigkeit der Labor- und Wundsekretanalyse
zur Erkennung einer latenten Frühinfektion in der Endoprothetik 22
D. Bettin, A. Härle und F. Niehoff

Szintigraphie entzündlicher Prozesse mit radioaktiv markierten
monoklonalen Antikörpern 28
W. Fleischmann, M. Fischer und I. Selo

Die szintigraphische Diagnostik mit ^{99m}Technetium-HMPAO-markierten
autologen Leukozyten bei infizierten Kunstgelenken 36
M. Starker, I. Brandhorst und W. Heipertz

Teil II
Die infizierte Osteosynthese

Der infizierte Bohrdraht 45
M. Westhues, H. Rudolph, V. Studtmann und B. V. Finkel

Häufigkeit, Behandlung und Ergebnisse infizierter,
gelockerter externer Osteosynthesen 48
F. Wittek, H. G. K. Schmidt und M. Neikes

Histomorphologie der Ostitis nach Marknagelung –
Tierexperimentelle und humanbioptische Befunde 56
S. B. Kessler, M. Habekost und K. Remberger

Der infizierte Unterschenkelmarknagel 61
P. J. Meeder, S. Weller und H. Sieber

Kriterien für einen Osteosyntheseverfahrenswechsel
bei Infektion des Implantats 66
H. G. K. Schmidt, M. Neikes, F. Wittek und W. Dehoust

Extramedulläre Implantate bei dia- und metaphysären
Infektpseudarthrosen 77
G. Hildebrandt

Die Infektionsrate bei offenen Unterschenkelfrakturen
im Wandel der Therapie 82
F. Dinkelaker, A. Müller, R. Rahmanzadeh und B. Tillmann

Das Infektionsrisiko beim Osteosyntheseverfahrenswechsel 86
H.-J. Steinig, J. Probst und A. Uebelhör

Das infizierte Implantat am Oberschenkel 91
K. Weise und N. Karnatz

Femurersatz bei chronischer Osteomyelitis –
Chirurgische und anästhesiologische Aspekte 98
H. Püschmann, F. Groß und J. Linde

Behandlungsmöglichkeiten bei Früh- und Spätinfektionen
nach innerer Stabilisation der Wirbelsäule 102
P. Kluger, J. J. Glaesener und U. Danner

Der infizierte Fixateur interne – Infektsanierung unter Aufgabe
der Stabilität? 105
M. Roesgen

Teil III
Therapie I: Spülung und Drainage

Effektivität des pulsierenden Wasserstrahles (Jetlavage)
zur Reinigung kontaminierter und infizierter Wunden –
Histologische und bakteriologische Untersuchungen 115
R. Ketterl, J. Jessberger, K. Machka, K. Geissdörfer, B. Stübinger
und G. Blümel

Experimentelle Studie über die Funktion einer Spül-Saug-Drainage 122
M. Ohmer und P. Kirschner

Die Spül-Saug-Drainage zur Implantatrettung bei septischen
Wundheilungsstörungen 125
A. Bettermann, M. Hürtgen und A. Schäfer

Teil IV
Therapie II: Adjuvante systemische Antibiotikatherapie

Grundsätzliche Bemerkungen zu einer adjuvanten
systemischen Antibiotikatherapie beim infizierten Implantat 129
A. Meißner, K. Borner und R. Rahmanzadeh

Die antibiotische Begleitbehandlung beim posttraumatischen Infekt an
Knochen und Weichteilen – Hinweise für eine rationale Durchführung .. 134
M. Hansis

Die Ratte, ein geeignetes Versuchstier für die experimentelle Osteomyelitis 140
V. Mendel, H. Ch. Scholz, A. Nagel und H. Heymann

Teil V
Therapie III: Die adjuvante lokale Antibiotikatherapie

Antibiotikafreisetzende Osteosynthesematerialien –
Experimentelle Untersuchungen und klinische Ergebnisse 147
A. Härle, W. Ritzerfeld, U. Liewald und P. Wuisman

Die Behandlung der Knocheninfektion mit der
Eigenblut-Antibiotika-Plombe 153
L. Faupel und K. H. Schultheis

Teil VI
Die infizierte Alloarthroplastik: Hüftgelenkprothesen

Die infizierte Totalprothese der Hüfte 159
R. Schneider

Teil VII
Pro-contra-Runde

Ist die Girdlestone-Situation als Dauerzustand akzeptabel?
Pro-Argumentation 169
K. Klemm

Ist die Girdlestone-Situation als Dauerzustand akzeptabel?
Kontra-Argumentation 177
A. Härle

Teil VIII
Ergebnisse der TEP-Explantation und/oder des Prothesenwechsels

Septische Prothesenlockerungen der Hüfte –
Die Resektionshüfte als akzeptables Endergebnis? 189
M. A. Scherer, R. Ascherl, G. Lill, F. Lechner und G. Blümel

Die Girdlestone-Situation: Eine „gangbare" Alternative
bei infizierter Hüftgelenksendoprothese? 198
V. Ewerbeck, T. Leonhard und A. Braun

Die infizierte TEP am Hüftgelenk – Ergebnisse der TEP-Explantation
und des Prothesenwechsels 206
Ch. Stahl, B. Maaz und H. Gierse

Endoprothesenwechsel vs. Girdlestone-Resektionshüfte –
Vergleichende Betrachtungen 213
C. Lütten, H. Lorenz und W. Thomas

Analyse verschiedener operativer Vorgehensweisen bei
infizierten Hüfttotalendoprothesen 221
R. Ketterl, B. Stübinger, T. Beckurts und B. Claudi

Septischer Prothesenwechsel am Hüftgelenk –
Ergebnisse nach ein- und zweizeitigem Vorgehen 230
F. Dinkelaker, R. Rahmanzadeh und G. Haimerl

Teil IX
Die infizierte Alloarthroplastik II: Kniegelenkendoprothesen

Das Schicksal der infizierten Kniegelenkendoprothese
unter Berücksichtigung der zementlosen Reimplantation mit dem
Fibrin-Gentamicin-Spongiosa-Verbund 237
A. Braun, J. Papp und E. Neusel

Die infizierte Kniegelenkprothese 240
H.G. Hermichen und S. Weller

Die Behandlung von Infektionen nach Knietotalendoprothese
unter besonderer Berücksichtigung der Kniearthrodese 247
P. Wuisman, A. Härle, J. Polster und D. Bettin

Die Problematik der infizierten Knieendoprothesen 253
H. Gierse, Ch. Stahl und B. Maaz

Behandlungsstrategie und Ergebnisse bei infizierten Knieendoprothesen . 260
I. Michiels und B. Schmitz

Fehlschläge in der Sanierung der infizierten Knieendoprothesen 265
W. Knarse, H.-G. Breyer und R. Rahmanzadeh

Hämatogene Spätinfektion einer Kniegelenktotalendoprothese 269
F. Heiss und F. Hahn

Teil X
Operationshygiene

Der postoperative Frühinfekt während der ersten 4 Jahre
des Aufbaues einer unfallchirurgischen Abteilung 273
K. Tittel und F. Schauwecker

Sachverzeichnis 277

Liste der Beitragsautoren

Die Adressen der Autoren sind am jeweiligen Kapitelbeginn genannt.

Ascherl, R. 189
Beckurts, T. 221
Bettermann, A. 125
Bettin, D. 22, 247
Blümel, G. 115, 189
Borner, K. 129
Brandhorst, I. 36
Braun, A. 198, 237
Breyer, H.-G. 265
Claudi, B. 221
Danner, U. 102
Dehoust, W. 66
Dinkelaker, F. 82, 230
Ewerbeck, V. 198
Faupel, L. 153
Finkel, B. V. 45
Fischer, M. 28
Fleischmann, W. 28
Geissdörfer, K. 115
Gierse, H. 206, 253
Glaesener, J. J. 102
Groß, F. 98
Habekost, M. 56
Hahn, F. 269
Haimerl, G. 230
Hansis, M. 134
Härle, A. 22, 147, 177, 247
Heipertz, W. 36
Heiss, F. 269
Hermichen, H. G. 240
Heymann, H. 140
Hildebrandt, G. 77
Hierholzer, G. 12

Hörster, G. 3
Hürtgen, M. 125
Jessberger, J. 115
Karnatz, N. 91
Kessler, S. B. 56
Ketterl, R. 115, 221
Kirschner, P. 122
Klemm, K. 169
Kluger, P. 102
Knapp, U. 17
Knarse, W. 265
Lechner, F. 189
Leonhard, T. 198
Liewald, U. 147
Lill, G. 189
Linde, J. 98
Lorenz, H. 213
Ludolph, E. 12
Lütten, C. 213
Maaz, B. 206, 253
Machka, K. 115
Meeder, P. J. 61
Meißner, A. 129
Mendel, V. 140
Michiels, I. 260
Müller, A. 82
Nagel, A. 140
Neikes, M. 48, 66
Neusel, E. 237
Niehoff, F. 22
Ohmer, M. 122
Papp, J. 237
Polster, J. 247

Probst, J. 86
Püschmann, H. 98
Rahmanzadeh, R. 82, 129, 230, 265
Rahn, H. D. 17
Remberger, K. 56
Ritzerfeld, W. 147
Roesgen, M. 105
Rudolph, H. 45
Schäfer, A. 125
Schauwecker, F. 17, 273
Scherer, M. A. 189
Schmidt, H. G. K. 48, 66
Schmitz, B. 260
Schneider, R. 159
Scholz, H. Ch. 140
Schultheis, K. H. 153
Selo, I. 28
Sieber, H. 61
Stahl, Ch. 206, 253
Starker, M. 36
Steinig, H.-J. 86
Studtmann, V. 45
Stübinger, B. 115, 221
Thomas, W. 213
Tillmann, B. 82
Tittel, K. 273
Uebelhör, A. 86
Weise, K. 91
Weller, S. 61, 240
Westhues, M. 45
Wittek, F. 48, 66
Wuisman, P. 147, 247

Teil I
Grundlagen – Diagnostik

Pathophysiologie der Knocheninfektion

G. Hörster[1]

Zur posttraumatischen Knocheninfektion kommt es, wenn die körpereigene Abwehr die zum Zeitpunkt von Trauma oder Operation eingedrungenen Erreger nicht symptomlos beseitigen kann. Alle Faktoren, welche die Erregerinvasion stärken bzw. die körpereigene Abwehr schwächen, fördern die klinische Manifestation.

Lokale Durchblutungsstörungen des Knochen-, aber auch des Weichteilgewebes stellen die wesentliche Voraussetzung für das Entstehen der Knocheninfektion dar. Erst dadurch werden optimale Voraussetzungen für die Vermehrung pathogener Keime geschaffen [3, 8, 14, 16, 18, 20, 21]. Am unbelebten Gewebe können die Abwehrvorgänge des Organismus nicht in idealer Weise vonstatten gehen, wobei gleichzeitig die Ernährungsbedingungen für pathogene Keime nicht wesentlich gestört werden [3, 14]. Je kleiner die Gewebeschädigung, desto massiver muß prinzipiell der Keimbefall sein, um eine Infektion hervorzurufen. Insbesondere nach diaphysären Plattenosteosynthesen sind traumatisch und operationstechnisch bedingte Störungen der Oberflächendurchblutung ausgedehnt. Die mechanische Schädigung des Periostes spielt offensichtlich dabei eine entscheidene Rolle.

Die kortikale Oberfläche wird so ihrer Durchblutung beraubt und schutzlos dem Keimbefall ausgeliefert. Begünstigt wird die Keimvermehrung weiterhin durch Wundhämatome, welche den Keimen einen idealen Nährboden bei direktem Kontakt zur Kortikalisoberfläche bieten [8, 20]. Die Ausbreitung der Infektion auf den gesamten Wundbereich wird damit erleichtert. Je nach Verletzung und Art der durchgeführten Operation entsteht ein unterschiedlich ausgedehnter Infektbereich. Abgesehen von Infektionen nach intramedullärer Stabilisierung, ist der Markraum erst sekundär beteiligt. Das Ausmaß der Markrauminfektion erlangt allerdings prognostisch entscheidende Bedeutung.

Die Instabilität im Bruchbereich fördert weniger die Entstehung als vielmehr die klinische Manifestation der Infektion. Es besteht eine direkte Abhängigkeit zwischen dem Ausmaß der Entzündungszeichen und dem Ausmaß der Stabilität. Dabei ist nicht bekannt, in welcher Form die biomechanischen Abläufe in die Auseinandersetzung zwischen Erregern und körpereigener Abwehr eingreifen. Da Instabilität die Wiederherstellung traumatisch oder operativ gestörter Durchblutung behindert, ist auf diesem Wege am ehesten eine Einflußnahme denkbar [38].

---

[1] Unfallchirurgische Klinik, Städt. Krankenanstalten Bielefeld-Mitte, D-4800 Bielefeld 1

Weitere Faktoren, welche ohne ausschließlichen Zusammenhang mit der Knocheninfektion die Wundheilung stören, wurden in größeren Statistiken zusammengestellt [12, 24, 30, 42]. Da traumatisch bedingte Eingriffe am Knochen häufig eine Disposition in bezug auf den Operationszeitpunkt nicht erlauben, sind endogene patientenbezogene Faktoren praktisch nicht beeinflußbar, während Hinweisen auf besondere Vorbereitung bzw. technische Durchführung der Operation erhebliche Bedeutung zukommt.

Die Vorgänge der körpereigenen Abwehrmaßnahmen im Rahmen von Entstehung und Verlauf der posttraumatischen Knocheninfektion sind Gegenstand einer Vielzahl von Untersuchungen [12, 14, 15, 28, 36]. Obwohl therapeutische Einflußnahme in Form einer Unterstützung der körpereigenen Abwehr durch präoperative Vakzination offensichtlich möglich ist, haben derartige Maßnahmen bisher in die klinische Routine kaum Eingang finden können [28, 36].

Die akute Knocheninfektion

Die ersten Zeichen der beginnenden Infektion sind an reaktiven Veränderungen des Gefäß-Bindegewebe-Apparates zu erkennen, welche sich an der Begrenzung des Operationsgebietes abspielen [7, 19]. Bereits wenige Stunden nach Eindringen der Erreger ist eine Kapillarstase feststellbar; durch Lücken zwischen den Endothelzellen kommt es zur Exsudation und Emigration von Leukozyten und später auch von Monozyten. Es wird dadurch eine humorale und zelluläre Abwehr eingeleitet [19]. Abakterielle Ursachen lassen gleiche Reaktionsmechanismen erkennen [9]. Für die gesteigerte Gefäßdurchlässigkeit sind wahrscheinlich Kinine, vasoaktive Amine sowie Prostaglandine verantwortlich [35]. Durch den hypoxiebedingten anaeroben Gewebestoffwechsel kommt es zur lokalen Azidose und damit zu einer katabolen Stoffwechsellage. Die erste exsudative Entzündungsphase wird nach wenigen Tagen abgelöst von eine Proliferation ortsständiger Bindegewebezellen und weiterer Stammzellen hämatogenen Ursprungs [39]. Bei Normalisierung des pH-Wertes wird die anabole Phase der Infektion erreicht.

Die geschilderten Veränderungen beschränken sich zunächst auf den primären Verletzungs- bzw. Operationsbereich. Prognostisch entscheidend für den weiteren Verlauf wird dann jedoch das bereits wenige Tage nach der Operation – im Rahmen von Frührevisionen – erkennbare Ausmaß der Oberflächendurchblutungsstörung der Kortikalis (Abb. 1).

Es führt dabei die von außen auf die Kortikalis treffende Infektion im deperiostierten Bereich durch Denaturierung der Oberflächengefäße zur Nekrose des arteriell von periostal versorgten Kortikalisabschnittes. Die Durchblutung der darunterliegenden Kortikalis kann zunächst erhalten bleiben. Durch die frakturbedingte Durchtrennung von A. nutricia and Havers-Gefäßen sowie Teilausfall der venösen Drainage an der periostalen Oberfläche entstehen intrakortikale Blutumlaufstörungen. Bedingt durch die ungünstige Versorgungslage der Osteozyten, kommt es zur partiellen Osteozytennekrose [20]. Gleichzeitig lassen bei erhaltener Markraumdurchblutung die unter der areaktiven Oberfläche liegenden Sekundärosteone als Zeichen erhaltener Reaktionsfähigkeit eine osteo-

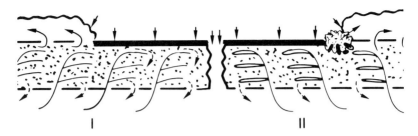

Abb. 1. Schematische Darstellung der kortikalen Frühinfektion und der beginnenden reaktiven Veränderungen

klastische Aufweitung erkennen. Vitale Reaktionen der Havers-Zellen laufen damit örtlich und zeitlich parallel zum Absterben der Osteozyten ab. Da die Osteozytennekrose wahrscheinlich der nach etwa 7 Tagen beginnenden resorptiven Tätigkeit der Havers-Osteoklasten vorausgeht, ist auch eine Indikation des Knochenabbaus durch das Absterben der Osteozyten denkbar. Nachweise hierfür fehlen bisher.

Gleichzeitig beginnt nach wenigen Tagen an der Grenze zwischen areaktiver infizierter Kortikalisoberfläche und durchbluteter Umgebung in Verbindung mit der Erweiterung intrakortikaler Gefäße die Granulationsgewebsbildung. Das Granulationsgewebe enthält als Entzündungszellen überwiegend neutrophile Granulozyten. Durch lokale Resorption wird ein Zugang zum Intrakortikalbereich geschaffen. Hier bewegen sich die Keime vermutlich in den Extravasalräumen der Havers-Kanäle [8, 34]. Diese bakterieninduzierten enzymatischen Reaktionen und Änderungen des pH-Wertes sowie örtliche Hyperämie können zur weiteren lokalen Knochennekrose führen, welche sich zu den primär mechanisch bedingten Störungen der Mikrozirkulation addiert [1, 8, 19, 25, 27]. Zusätzlich begünstigt wird das Auftreten intrakortikaler Schäden durch fehlende Phagozytosefähigkeit der sinusoidalen Zellen [27, 34]. Somit zeigen Kortikalisbereiche, welche bereits durch posttraumatische Durchblutungsstörungen oberflächlich geschädigt sind, durch die anschließend intrakortikal ablaufenden pathophysiologischen Umbauvorgänge besondere Nekrosegefährdung [13, 20, 23].

Der weitere Ablauf ist weitgehend abhängig vom Erhalt bzw. dem schnellen Wiederaufbau der Markraumzirkulation und damit der Reaktionsfähigkeit der

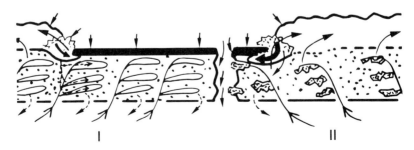

Abb. 2. Schematische Darstellung der Schalensequestrierung

von markraumwärts versorgten Sekundärostene [20]. Prinzipiell ist im Infekt die gleiche Wiederherstellungsmöglichkeit der Markraumdurchblutung im Vergleich zum normalen postoperativen Ablauf beschrieben [13]. Bei erhaltener Vitalität der von markraumwärts versorgten Havers-Zellen bildet sich – beginnend nach zirka 2 Wochen – eine intrakortikale Demarkationslinie aus (Abb. 2). Diese verläuft oberflächenparallel zwischen den sich reaktiv erweiternden Sekundärosteonen einerseits und der äußeren areaktiven nekrotischen Oberflächenschicht andererseits. Eine Revitalisierung der äußeren Tangentiallamelle findet nicht statt. Durch diesen Vorgang wird innerhalb weniger Wochen die periostale Oberfläche schalenförmig abgestoßen. In den Sekundärosteonen kommt es nach Beseitigung der darüberliegenden infizierten Oberfläche zum Rückgang der Entzündungszeichen, zur narbigen Umwandlung des Granulationsgewebes und zum Knochenanbau. Die im Rahmen der Knocheninfektion häufig erkennbare periostale und endostale Geflechtknochenneubildung ist ein sichtbares Zeichen dieser reparativen Entzündungsphase [2, 13, 19, 33]. Die Möglichkeit einer derartigen „Reossifikation" ist bekannt, sie findet hier ihre pathophysiologische Grundlage [10, 20, 21, 43].

In den verbleibenden Umbauzonen sind häufig osteozytenlose Kortikalisabschnitte anzutreffen, welche von neugebildetem lamellärem Knochen umgeben sind. Letztlich wird eine Heilung ohne Substanzverlust bewirkt, da die abgestoßenen Kortikalisanteile durch die Knochenneubildung ersetzt werden. Der ursprüngliche Durchmesser der Kortikalis wird dadurch nicht nur wiederhergestellt, sondern meist erheblich vergrößert.

Die chronische Knocheninfektion

Die morphologischen Veränderungen im Rahmen der chronischen Infektion sind ein Spiegelbild der Bemühungen des Körpers, die primär entstandenen Schäden zu begrenzen. Die Kenntnis dieser Vorgänge ist entscheidend, um durch entsprechende therapeutische Maßnahmen unterstützend eingreifen zu können.

Die besondere Anatomie der Röhrenknochendiaphyse trägt in besonderem Maße zum chronischen Ablauf bei. Die Ausbildung einer osteomyelitischen Höhle wird dadurch begünstigt, daß eine Kontraktion der umgebenden Wände unmöglich ist – durch diesen Vorgang wird bei anderen infizierten Wunden eine schnelle und rezidivfreie Ausheilung ermöglicht. Der Versuch des Organismus, die Infektion in der Markhöhle zu lokalisieren, führt zu einem den Herd begrenzenden 3teiligen Abwehrwall: einer Kernzone mit Nekrosen, Fibrin und Leukozyten, einer mittleren Zone aus Granulationsgewebe mit Lymphozyten und Plasmazellen sowie einer Außenzone aus fibrösem Markgewebe, lamellärem und Faserknochen [27, 41]. Die Dreischichtung weist auf die zunehmende Erstarkung der Infektabwehr und die Abnahme der Aggression von innen nach außen hin; sie ist ein Spiegel der unterschiedlichen Methodik in der Infektabwehr [41]. In der Kernzone überwiegt die leukozytäre Bakterienphagozytose, in der Mittelzone lympho- und plasmazelluläre Antikörperbildung, in der Randzone mehr mechanische Behinderung der Infektausbreitung durch Knochenneubildung [27, 41]. Die Anatomie des diaphysären Knochens läßt häufig jedoch diese ideale Konstellation wirksamer körpereigener Abwehrmaßnahmen nicht zu, so daß sich Zonen produktiver und destruierender Entzündung nebeneinander nachweisen lassen. In nicht vollständig sanierbaren Infektbereichen können Keime mit ruhendem Stoffwechsel verbleiben, so daß von hier ein Wiederaufflackern der Infektion möglich ist [6]. Während man im chronischen Infektherd der Markhöhle eher eine Minderdurchblutung erwarten sollte, wurden anhand angiographischer Befunde auch durchaus befriedigende mikrozirkulatorische Durchblutungsverhältnisse nachgewiesen [5, 26].

Die geschilderten Veränderungen im Bereich der infizierten Markhöhle sind als häufigste Ursache eines chronischen Verlaufes der Knocheninfektion anzusehen. Besonders nach Markraumosteosynthesen ist der Organismus häufig nicht in der Lage, den gesamten infizierten Hohlraum zur narbigen Ausheilung zu bringen, so daß durch infizierte Resthöhlen behandlungsbedürftige – klinisch durch Fistelbildungen charakterisierte – Zustandsbilder verbleiben.

Die morphologischen und klinischen Äquivalente der geschädigten Kortikalis im Rahmen der chronischen Knocheninfektion sind Nekrose und Sequester. Als Sequester wird dabei der durch die Infektion irreversibel vom Hauptfragment getrennte Kortikalisanteil bezeichnet, während die Nekrose mit dem Hauptfragment fest in Verbindung stehenden kortikalen Knochen darstellt. Dessen Bestandteile sind durch die Infektion bedingt ebenfalls überwiegend avital. Die Entscheidung, ob die intraoperativ feststellbare Durchblutungsstörung der Kortikalis allerdings gleichzeitig von einer vollständigen Nekrose der intrakortikalen Bestandteile begleitet ist, läßt sich nur mikroskopisch treffen. Klinische und morphologische Feststellungen zur Vitalität eines Kortikalisanteiles können daher zwangsläufig auseinanderweichen.

Die persistierende Nekrose der Kortikalis entsteht durch Verzögerung des intrakortikalen Umbaus (Abb. 3). Die zunächst in Gang gekommene schalenförmige Sequestrierung der nekrotischen Oberfläche wird verzögert oder vollständig beendet, wenn neben der periostalen auch die endostale Oberfläche infektbedingt geschädigt ist. Die mangelhafte Gefäßversorgung läßt nur begrenzte intrakortikale Umbauvorgänge zu, so daß eine weitere Demarkation verhindert wird. Die „Reossifikation" (pathophysiologisch: das Sichtbarwerden der durchbluteten Kortikalisabschnitte nach Abstoßen der darüberliegenden avaskulären Kortikalisoberfläche) kommt zum Stillstand. Mitbestimmt wird das Ausmaß der

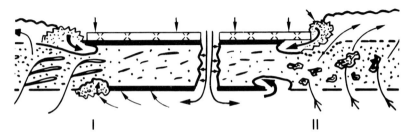

Abb. 3. Schematische Darstellung der Entstehung einer persistierenden Nekrose

pathophysiologischen intrakortikalen Abläufe durch die körpereigene Abwehr, welche die fortschreitende Infektion periostal, endostal und intrakortikal zu begrenzen versucht [8].

Prinzipiell ist eine Aktivierung des intrakortikalen Umbaus durch Revision der Markhöhle und Entfernung revaskularisationsbehindernder Platten möglich. Da der verbleibende nekrotische Knochen jedoch als Keimreservoir angesehen werden muß, sind spätere Entzündungsschübe mit erneuter Thrombosierung intrakortikaler Gefäße möglich [22]. Eine ausreichende antibiotische lokale und systemische Therapie ist beim Vorliegen größerer avaskulärer Knochenbezirke unmöglich, so daß chirurgische Maßnahmen zur Infektsanierung Priorität erhalten [19, 27, 37, 40]. Im Spätstadium der Knocheninfektion muß man i. allg. eine in zeitlich vertretbarem Ausmaß vorhandene Erholungsfähigkeit des nekrotischen kortikalen Knochens ablehnen, so daß die operative Entfernung erforderlich wird [3, 22, 32].

Aus der Knochennekrose entsteht durch Demarkierung vom umgebenden Knochengewebe ein Sequester. Die intrakortikale Demarkationslinie weicht dabei von ihrem zunächst oberflächenparallelen Verlauf in Richtung Markhöhle ab (Abb. 4). Durch Konfluieren der aufgeweiteten Resorptionshöhlen wird ein kortikaler Sequester abgetrennt [20]. Bei der Ablösung des Sequesters spielt das infizierte Granulationsgewebe eine wesentliche Rolle. Es bewirkt gleichzeitig den Aufbau einer Abwehrbarriere zum verbleibenden Knochengewebe [2, 8, 25]. Man darf vermuten, daß eine Erhöhung des intramedullären Druckes sowie Instabilität die Demarkation eines Sequesters neben den geschilderten rein biologischen Faktoren fördern [1, 3, 11, 13, 17].

Morphologisch ist der Sequester charakterisiert durch überwiegend osteozytenlose Grundsubstanz, wobei in Einzelbereichen vitale Osteone erkennbar sind [4, 20, 40]. Die vitalen Anteile sind dabei weniger als Revaskularisation, sondern mehr als Zeichen partiell primär erhaltener Vitalität zu sehen [20]. Das Verbleiben osteozytenloser Grundsubstanz am Hauptfragment nach Abschluß des Sequestrierungsvorganges ist die Regel. Auch in diesen – letztlich für den Wiederaufbau verwendbaren – Kortikalisabschnitten haben zuvor reossifizierende Umbauvorgänge stattgefunden, die durch die intrakortikalen Blutumlaufstörungen zur Osteozytennekrose geführt haben. Vermutungen, daß die Sequestrierung in der Mitte eines abgestorbenen Knochenstückes vor sich geht, so daß lediglich der am schwersten geschädigte Anteil abgestoßen wird, finden so eine gewisse Bestätigung [2, 25].

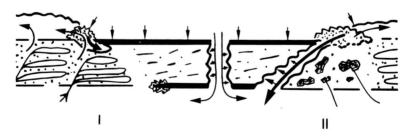

Abb. 4. Schematische Darstellung der Entstehung eines Sequesters

Neben infektionsbedingter Sequestrierung sind gleiche intrakortikale Abgrenzungsvorgänge auch ohne Beteiligung von Bakterien möglich [17]. Die Ursache wird ebenfalls in einem örtlichen Überwiegen von Resorptionsvorgängen gegenüber nachfolgendem Knochenanbau vermutet [31].

Morphologisch sind bei den geschilderten Umbauvorgängen alle Bauelemente des Knochens an der Infektion beteiligt [6]. Pathologisch-anatomisch können dabei örtlich unterschiedliche – z.T. auch gegensätzliche – Befunde auftreten. Dabei lassen sich eine chronisch-aggressive Form der Knocheninfektion (charakterisiert durch Knochennekrosen, Osteoblasten und akut infiziertes Granulationsgewebe), eine chronisch-persistierende Knocheninfektion (charakterisiert durch zellreiches, kapillarreiches Fasergewebe mit geringerer rundzelliger Infiltration sowie mäßigem Knochenabbau und überwiegendem Anbau) um eine chronischnarbige Knocheninfektion (charakterisiert durch kernarmes faserreiches Narbengewebe mit ruhenden Knochenbälkchen bei ausgedehnten älteren Umbaulinien) unterscheiden [4, 6]. Man kann diese pathologisch-anatomisch unterschiedlichen Formen der Knocheninfektion zwanglos dem Sequestrierungsvorgang zuordnen [20]. Die intrakortikale Granulationsgewebefront stellt dabei die Grenzzone zwischen aggressiver und persistierender Knocheninfektion dar. Nach Abstoßen der sequestrierten Kortikalisanteile und Nachlassen der Entzündungsaktivität verbleiben schließlich die Merkmale der narbigen Infektion. Es können so ohne weiteres bei dem gleichen Patienten zum gleichen Zeitpunkt die Merkmale der verschiedenen pathologisch-anatomischen Infektformen dicht nebeneinander nachgewiesen werden [20].

Zusammenfassung

In der vorliegenden Arbeit wird über Ätiologie und Pathophysiologie der posttraumatischen Knocheninfektion berichtet. Besonderer Wert wird gelegt auf die Schilderung der intrakortikalen Umbauvorgänge. Es wird betont, daß die primär durch Trauma bzw. Osteosynthese eingetretene Durchblutungsstörung der Kortikalis den Ausgangspunkt der chronischen Infektion darstellt. Die weiteren pathophysiologischen Abläufe sind als Bemühungen des Organismus zu werten, diesen Schaden zu beseitigen. Der pathophysiologische Weg zu den verschiedenen Endstadien (Heilung, persistierende Nekrose, Sequester) wird geschildert.

Literatur

1. Aschoff L (Hrsg) (1911) Spezielle pathologische Anatomie. In: Pathologische Anatomie – ein Lehrbuch für Studierende Ärzte, Bd II. Gischer, Jena, S 195
2. Axhausen W (1914) Knochennekrose und Sequesterbildung. Dtsch med Wochenschr 401:1
3. Bedacht R (1972) Klinik und Therapie der Osteomyelitis. Chir Prax 16:7.
4. Böhm E (1978) Morphologische Grundlagen der posttraumatischen Osteomyelitis. Vortrag: Symposion: Posttraumatische Osteomyelitis, Duisburg 7.–8. 4. 1978

5. Böhm E, Hörster G (1981) Über die Bedeutung der Durchblutungsstörungen für den Verlauf der chronischen posttraumatischen Osteomyelitis. Vortrag: Tagung Dtsch. Ges. für Pathologie, Innsbruck 9.-13. 6. 1981
6. Böhm E, Könn G (1976) Zur Morphologie der posttraumatischen Osteomyelitis. Unfallheilkunde 79:127
7. Büchner F (1966) Allgemeine Pathologie. Urban & Schwarzenberg, München Berlin
8. Burri C (1979) Posttraumatische Osteitis. Huber, Bern Stuttgart Wien
9. Contzen H (1973) Abakterielle Osteomyelitis durch Metallose. Langenbecks Arch Chir 334:555-558
10. Endler F, Czitober H (1967) Zur Therapie und Pathologie der Osteomyelitis. Beitr Orthop 14/2:69
11. Friedrich B (1975) Biomechanische Stabilität und posttraumatische Osteitis. Hefte Unfallheilkd 124
12. Gierhake FW (1976) Wundheilungsstörungen und ihre Verhütung. Unfallheilkunde 79:457
13. Harms J, Berg PA v d (1976) Das Gefäßverhalten des Knochens bei Plattenosteosynthese und nachfolgender Osteomyelitis. Arch Orthop Unfallchir 84:57
14. Hierholzer G (1972) Klinisch-experimentelle Untersuchungen zur chronischen posttraumatischen Osteomyelitis. Habil. Schr., Med. Fakultät der Universität Essen
15. Hierholzer S, Hierholzer G (1984) Metallallergie als pathogenetischer Faktor für die Knocheninfektion nach Osteosynthesen. Unfallheilkunde 87:1
16. Hierholzer G, Rehn J, Mittelmeier M (1970) Die posttraumatische Osteomyelitis. Schattauer, Stuttgart New York
17. Hildebrandt G (1979) Die Bedeutung der periossären und intramedullären Durchblutung für die Entstehung der posttraumatischen Osteomyelitis und für die Wahl des Osteosyntheseverfahrens. Beitr Orthop 26:181
18. Hildebrandt G, Höhne C (1982) Sogenannte apathogene Erreger und avitale Diaphysencortivalis in der Genese der Osteomyelitis posttraumatica. Beitr Orthop Traumatol 29:34
19. Hill HG, Pitkow HS, Davis RH (1977) The pathophysiology of osteomyelitis. J Am Podiat Assoc 67/10:687
20. Hörster G (1984) Die infizierte Corticalisnekrose – theoretische Aspekte und klinische Relevanz. Habil. Schr., Med. Fakultät der Universität Gesamthochschule Essen
21. Hörster G, Böhm E (1981) Die Bedeutung der Frührevision in der Behandlung von Wundheilungsstörungen nach Osteosynthese. Hefte Unfallheilkd 153:261
22. Kahn DS, Pritzker KP (1973) The pathophysiology of bone infection. Clin Orthop 96:12
23. Kaufner HK, Friedrich B, Romen W (1978) Experimentelle Untersuchungen zur Heilung der infizierten Fraktur nach Osteosynthese. Vortrag: Symposium: Posttraumatische Osteomyelitis, Duisburg 7.-8. 4. 1978
24. Koslowski L (1979) Die Bedeutung der chirurgischen Technik für die Infektionsverhütung. Langenbecks Arch Chir 349:45
25. Lauche A (1935) Die unspezifischen Entzündungen der Knochen. Springer, Berlin (Handbuch der speziellen pathologischen Anatomie, IX/4)
26. Lechner G, Kotz R, Ponhold W, Powischer G, Salzer M, Waneck R (1979) Angiographische Diagnose und Differentialdiagnose bei Entzündungen des Knochens und der Weichteile. Fortschr Geb. Roentgenstr Nuklearmed 131/2:187
27. Lennert K (1964) Pathologische Anatomie der Osteomyelitis. Verh dtsch Ges Orthop 51:27
28. Lob G (1978) Chronische posttraumatische Osteomyelitis. Tierexperimentelle und klinische Untersuchungen zu einer oralen antibakteriellen Vaccination. Habil. Schr., Med. Fakultät der Maximilian-Universität München
29. Müller K-H (1981) Exogene Osteomyelitis von Becken und unteren Gliedmaßen. Springer, Berlin Heidelberg New York
30. Oellers B, Bethke R, Vogl J (1978) Wundinfektion nach aseptischen unfallchirurgischen Operationen und vergleichende bakteriologische Umfelduntersuchungen. Hefte Unfallheilkd 132:157
31. Perren SM, Rahn BA, Lüthi U, Gunst MA, Pfister U (1981) Aseptische Knochennekrose: Sequestrierender Umbau? Orthopäde 10:3

32. Plaue R (1974) Die Behandlung der sekundär-chronischen Osteomyelitis. Enke, Stuttgart (Büch Orthop Bd 13)
33. Rittmann WW, Perren SM (1974) Corticale Knochenheilung nach Osteosynthese und Infektion. Springer, Berlin Heidelberg New York
34. Rosin H, Naumann P (1978) Therapie der posttraumatischen Osteomyelitis aus mikrobiologischer Sicht. Vortrag: Symposion: Posttraumatische Osteomyelitis, Duisburg 7.-8. 4. 1978
35. Ryan GB (1974) Mediators of inflammation. Beitr Pathol 152:272
36. Savoini E (1975) Moderne Richtlinien in der Behandlung der chronischen Osteomyelitis (Knochenmarkentzündung). Z Orthop 113:344
37. Schonholtz GJ, Borgia CA, Ritchey SJ (1958) The combined use of gamma globulin and broad-spectrum antibiotics in the treatment of osteomyelitis. Antibiot Chemother 635:635-642
38. Schweiberer L (1978) Nekrosepseudarthrose - eine experimentelle Studie. Unfallheilkunde 81:228
39. Struck H (1976) Morphologische und biochemische Grundlagen der Wundheilung. Unfallheilkunde 79:449
40. Stürmer KM, Schütte D, Hirche H, Brandt H, Schmit-Neuerburg KP, Linzemeier G (1981) Mikrobiologische und histologische Untersuchungen über die Anreicherung des Antibiotikums Clindamycin im gesunden, infizierten und sequestrierten Knochen bei 41 Patienten. Unfallheilkunde 84:265
41. Uehlinger E (1970) Die pathologische Anatomie der haematogenen Osteomyelitis. Chirurg 5:193
42. Vent J, Laturnus H, Lenz G (1978) Zur Beeinflussung der Wundheilungsstörungen in der operativen Orthopädie. Z Orthop 116:36
43. Willenegger H (1975) Verplattung und Marknagelung bei Femur- und Tibiaschaftfrakturen: Pathophysiologische Grundlagen. Chirurg 46:145

Röntgenologische Kriterien der akuten posttraumatischen/postoperativen Osteomyelitis

E. Ludolph[1] und G. Hierholzer[1]

Einleitung

Das Röntgenbild als Kriterium nimmt in der Knochenbruchbehandlung – sei sie nun konservativ, funktionell oder operativ – eine zentrale Stellung ein. Beurteilung und Auswertung des Röntgenbildes ist Teil der therapeutischen Verantwortung und gehört somit in den unmittelbaren Aufgabenbereich des Traumatologen [4].

Die Diagnose einer akuten posttraumatischen/postoperativen (exogenen) Osteomyelitis bereitet in der Regel aufgrund der Vorgeschichte, der klinischen Lokal- und Allgemeinbefunde sowie der Laborparameter keine Schwierigkeiten. Interpretationsprobleme können sich jedoch zu Beginn aus der Abgrenzung zu den reparativen Vorgängen nach Fraktur bzw. Osteosynthese ergeben (Tabelle 1). Daneben gibt es immer wieder Verläufe, bei denen die typische klinische Symptomatik fehlt oder nur abgeschwächt vorliegt – z. B. wenn per- und post-

Tabelle 1. Klinische Symptome und Laborparameter bei der akuten exogenen Osteomyelitis im Vergleich zum infektfreien postoperativen Verlauf

Akute Osteomyelitis	Infektfreie Frakturheilung
Schmerzhafte Schwellung	Druckschmerzhafte Schwellung
Rötung	Leichte Rötung
Überwärmung	Leichte Überwärmung
Abszeß	
Fluktuation	
Spontanperforation	
Lymphknotenschwellung	
Temperaturanstieg	Temperaturanstieg bis 38 °C
Septische Temperaturen	– maximal bis zu 6 Tagen –
BSG-Erhöhung	
Leukozytose	Leukozytose bis 20 000
Linksverschiebung	– maximal bis zu 5 Tagen –

---

[1] Berufsgenossenschaftliche Unfallklinik Duisburg-Buchholz, Großenbaumer Allee 250, D-4100 Duisburg 28

operativ Antibiotika verabreicht werden. Die richtige Interpretation des Röntgenbildes kann hier entscheidend sein, um therapeutisch keine Zeit zu verschenken. Aufwendigere Untersuchungstechniken wie Szintigraphie und Szintimetrie dienen in erster Linie der Verlaufskontrolle der Osteomyelitis [2, 6].

Der Stellenwert der Computertomographie zur frühzeitigen Diagnostik einer Osteomyelitis ist noch in der Diskussion. Einerseits wird von ersten pathologischen Zeichen frühestens 6 Wochen nach einem Trauma berichtet [5], andererseits finden sich bei der hämatogenen Osteomyelitis Veränderungen vor solchen im herkömmlichen Röntgenbild [3]. Bei hoher Strahlen- und Kostenbelastung und bei noch mangelnder Verfügbarkeit kann das CT nicht zur Routinediagnostik herangezogen werden.

Pathophysiologie und Röntgenmorphologie

Der vitale Knochen reagiert auf ein schädigendes Agens – pathogene Keime – grundsätzlich mit 2 nebeneinander ablaufenden Reaktionen: mit Knochenabbau und Knochenanbau. Diese Reaktionen zeigen sich im Röntgenbild in einer Ab- und Zunahme des Kalksalzgehaltes, sobald dieser Vorgang eine gewisse Intensität erreicht hat, frühestens nach etwa 2 Wochen. Infektbedingte Mehrdurchblutung und sekundäre Inaktivität führen zur Verminderung des Kalksalzgehaltes. Der betroffene Knochenabschnitt erscheint im Röntgenbild durch die vermehrte Strahlendurchlässigkeit unregelmäßig aufgehellt. Die in dieser zunächst un-

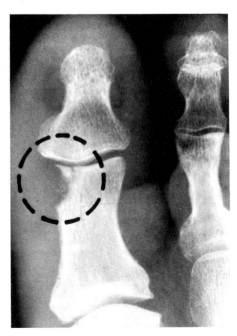

Abb. 1. 46jähriger Patient. Akute posttraumatische Osteomyelitis nach Schnittwunde im Bereich des rechten Großzehengrundgelenkes bei insulinpflichtigem Diabetes mellitus. Röntgenologischer Befund 3 Wochen nach der Verletzung. Primäre lokale und systemische Antibiotikatherapie

scharf begrenzten Aufhellungszone liegenden knöchernen Strukturen sind verwaschen und zerfließen. Der Rarefizierung folgt die Strukturauflösung durch Resorption mit Defektbildung, die sich im Röntgenbild als homogene Aufhellung zeigt. In avaskulären Knochenanteilen schreitet die Entkalkung wegen der fehlenden Zirkulation nicht fort. Solche im Verlauf der Entzündung entstehenden Sequester erscheinen im Röntgenbild dichter als ihre Umgebung (Abb. 1).

Die gleichzeitig mit den Abbauvorgängen einhergehenden reparativen Veränderungen sind ebenfalls frühstens nach 2 Wochen im Röntgenbild sichtbar. Die reparative Knochenneubildung beginnt als periostale Reaktion im vitalen Knochenbereich – also fraktur- und infektfern. Röntgenologisch zeigt sich ein dünner periostaler, meist unregelmäßig begrenzter und wolkig strukturierter Kallussaum mit der Tendenz, den infizierten Bruchbereich zu überbrücken und damit zu stabilisieren. Bei günstigen Verläufen kann die Überbrückung gelingen.

Betont werden muß jedoch, daß diese klassischen Röntgensymptome (Tabelle 2) bei der akuten exogenen Osteomyelitis in ihrer Ausprägung häufig durch die Ausdehnung der primären Verletzung, die durchgeführte Osteosynthese, die notfallmäßige chirurgische Revision und durch die Gabe von Antibiotika verändert ablaufen können.

Tabelle 2. Röntgenkriterien bei akuter exogener Osteomyelitis

1. Strukturauflockerung (Rarefikation)
2. Osteolyse – Metallockerung
3. Periostale Reaktion (infektfern)
4. Sequesterbildung

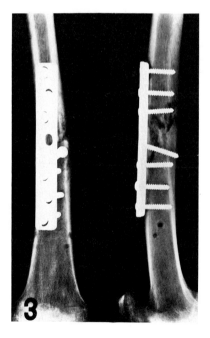

Abb. 2. 32jährige Patientin. Akute posttraumatische Osteomyelitis nach primär versorgtem offenen Oberschenkelschaftbruch rechts. Röntgenbild 3 Monate post operationem mit ausgedehnter Osteolyse. Rarefikation, Sequesterbildung und Metallockerung

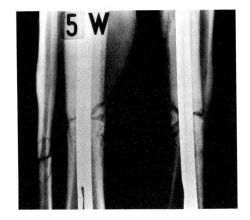

Abb. 3. 38jähriger Patient. Akute posttraumatische Osteomyelitis nach primärer, gedeckter Marknagelung eines Unterschenkelschaftbruches rechts. Zustand 5 Wochen post operationem. Deutliche, infektbedingte Osteolyse der Fragmentenden sowie Rarefikation der angrenzenden Knochenabschnitte

Die durchgeführte Osteosyntheseart spielt dabei eine bedeutende Rolle: Nach Platten- und Schraubenosteosynthese breitet sich die Infektion typischerweise von der Frakturzone entlang der Platte und den Schrauben aus. Das Implantat dient als Gleitschiene. Je stabiler die Verankerung ist, desto langsamer wird sich der Infekt ausbreiten. Im Röntgenbild findet sich eine Strukturauflockerung und Strukturauflösung sowohl im Frakturbereich als auch beim Lysesaum um das Metall. Rarefikation und Lyse dehnen sich im weiteren Verlauf auf das gesamte Platten- und Schraubenlager aus. Bei ausreichender Vaskularisierung und guter Stabilisierung des Verletzungsbereiches durch das Implantat kann bei günstigem Verlauf durch periostale Knochenneubildung der knöcherne Durchbau gelingen. Ansonsten führt der Infekt zur Instabilität mit Metallockerung (Abb. 2). Im Plattenlager finden sich dann häufig Kortikalissequester mit und ohne Granulationssaum [6].

Wurde eine Marknagelung mit Aufbohrung der Markhöhle durchgeführt, so hat eine nachfolgende Infektion eine große Angriffsfläche. Es kommt rasch zur Ausbildung einer Markraumphlegmone. Im Röntgenbild zeigt sich neben der Aufhellung, Verwaschenheit und Auflockerung der Knochenstruktur im Frakturbereich (Abb. 3) alsbald ein Aufhellungssaum entlang eines größeren Marknagelabschnitts als Ausdruck der Osteolyse. Der Infekt dringt durch die Havers-Kanäle und bildet subperiostale Abszesse. Als Folge der Zerstörung von Endost und Periost stirbt der dazwischen liegende Knochen ab. Es entsteht ein Sequester. Auch entlang zum Zwecke der Extension oder äußeren Fixation passager eingebrachter Implantate wie Steinmann-Nägel oder Bohrdrähte treten infektbedingte Lysesäume auf, die röntgenologisch zu diagnostizieren sind. Hitzenekrosen stellen eine zusätzliche Disposition zur Ausbildung einer Bohrdrahtosteomyelitis dar, die gelegentlich beträchtliche Ausmaße erreichen kann.

Differentialdiagnostisch müssen die infektbedingten röntgenologischen Veränderungen abgegrenzt werden zur aseptischen Lyse mit scharfer Begrenzung ohne Veränderung des umgebenden Knochens sowie zur scharf begrenzten Resorption der Fragmentenden und zur Reizkallusbildung bei bestehender Instabilität (Mikrobewegungen) im Frakturbereich. Dieser anfänglich wolkige und unscharfe Reizkallus entwickelt sich am Ort der größten Instabilität, also im Frak-

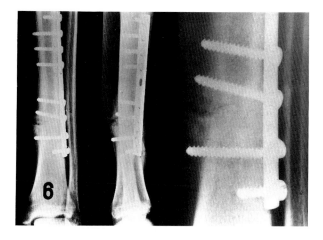

Abb. 4. 29jähriger Patient. Primär nicht ausreichend stabile Plattenosteosynthese einer Schienbeinschaftfraktur (unzureichende Fixation der Platte im distalen Fragment). Frakturnahe Reizkallusbildung als Antwort auf vorhandene Mikrobewegungen

turbereich, während die infektbedingte periostale Reaktion infektfern, also frakturfern, beginnt. Der Reizkallus geht in den strukturierten, scharf begrenzten Fixationskallus über, der anzeigt, daß die Unruhe überwunden ist (Abb. 4).

Zusammenfassung

Das Röntgenbild nimmt bei der Diagnose und Therapie der akuten posttraumatischen/postoperativen Osteomyelitis eine zentrale Stellung ein und steht an Aussagekraft und Wertigkeit vor weiteren aufwendigeren Maßnahmen, wie z. B. der Szintigraphie. Bereits nach 2 Wochen lassen sich beim floriden Infekt charakteristische Veränderungen der Knochenstruktur nachweisen, deren Erkennung die rechtzeitige Einleitung therapeutischer Maßnahmen auch bei klinisch stummem Verlauf erfordert.

Literatur

1. Capitanio MA, Krikpatrick JA (1970) Early roentgen observations in acute osteomyelitis. AJR 108:488ff.
2. Fotter R, Höllwarth M (1980) Die Bedeutung der Osteoszintigraphie und „Osteoszintimetrie" für die Verlaufskontrolle der akuten hämatogenen Osteomyelitis im Kindesalter. Z Orthop 118:115–120
3. Hald JK jr., Sudmann E (1982) Acute hematogenous osteomyelitis. Early diagnosis with computed tomography. Acta Radiol [Diag] (Stockh) 23:55–58
4. Jostkleigrewe F, Ludolph E (1986) Die Beurteilung des röntgenologischen Verlaufes nach Osteosynthesen. Chir Prax 36:243–258
5. Ram PC, Martinez S, Korobkin M, Braiman RS, Gallis R, Harrelson JM (1981) CT Detection of interosseus gas: A new sign of osteomyelitis. AJR 137:721–723
6. Szyszkowitz R, Fotter R, Fueger GF, Reschauer R (1978) Grundlagen der röntgenologischen und szintigraphischen Diagnostik. Vortrag: Internationales Symposium über posttraumatische Osteomyelitis. Duisburg, 7. 4. 1978

Der Stellenwert der Lysozymbestimmung im Wundsekret zur Früherkennung einer Wundinfektion in der Implantatchirurgie

H. D. Rahn[1], F. Schauwecker[1] und U. Knapp[2]

Wundinfektionen stellen in der Implantatchirurgie stets folgenschwere Komplikationen dar [8]. Die chronische oder wiederholt exazerbierende Knocheneiterung kann einen langwierigen, manchmal sogar auch lebenslangen Verlauf nehmen, und unheilbare Dauerschäden können die Folge sein [5, 6]. In der Literatur wird immer wieder auf die Bedeutung der Frührevision hingewiesen, denn allein die frühzeitige Erkennung einer sich anbahnenden Infektion vermag zuweilen noch die drohende Katastrophe abzuwenden [4, 9]. Bei drohender oder gar manifester Infektion fehlen aber häufig:
- Allgemeinsymptome des Patienten,
- septische Temperaturen,
- ansteigende Leukozytenzahl,
- erhöhte BSG.

Auf der Suche nach objektivierbaren Frühkriterien, die den Chirurgen bereits zu einem Zeitpunkt auf die sich anbahnende Wundinfektion hinzuweisen vermögen, an dem klinische Zeichen noch fehlen, rückte die Analyse des abgeleiteten Wundsekretes in den Mittelpunkt unseres Interesses, insbesondere der Nachweis der Lysozymaktivität [1, 2, 3, 6].

Das körpereigene Lysozym vermag als ein Träger der natürlichen Immunität die Zellwand grampositiver und gramnegativer Bakterien anzugreifen, indem es die Verbindung zwischen Glukosamin und Muraminsäure spaltet und somit eine Lyse der Zellwand bewirkt. Eine Bakterienbesiedelung der Wunde müßte sich dann in einem erhöhten Lysozymgehalt des Wundsekretes niederschlagen [6, 7].

Die Lysozymaktivitätsmessung wurde mit einer turbidimetrischen Bestimmungsmethode durchgeführt. Durch die lysozymbedingte Bakteriolyse verringert sich die Trübung einer vorgegebenen Bakteriensuspension. Die Abnahme der Trübung dient dann als direktes Maß für die Lysozymaktivität [1-3].

Wir haben das Wundsekret von insgesamt 185 Patienten im Routineoperationsprogramm untersucht. Nach 1046 Messungen lagen 95% der Werte zwischen 4 und 35 mg/l, wobei der Mittelwert bei 19,3 ml/l lag.

---

[1] Klinikum der Stadt Wiesbaden, Unfallchirurgische Klinik (Direktor: Prof. Dr. F. Schauwekker), Ludwig-Erhard-Straße 100, D-6200 Wiesbaden
[2] Chefarzt der Abt. für Unfallchirurgie, Städtisches Krankenhaus, Arthur-Gruber-Straße 70, D-7032 Sindelfingen

Tatsächlich konnten wir zunächst bei Patienten mit komplikationslosem Wundheilungsverlauf Lysozymwerte nachweisen, die in dem von uns festgelegten Normbereich lagen. Auch zeigten Patienten mit einer sich anbahnenden Wundinfektion die von uns erwarteten hohen Lysozymwerte bereits in den ersten postoperativen Tagen, während Leukozyten und die rektal gemessene Temperatur weiterhin im Normbereich lagen.

Beispiel 1: 36jährige Patientin, die eine offene distale Unterschenkeltrümmerfraktur 2. Grades erlitten hatte; diese wurde noch am Unfalltag operativ versorgt. Die klinisch typischen Infektzeichen traten erst am 5. postoperativen Tag auf, an dem dann auch die Wundrevision durchgeführt wurde (Abb. 1).

Beispiel 2: 72jähriger Patient, der nach medialer Schenkelhalsfraktur eine Hüfttotalendoprothese erhalten hatte. Dieser Fall ist besonders interessant, weil der Anstieg der Lysozymaktivität in den ersten postoperativen Tagen bereits frühzeitig auf eine drohende Infektion hinwies. Der Wundinfekt wurde dagegen erst 4 Wochen postoperativ manifest (Abb. 2).

Bei den weiteren Analysen konnten jedoch diese ersten Untersuchungsergebnisse nicht bestätigt werden [7], d.h. es wurden einerseits Lysozymwerte im Normbereich gefunden bei Patienten mit späterem Wundinfekt, andererseits fanden sich erhöhte Lysozymaktivitäten auch bei Patienten mit komplikationslosem postoperativem Verlauf. Dies kann jedoch auch daran liegen, daß sicher

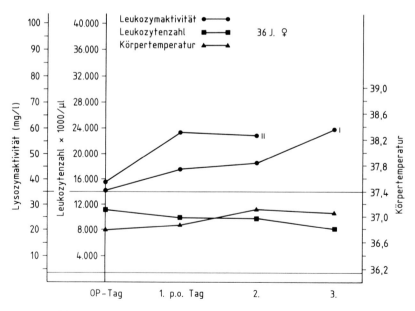

Abb. 1. 36jährige Patientin mit offener Unterschenkeltrümmerfraktur. Deutlicher Anstieg der Lysozymaktivität über den Normbereich als frühzeitiger Hinweis auf einen sich anbahnenden Wundinfekt bei unauffälliger Leukozytenzahl und Körpertemperatur

Der Stellenwert der Lysozymbestimmung im Wundsekret 19

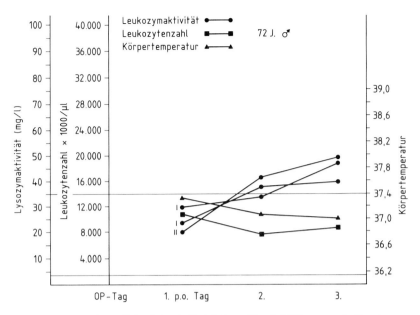

Abb. 2. 72jähriger Patient mit medialer Schenkelhalsfraktur (durch TEP versorgt). Zunehmender Anstieg der Lysozymaktivität als Hinweis auf einen Wundinfekt, der sich nach 4 Wochen manifestierte. Leukozytenzahl und Körpertemperatur im Normbereich

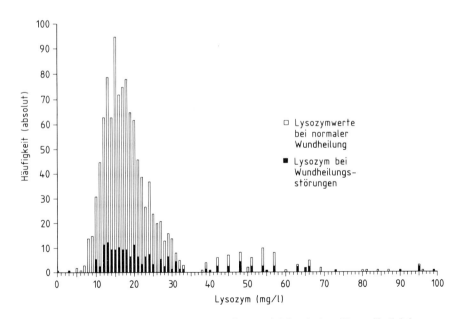

Abb. 3. Lysozymwerte bei gestörter Wundheilung im Vergleich mit dem Normalkollektiv

Tabelle 1. Anstieg des Lysozymgehaltes im Wundsekret

Komplikationsloser Verlauf	(n = 166):	OP-Tag	bis 1. postop. Tag	12%
		1. postop. Tag	bis 2. postop. Tag	−4%
Wundheilungsstörungen	(n = 6):	OP-Tag	bis 1. postop. Tag	32%
		1. postop. Tag	bis 2. postop. Tag	64%
Wundinfekt	(n = 6):	OP-Tag	bis 1. postop. Tag	34%
		1. postop. Tag	bis 2. postop. Tag	72%
Bereits infizierte Wunden	(n = 7):	OP-Tag	bis 1. postop. Tag	−5%
		1. postop. Tag	bis 2. postop. Tag	12%

infizierte Wunden bei optimaler Abwehrlage und guten Weichteilverhältnissen primär heilen können, ohne daß sich eine Infektion klinisch manifestiert. Ein sog. komplikationsloser postoperativer Verlauf schließt deshalb eine latente Wundinfektion nicht aus. Diese Ergebnisse werden dokumentiert in einer Graphik, die Lysozymwerte bei gestörter Wundheilung zeigt im Vergleich mit dem Normalkollektiv (Abb. 3). Die normale Verteilungskurve zeigt einen für beide Gruppen identischen Verlauf.

Aufgrund dieser Ergebnisse kann die These aus vorangegangenen Arbeiten, daß es für die Lysozymaktivität einen Normbereich gibt, nicht aufrechterhalten werden [6, 7].

Um dennoch herauszufinden, inwieweit die Lysozymaktivität als Maß für eine sich anbahnende Wundinfektion gelten kann, haben wir alle 185 Patienten in 4 Gruppen unterteilt. Hier zeichnet sich folgendes ab: Es ist unwichtig, ob der Lysozymwert im vermeintlichen Normbereich liegt. Entscheidend ist vielmehr der prozentuale Anstieg der Lysozymaktivität vom Operationstag auf den 1. postoperativen Tag, und vom 1. auf den 2. postoperativen Tag (Tabelle 1). Hier zeigen Patienten mit späterem Wundinfekt sowie Patienten mit Wundheilungsstörungen einen signifikant höheren prozentualen Anstieg der Lysozymaktivität verglichen mit Patienten mit komplikationslosem Wundheilungsverlauf.

Zusammenfassung

Für eine sich anbahnende Infektion sind in der Implantatchirurgie die ersten Tage nach der Osteosynthese von besonderer Bedeutung. Bei Wundheilungsstörungen ist die Frührevision anzustreben, die einerseits eine noch nicht manifeste Infektion vermeiden, andererseits eine bereits existente Infektion zur Abheilung bringen kann.

Auf der Suche nach objektivierbaren Frühkriterien einer Wundinfektion zeigt die Bestimmung des Lysozymgehaltes im Wundsekret vielversprechende Ansätze, so daß wir einen großen Schritt vorangekommen sind. Unsere neuesten Untersuchungsergebnisse machen aber auch deutlich, daß eine endgültige zuverlässige Aussage, insbesondere durch die sehr geringe Fallzahl sich anbahnender Wundinfekte, noch nicht möglich ist.

Literatur

1. Bug R (1986) Untersuchungen zur perioperativen Antibiotikaprophylaxe unter besonderer Berücksichtigung des Lysozym. Dissertation, Mainz
2. Dick W (1982) Lysozym: Grundlagen und diagnostische Bedeutung. Fortschr Med 100/26:1230
3. Dick W (1983) Lysozym-Bestimmung. Klinische Signifikanz. Laboratoriumsblätter 33:48
4. Hörster G, Böhm E (1981) Die Bedeutung der Frührevision in der Behandlung von Wundheilungsstörungen nach Osteosynthese. Hefte Unfallheilkd 153:261
5. Knapp U (1981) Die Wunde. Thieme, Stuttgart New York
6. Knapp U, Picard-Maureau A, Rahn HD (1984) Die Bestimmung des Lysozymgehaltes im Wundsekret - eine neue Methode zur Früherkennung einer Wundinfektion. Langenbecks Arch Chir 303
7. Rahn HD, Kipfmüller K, Menke H, Schauwecker F, Picard-Maureau A, Knapp U (1987) Früherkennung einer Wundinfektion durch Bestimmung des Lysozym-Gehaltes im Wundsekret. Hefte Unfallheilkd 189:160-161
8. Schwarz N (1981) Die Wundinfektion in der Unfallchirurgie. Unfallheilkunde 84:246-249
9. Sebek W, Fasol P (1982) Die Bedeutung der frühen Wundrevision zur Prophylaxe oder Therapie der Wundinfektion. Hefte Unfallheilkd 157:126

Die diagnostische Wertigkeit der Labor- und Wundsekretanalyse zur Erkennung einer latenten Frühinfektion in der Endoprothetik

D. Bettin[1], A. Härle[2] und F. Niehoff[3]

Die Wundinfektion ist eine der gefürchtetsten Komplikationen in der Endoprothetik. Während durch verbesserte perioperative Maßnahmen die generelle Frühinfektionsquote bei 1% liegt, findet sich im Bereich der Tumorchirurgie eine wesentlich höhere Infektionsrate.

Bei der Diskussion der Problematik empfiehlt es sich, eine Frühinfektion von einer Spätinfektion zu unterscheiden. Bei der ersteren manifestiert sich die Frühinfektion bis zur 6. postoperativen Woche. Demgegenüber steht die Spätinfektion. Sie ist zum einen eine Spätmanifestation der operationsbedingten Wundinfektion. Sie kann aber auch auf eine sekundäre Keimbesiedlung zurückgeführt werden. Im wesentlichen sind dafür die hämatogene Aussaat, die Keimdurchwanderung und die exogen traumatische Genese verantwortlich. Diese Unterscheidung erscheint zunächst recht willkürlich, hat jedoch eine entscheidende praktisch-therapeutische Bedeutung. Erfahrungen haben gezeigt, daß bei rechtzeitiger Diagnosestellung ein Frühinfekt oft erfolgreich unter Belassung des zuvor eingesetzten Implantates behandelt werden kann. Bei der Spätinfektion muß jedoch von einer Keimbesiedlung der Implantat-Knochenzement-Grenzschicht ausgegangen werden, so daß ohne Implantatentfernung eine Infektbeherrschung nicht möglich ist.

Die Diagnose eines Frühinfektes beruht auf 4 Pfeilern. Die klinischen Symptome sind durch die klassischen Entzündungszeichen nach Celsus charakterisiert. Da allein durch das mechanische Operationstrauma eine entzündungsähnliche Symptomatik auftritt, wird die klinische Differenzierung in der Frühphase erheblich erschwert. Auch finden sich bei jeder größeren Operation Temperaturerhöhungen von 0,5–1 °C am 1. und 2. postoperativen Tag. Eine große diagnostische Bedeutung haben anhaltende oder rezidivierende Temperaturerhöhungen zwischen dem 3. und 10. postoperativen Tag sowie eine gestörte Funktion. Die weiteren Stützpfeiler sind die Untersuchungsmethoden der Labordiagnostik, der Sekretzusammensetzung und der sonographische Nachweis von Flüssigkeitsretentionen.

---

[1] Klinik und Poliklinik für Allgemeine Orthopädie, Westfälische Wilhelms-Universität Münster, Albert-Schweitzer-Straße 33, D-4400 Münster
[2] Orthopädische Universitätsklinik, Hüfferstr. 27, D-4400 Münster
[3] z.Z. Inselspital Bern, Personalhaus 7, Hochbühlweg 4, CH-3012 Bern

Labordiagnostik

In der Gruppe der Labordiagnostik nehmen die Blutsenkungsgeschwindigkeit und das C-reaktive Protein einen besonderen Stellenwert ein. Allgemein bekannt ist die Bedeutung der Blutsenkungsgeschwindigkeit nach Westergreen. Häufig erkennt man durch sie nur retrospektiv Veränderungen, da sie sich mit einer Zeitverzögerung von 4–6 Tagen auf das aktuelle Geschehen einstellt [1, 5, 12]. Dieses Nachhinken ist durch die lange Fibrinogenhalbwertszeit bedingt [7]. Das Fibrinogen wird im retikuloendothelialen System der Leber und wahrscheinlich auch im Knochenmark gebildet. Es ist eines der hauptsächlichen Wirkfaktoren auf die Blutsenkungsgeschwindigkeit [7].

Wesentlich schneller und vollständig unabhängig von der Blutzusammensetzung reagiert das sog. C-reaktive Protein auf ein Infektionsgeschehen im Körper [4, 9, 10]. Es zählt zu den Paraproteinen und wurde 1930 von Tillett und Francis in Frankreich entdeckt [13]. Ursprünglich präzipitierte es mit dem C-Polysaccharid von Streptokokkenstämmen. Es tritt aber auch bei allen entzündlichen und mit Gewebezerfall einhergehenden Prozessen im Serum auf und gilt nach den Untersuchungen von van Leuwen (1986) und Pepys (1981) als direktes Maß für die Faseraktivität im Gewebe [10, 11]. Mit Hilfe von Interleukin-1 ist es in der Lage, eine unspezifische Abwehrreaktion im Körper ablaufen zu lassen. Neben der Aktivierung von anderen Zellsystemen kann es sich auch direkt an die Arterienwand oder an den geschädigten Kern binden und danach die klassische Kaskade des Komplementsystems aktivieren [7]. Schon 6–8 h nach dem Infekt kommt es zu einem CRP-Anstieg. Dieser erreicht nach Operationen zwischen der 24. und 48. Stunde ein Maximum mit dem 10fachen des Ausgangswertes [3, 4].

Stellt man den zeitlichen Verlauf der Blutsenkungsgeschwindigkeit und des C-reaktiven Proteins bei normaler Wundheilung und bei einer Wundinfektion gegenüber, so liegt bei der Primärheilung der Maximalwert des C-reaktiven Proteins bei 48 h, und das Blutsenkungsgeschwindigkeitsmaximum tritt erst 4 Tage später auf. In der späten Wundheilungsphase beträgt die Zeitverschiebung ca. 9 Tage (Abb. 1 a).

Bei der Anaerobierinfektion fällt das C-reaktive Protein nicht bis zum Normalwert ab, sondern zeigt lediglich einen Minimalwert am 11. postoperativen Tag. Ähnlich wie die stetig ansteigende Blutsenkungsgeschwindigkeit findet sich auch eine weitere CRP-Erhöhung [3, 7]. So wie beim Normalverlauf sind beide Parameter zeitlich gegeneinander versetzt (Abb. 1 b).

Wundsekretanalyse

In den letzten Jahren ist die Zusammensetzung des Blutes und seiner dynamischen Gesetzmäßigkeiten ausführlich erforscht worden. Die Erfahrung über das Wundsekret hingegen ist spärlich. Allgemein bekannt ist, daß eine postoperativ exzessive Ansammlung des Wundsekretes die Ursache für einen schwer zu beherrschenden Wundinfekt sein kann. Während die Erythrozytenkonzentrationen

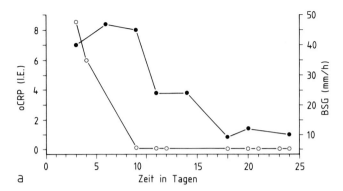

Abb. 1a. Laborparameter bei normaler Wundheilung (● BSG, ○ CRP)

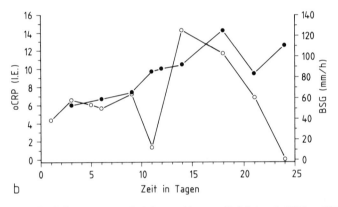

Abb. 1b. Laborparameter bei Anaerobierwundinfektion (● BSG, ○ CRP)

im Sekret direkt postoperativ zunächst blutähnlich sind, wird durch auftretende Fibrinnetzverbindungen und Koagelbildungen eine Filtration des Wundsekretes durchgeführt. Dieses ist am 2. postoperativen Tag nur noch leicht rötlich gefärbt und dem Blutserum ähnlich [6]. Die Leukozyten hingegen zeigen ein abweichendes Verhalten; so kommt es in der sog. Abräumphase 8 h postoperativ zu einem steilen Ansteigen der reifen mehrkernigen Granulozyten auf Werte oberhalb des Blutleukozytenspiegels. Bei aseptischen ist der Maximumgipfel spitz, um danach weiter abzufallen. Am 6. postoperativen Tag finden sich keine Leukozytenwerte über 3000/ml [6] (Abb. 2).

Beispiel 1: Auch bei schwer vorgeschädigten Patienten mit Tumorleiden ist unter Anwendung aller diagnostischen Möglichkeiten die Beherrschung einer Wundinfektion unter Implantaterhaltung möglich. Bei einer 60jährigen Patientin mit einem in den linken proximalen Femur metastasierenden Mammakarzinom wurde wegen der erheblichen Destruktion eine Tumorresektionsprothese eingesetzt. Das Wundheilungsprotokoll zeigte eine anhaltende Temperaturerhöhung und eine kontinuierlich hohe Blutsenkungsgeschwindigkeit. Bei der Mobilisa-

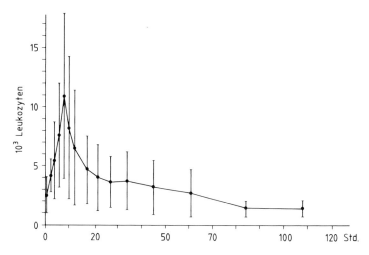

Abb. 2. Veränderung der Leukozytenzahl im Wundsekret bei unauffälliger Wundheilung (n = 32)

tion gab die Patientin am 16. postoperativen Tag Leistenschmerzen an. Die Punktion ergab ein infiziertes Hämatom mit 156000 Leukozyten/ml Sekret. Bei der Revisionsoperation fand sich eine ausgedehnte Entzündung über dem gesamten Prothesenanteil. Nach sorgfältigem Débridement und Septopalketteneinlage verbesserte sich die Körpertemperatur. Aufgrund persistierender Leukozytenerhöhung und nicht abfallender Blutsenkungsgeschwindigkeit konnte eine Ausheilung erst nach erneuter operativer Revision erfolgen. In der Nachbeobachtung von 3 Jahren ergab sich kein Hinweis für ein Infektrezidiv.

Beispiel 2: Eine besondere Problematik zeigt der Verlauf eines Patienten mit einem Chondrosarkom. Bei ihm traten postoperativ Temperaturen bis 39°C in Verbindung mit einer Wundschwellung auf. Bei der Punktion fanden sich 98600 Leukozyten/ml. Die operative Revision ergab als Erreger Staphylococcus epidermidis. Wir entschlossen uns zum Ausbau des femoralen und proximalen Tibiaimplantates. Das distale Implantat konnte nicht ohne weiteres entfernt werden. In diesen Hohlraum legten wir Septopalketten ein und führten eine hochdosierte Vancomycintherapie durch. Neben der Normalisierung der Blutsenkungsgeschwindigkeit kam es auch zu einem Absinken der Redon-Leukozyten unter 1000/ml. Nach 2 Wochen entschlossen wir uns zur Reimplantation der Tumorprothese. Auch diese Operation war von einem schnellen Absinken der Leukozytenkonzentration in der Redon-Wunddrainage begleitet. In der 20monatigen Nachbehandlungszeit fand sich kein Hinweis für eine Infektpersistenz (Abb. 3).

Unsere Untersuchungen zeigten eine eindeutige Korrelation zwischen dem Abweichen von dem normalen postoperativen Redon-Leukozytenverlauf und dem Frühinfekt. Nicht jede durch Punktion nachgewiesene Keimabsiedlung führte zwangsläufig zu einer CRP-Erhöhung. Spekulativ bleibt es, ob dieses Phänomen

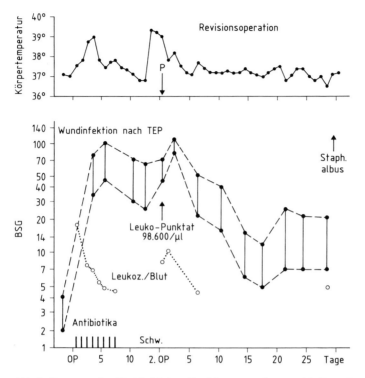

Abb. 3. Postoperative Frühinfektion. Revisionsoperation am 17. Tag, Zustand nach Chondrosarkomoperation der rechten proximalen Tibia und Tumorprothesenversorgung

vielleicht auf eine keimartabhängige unterschiedliche Gewebeschädigung zurückzuführen ist. Bei klinisch und laborchemisch verdächtigen Hinweisen auf einen Frühinfekt sollte möglichst ein bakterieller Punktatabstrich gewonnen werden, der eine gezielte antibiotische Therapie intra- und postoperativ gewährleistet.

In der Orthopädischen Klinik Münster haben wir in den letzten 10 Jahren 14 Frühinfektionen unter Implantaterhaltung zu therapieren versucht. Dieses war bei allen Hüfttotalendoprothesen möglich. Bei 2 Kniegelenken versagte dieses Verfahren. Die Behandlung wurde häufig bei Tumorpatienten durchgeführt mit z. T. sehr großen Resektionen. Für das Gesamtkollektiv ergab sich eine Erfolgsquote von 86%. Die Behandlung wurde mit einer Ausnahme durch lokale antibiotische Therapie mit Gentamicin-Palacos bzw. Septopalketten durchgeführt. In einem Fall kam eine Spül-Saug-Drainage zur Anwendung.

Literatur

1. Carlson AS (1978) Erythrozyte sedimentation rate in infected and noninfected total hip arthroplastics. Acta Orthop Scand 49:287
2. Crosby L, Dwight P (1984) The potential value of the sedimentation rate in monitoring treatment outcome in puncture wound-related pseudomonas osteomyelitis. Clin Orthop Relat Res 188:168
3. Fischer CL, Gill C, Forvester MG, Nakamura R (1976) Quantitation of acute-phase proteins postoperatively. Am J Clin Pathol 88:840
4. Gewurz H, Mold C, Siegel J, Fiedel B (1982) C-reactive protein and the acute-phase response. Adv Intern Med 27:345
5. Härle A (1979) Die Bedeutung des postoperativen Verlaufes der Blutsenkungsgeschwindigkeit. Orthop Prax 15:695
6. Härle A (1981) Postoperative Wund-Saug-Drainage und ihr Einfluß auf die Wundheilung. Habilitationsschrift
7. Leuwen van MA, Rijswijk MH, Westra HJ, de Jong M (1984) C-reactive proteine, een dure bezinking? J Paediatr 104/6
8. Lih-Yuann S, Jiunn-Jer W, Dah-Jung-Yang (1987) Erythrocyte sedimentation rate and c-reactive protein values in patients with total hip arthroplasty. Clin Orthop Relat Res 225:238
9. Marley JJ, Kushner I (1982) Serum-c-reactive protein levels in disease. Ann NY Acad Sci 389:406
10. Peltola H (1974) C-reactive protein for rapid monotoring of infections of the central nervous systeme. Lancet I:980
11. Pepys MB (1981) C-reactive protein fifty years on. Lancet I:21
12. Schulak DJ, Raytrack JM, Lippert FG III, Convery FR (1982) The erythrocyte sedimentation rate in orthopaedic patients. Clin Orthop 167:197
13. Tillett WS, Goebel WF, Avery OT (1930) Chemical and immunological properties of species-specific carbohydrate of pneumococci. J Exp Med 82:895

Szintigraphie entzündlicher Prozesse mit radioaktiv markierten monoklonalen Antikörpern

W. Fleischmann[1], M. Fischer[2] und I. Selo[1]

Ein Großteil der Infekte in der Traumatologie ist dem „röntgenologisch erweiterten" klinischen Blick des Therapeuten zugänglich. Die relativ aufwendigen szintigraphischen Untersuchungsmethoden werden, meist ergänzend, bei diagnostischen Problemfällen unter der folgenden Fragestellung angefertigt:
– Liegt ein akuter Schub einer chronischen Knochenentzündung vor?
– Wo sind okkulte Streuherde bei septischen Krankheitsbildern lokalisiert?

Für den Nachweis entzündlicher Knochenveränderungen stehen 3 szintigraphische Methoden zur Verfügung (Tabelle 1):
1. Die herkömmliche Knochenszintigraphie: Sie hat den entscheidenden Nachteil, nicht zwischen Knochenumbauvorgängen durch Heilung und akuten oder chronischen Entzündungen differenzieren zu können.
2. Die Kolloidszintigraphie: Hierbei werden radioaktiv markierte Kolloidpartikel von Nanometergröße verwendet: Der Wirkungsmechanismus beruht auf der mediatorinduzierten Entzündungsreaktion, nämlich Hyperämie und Vergrößerung der Porosität von Gefäßendothel und Basalmembranen. Die vermehrte kapilläre Permeabilität ermöglicht eine Extravasation der markierten Nanokolloide und damit die szintigraphische Darstellbarkeit des Entzündungsbereichs [1]. Eine z.Z. an unserer nuklearmedizinischen Klinik laufende Studie soll die Frage klären, ob die Kolloidszintigraphie in der Diagnostik

Tabelle 1. Szintigraphische Infektdiagnostik

1. Knochenszintigraphie
   Drei-Phasen-Szintigraphie
2. Kolloidszintigraphie
3. Granulozytenszintigraphie
   a) ^{111}Indium-Markierung
   b) ^{99m}Tc-Kolloid-Markierung
   c) ^{99m}Tc-HMPAO-Markierung
   d) monoklonale Antikörper

---

[1] Klinik für Unfall-, Hand- und Wiederherstellungschirurgie, Städtische Klinik Kassel, (Chefarzt: Prof. Dr. L. Kinzl), Mönchebergstr. 41/43, D-3500 Kassel
[2] Abt. für Nuklearmedizin (Ärztlicher Leiter: PD Dr. M. Fischer) Städtische Klinik Kassel, Mönchebergstr. 41/43, D-3500 Kassel

von Entzündungsherden Vorteile gegenüber der Szintigraphie mit in vivo radioaktiv markierten Granulozyten aufweist.
3. Die Granulozytenszintigraphie: Sie beruht auf der Erkenntnis, daß eitrige Entzündungen durch Granulozyteneinstrom und -akkumulation in der Infektzone gekennzeichnet sind.

Etwa 25 Mrd. Granulozyten kreisen in der Blutbahn, die gleiche Menge befindet sich im Gefäßendothel und im perivaskulären Raum. Der Produktionsausstoß des Knochenmarks beträgt ca. 80 Mio. Granulozyten/min. Die Lebensdauer beläuft sich auf 2–3 Tage. Die Granulozyten gehören zu den Mikrophagen, die die erste unspezifische Abwehrfront gegen Infekte bilden und durch die Begriffe Phagozytose und Chemotaxis charakterisiert sind. Am infektiösen Einsatzort sterben die Granulozyten nach 2–3 h unter Eiterbildung ab.

Die angeführten Methoden der Granulozytenszintigraphie unterscheiden sich einmal durch die verwendeten radioaktiven Indikatoren, von denen das Nuklid ^{99m}Tc besonders gut geeignet ist, zum anderen durch unterschiedliche Techniken der Granulozytenmarkierung.

Die Radioimmunlokalisation entzündlicher Prozesse erfolgt mit einem monoklonalen Antikörper, der gegen das karzinoembryonale Antigen (CEA) gerichtet ist.

Antigene haben meist zahlreiche antigene Determinanten oder Epitope, die mit den passenden Antikörpern Immunkomplexe bilden können. In unserem Fall erkennt der monoklonale Antikörper auf dem CEA ein Epitop, das in gleicher Weise auch auf dem sog. „Non-specific cross-reacting antigen" exprimiert wird, einem Antigen, das auf 95% aller menschlichen Granulozyten vorhanden ist. Durch radioaktive Markierung der monoklonalen Antikörper mit ^{123}J oder, noch in der klinischen Prüfung, mit ^{99m}Tc kann somit die Granulozytenkinematik szintigraphisch sichtbar gemacht werden [4].

Diese Methode der Granulozytenmarkierung mit monoklonalen Antikörpern hat gegenüber den anderen Markierungsverfahren einige Vorteile:
- Zeitersparnis: Es entfallen die zeitaufwendigen Trenn- und Reinigungsverfahren der Leukozyten in vitro. Der lyophilisierte monoklonale Antikörper kann geradezu im „Bed-side-Verfahren" mit ^{99m}Tc markiert werden, so daß bei schneller Verfügbarkeit Vorteile in der Akutdiagnostik bestehen und logistische Probleme gar nicht erst auftauchen dürften.
- Keine Zellschädigung: Die Vitalität der Granulozyten bleibt unverändert erhalten. Die radioaktive Markierung mit Antikörpern führte, wie Joseph et al. [2] durch die Bioluminiszenzmethode nachweisen konnten, zu keinem Funktionsverlust der Granulozyten.
- Stabile Antikörper-Nuklid-Verbindung: Die Verbindung des ^{99m}Tc mit dem monoklonalen Antikörper ist so stabil, daß kaum freies Pertechnetat renal ausgeschieden wird. Eine Aktivitätsausscheidung in den gesunden Darm, die szintigraphische Untersuchungen im Abdominalbereich behindert, wurde nicht beobachtet.

Wir haben die Granulozytenszintigraphie mit in vivo markierten Granulozyten bisher bei 30 Patienten angewendet. Nach i.v.-Applikation von 0,2 mg MAK, markiert mit 370–500 MBq ^{99m}Tc oder 111 MBq ^{123}J, erfolgte die szintigraphische Untersuchung mit einer computerassistierten γ-Kamera im Abstand von 2–6 h sowie 24 h nach Tracerinjektion.

Kasuistik

1. D.A., männlich, 17 Jahre: Abszedierung im Bereich der rechten distalen Tibia nach Pilon-Fraktur, Granulozytenszintigraphie mit MAK, 24 h p.i. (Abb. 1 u. 2).

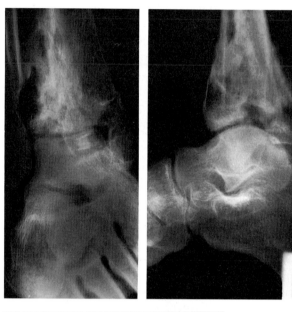

Abb. 1. Röntgenübersichtsaufnahme, rechtes Oberschenkelgelenk 7 Jahre nach Pilon-Fraktur

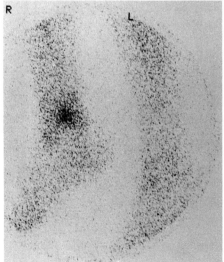

Abb. 2. Aktivitätsanreicherung in der distalen Tibia rechts im Granulozytenszintigramm mit MAK 24 h nach Tracerinjektion

2. P.A., männlich, 17 Jahre: Knochensequestrierung mit Abszedierung nach Unterschenkelschaftfraktur links (Abb. 3). Szintigraphie mit Nanokolloid, 30 min p.i. (Abb. 4). Szintigraphie mit ^{99m}Tc-BW-250/183 MAK, 4 h p.i. (Abb. 5).

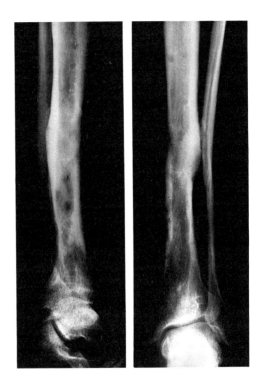

Abb. 3. Osteitis nach Unterschenkelfraktur links

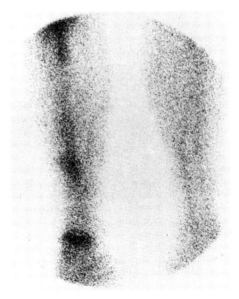

Abb. 4. Aktivitätsanreicherung in Tibiamitte und linkem Oberschenkelgelenk 30 min nach Applikation eines markierten Nanokolloids

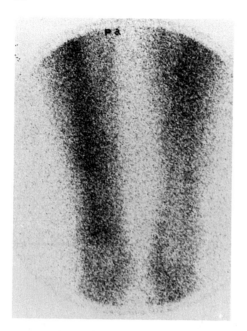

Abb. 5. Keine sichere Herddiagnostik in der Granulozytenszintigraphie 4 h nach MAK-Applikation

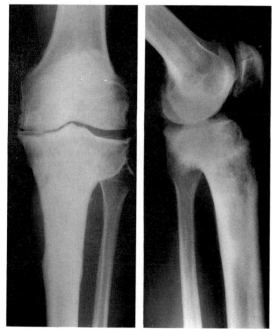

Abb. 6. Tibiakopfostitis nach Valgisationsosteotomie links

3. M. F., männlich, 45 Jahre: Abszedierung im linken Tibiakopf bei chronischer Tibiakopfostitis nach Valgisationsosteotomie (Abb. 6). Röntgenschichtaufnahme: scharf begrenzter Aufhellungsbezirk im linken Tibiakopf (Abb. 7). Szintigraphie mit ^{99m}Tc-BW-250/183 MAK, 24 h p.i.: Abszedierung im Tibiakopf links (Abb. 8).

Szintigraphie entzündlicher Prozesse

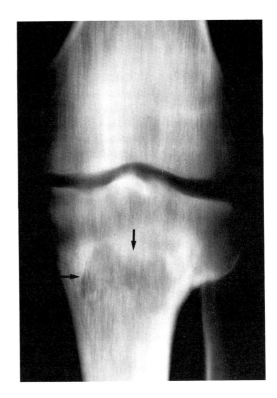

Abb. 7. Tomographie des linken Kniegelenkes mit scharf begrenztem hypodensem Bezirk im Tibiakopf

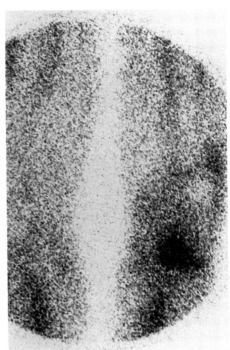

Abb. 8. Granulozytenszintigramm mit MAK 25 h nach Applikation: klar abgrenzbarer Herd im linken Tibiakopf

Die Granulozytenszintigraphien sind zunehmend auch im klinischen Alltag brauchbare und z. T. bewährte Methoden zur Darstellung suppurativer, d. h. granulozytärer Entzündungsprozesse. Die chronische, vorwiegend lymphoplasmazelluläre Entzündungsphase ist der Leukozytenszintigraphie nicht zugänglich [3]. Die In-vivo-Markierung mit radioaktiven monoklonalen Antikörpern bietet den praktischen Vorteil der eleganteren Handhabung und der schnelleren Durchführbarkeit, während die diagnostische Aussagekraft der einzelnen Methoden sich nicht wesentlich unterscheidet.

Ein Nachteil der Verwendung monoklonaler Antikörper, die nach der epochemachenden Hybridomtechnik von Köhler und Milstein aus Mäusen gezüchtet werden, liegt in der potentiellen Sensibilisierung des Patienten gegen Fremdeiweiß. Die dabei entstehenden Antimausantikörper (HAMA) blockieren bei Wiederholungsszintigraphien die zur Granulozytenmarkierung eingesetzten monoklonalen Antikörper und können außerdem auch allergische Reaktionen auslösen. Die Lösung des Problems liegt in dem z. Z. noch nicht möglichen Ersatz muriner durch humane Antikörper [5].

Die Aussagekraft von Granulozytenszintigraphien wird durch falsch-positive Ergebnisse eingeschränkt bei [3]:
- rheumatischen Erkrankungen,
- Tumordiagnostik unter der Frage Entzündung oder Neoplasie,
- Lockerungsvorgängen von Endoprothesen versus akut entzündliche Prozesse.

Aufgrund des physiologischerweise hohen Leukozytenvorkommens und der damit verbundenen hohen Umgebungsaktivität sind eitrige Entzündungsherde in Wirbelsäule, Leber und Milz der Diagnostik durch Granulozytenszintigraphie i. allg. nicht zugänglich. Weiterhin bleibt zu berücksichtigen, daß der szintigraphische Nachweis einer Läsion einen Mindestdurchmesser von 1–2 cm voraussetzt.

Zusammenfassung

Bei gezielter Indikationsstellung erweist sich die Granulozytenszintigraphie mit monoklonalen Antikörpern als klinisch brauchbare und zukunftsträchtige nuklearmedizinische Methode zur erweiterten Infektdiagnostik in der Traumatologie.

Literatur

1. De Schrijver M Szintigraphie entzündlicher Veränderungen mit nanometergroßen Tc-99m-HSA-Kolloiden. Solco, Basel
2. Joseph K, Höffken H, Damann V (1987) In-vivo-Markierung von Granulozyten mit 99mTc-markierten monoklonalen Antikörpern: erste klinische Ergebnisse. Nucl Compact 18:223–229
3. Kaps HP, Georgi P (1988) Ergebnisse der Leukozytenszintigraphie bei akuten und chronischen Knocheninfektionen. In: Cotta H, Braun A (Hrsg) Knochen- und Gelenkinfektionen. Springer, Berlin Heidelberg New York Tokyo
4. Sedlacek HH, Schulz G, Steinstraesser A, Kuhlmann L, Schwarz A, Seidel L, Seemann G, Kraemer HP, Bosslet K (1988) Monoclonal antibodies in tumor therapie. In: Eckhardt S, Holzner JH, Nagel GA (eds) Contributions to oncology 32. Karger, Basel München Paris
5. Seemann G, Bosslet K, Sedlacek HH (1988) Human antitumor antibodies. Problems opportunities. In: Nagel GA, Sauer R, Schreiber HW (Hrsg) Aktuelle Onkologie, Bd 41. Zuckschwerdt, München Bern Wien San Francisco

Die szintigraphische Diagnostik mit ^{99m}Technetium-HMPAO-markierten autologen Leukozyten bei infizierten Kunstgelenken

M. Starker[1], I. Brandhorst[2] und W. Heipertz[1]

Einleitung

Liegen bei einem Patienten mit Kunstgelenk eitrige Fistelgänge vor oder sind radiologisch rasch zunehmende Resorptionssäume zwischen Implantat und Knochen zu erkennen, so sind weitere Untersuchungen zur Diagnosestellung oftmals nicht mehr erforderlich. Dennoch können Infekte im Bereich von Kunstgelenken vorliegen, ohne daß radiologische, klinische oder klinisch-chemische Befunde richtungsweisende Ergebnisse liefern. Üblicherweise wurde in solchen Fällen bisher eine Perfusionsszintigraphie zur weiteren diagnostischen Abklärung angeschlossen.

Da die Dreiphasenszintigraphie generell nur die Mehrdurchblutung nachweist, bleiben weiterhin diagnostische Unsicherheiten. Alle Kunstgelenke zeigen in der Dreiphasenszintigraphie eine mehr oder weniger typische Nuklidspeicherung.

Die Möglichkeit, autologe Leukozyten mittels Radiopharmazeutika zu markieren, ist die Voraussetzung für die Durchführung der Leukozytenszintigraphie. Die Leukozytenszintigraphie weist die Lokalisation der Granulozyten nach. Sie ist damit spezifisch bei granulozytären Infiltraten, wie sie typischerweise im Bereich eitrig infizierter Kunstgelenke auftreten. Lymphoplasmozelluläre Infiltrate können dementsprechend durch diese Methode nicht nachgewiesen werden. Es würden sich damit z. B. Salmonellenosteomyelitiden bzw. tuberkulöse Knochenherde durch die Leukozytenszintigraphie nicht deutlich markieren.

Anhand des folgenden Beispiels soll das unterschiedliche Markierungsverhalten der Dreiphasenszintigraphie und der Leukozytenszintigraphie gezeigt werden.

Bei der Implantation einer Blauth-Endoprothese kam es intraoperativ zum Abbruch des medialen Femurkondylus. Der Kondylus fand schließlich wieder knöchernen Anschluß an das Femur (Abb. 1 und 2).

Da die Patientin jedoch weiterhin über belastungsabhängige Beschwerden im Kniegelenk berichtete, wurde zunächst eine Dreiphasenszintigraphie veranlaßt.

---

[1] Orthopädische Universitätsklinik, Friedrichsheim, Marienburgerstr. 2, D-6000 Frankfurt/M. 71
[2] Radiologische Gemeinschaftspraxis Dres. Halbsguth, Kutting, Lochner, D-6000 Frankfurt/M.

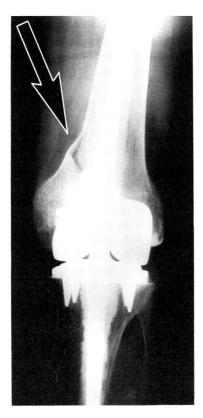 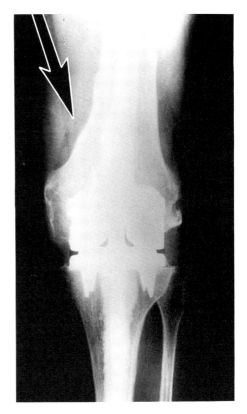

Abb. 1. Intraoperativer Abbruch der medialen Femurkondyle

Abb. 2. Knöcherne Konsolidierung der Fraktur

Diese Dreiphasenszintigraphie zeigte eine etwa gleichmäßige Verteilung der Radioaktivität um das Implantat, wies jedoch einen deutlichen „hot spot" im Bereich des medialen Kondylus auf (Abb. 3). Es wurde eine Leukozytenszintigraphie angeschlossen. Diese Leukozytenszintigraphie zeigte eine erhebliche Anreicherung im Bereich des proximalen Gelenkanteiles. Der zuvor durch die Dreiphasenszintigraphie erkennbare „hot spot" wurde durch die Leukozyten nicht mehr markiert. Auch die degenerativen Veränderungen des rechten Kniegelenkes wurden ebenfalls nicht mehr durch das Radionuklid gekennzeichnet (Abb. 4).

Seit etwa 1979 besteht die Möglichkeit, autologe Leukozyten durch radioaktives Indium zu markieren. Die szintigraphischen Aufnahmen wurden bis zu 24 h nach Injektion durchgeführt. Die Orthopädische Universitätsklinik Heidelberg berichtete auf dem Kongreß in Baden-Baden über eine nur geringe Spezifität dieser Leukozytenmarkierung bei der Diagnostik infizierter Kunstgelenke.

Die lipophile Substanz HMPAO wurde zunächst in der Diagnostik der zerebralen Durchblutung eingesetzt. Die Erkenntnis, daß dieses HMPAO von Granulozyten phagozytiert wird, ermöglichte dann die Markierung autologer Leukozyten mittels Technetium.

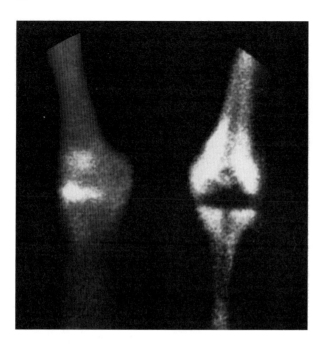

Abb. 3. Dreiphasenszintigraphie mit Anreicherung im ehemaligen Frakturgebiet

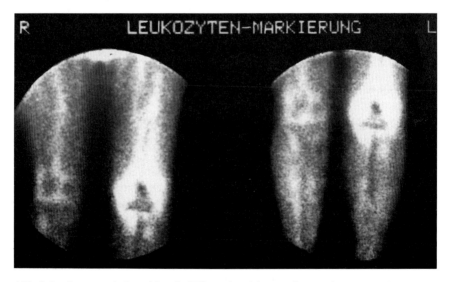

Abb. 4. Leukozytenszintigraphie mit diffuser Anreicherung im proximalen Prothesenlager

Gegenüber der Dreiphasenszintigraphie erscheint die Durchführung einer Leukozytenszintigraphie aufwendig. Es wird zunächst dem Patienten venöses Blut entnommen und durch Zentrifugieren schließlich ein granulozytenreiches Plasma gewonnen. Diesem Plasma wird nun das technetiummarkierte HMPAO zugesetzt. Während der Inkubationszeit phagozytieren die Granulozyten des Radiopharmazeutikum. Die Suspension wird schließlich dem Patienten reinjiziert. Die Leukozytenszintigraphie wird dann in Form einer Dreiphasenszintigraphie durchgeführt. Phase 1 entspricht der Perfusion, d.h. der arteriellen Durchblutung. In der Blood-pool-Phase wird die frühe kapillare Aktivitätsanflutung dargestellt. 4–5 h nach Injektion erfolgt dann die Darstellung der Aktivitätsanreicherung im Gewebe. Im Vergleich zur Leukozytenszintigraphie mit Indium ergibt sich bei diesem Verfahren eine deutlich verkürzte Untersuchungsdauer.

Seit November 1987 haben wir insgesamt 38 Leukozytenszintigraphien durchgeführt. Bei 18 Patienten erfolgte die Untersuchung zur Klärung, ob im Bereich des Kunstgelenkes ein Infekt vorliege. Klinische, röntgenologische und klinischchemische Befunde konnten hier keine Klärung bringen.

Bei 3 Patienten fand sich in der Spätphase eine deutliche Aktivitätsanreicherung, die wir zum Anlaß nahmen, das Kunstgelenk zu revidieren. In allen 3 Fällen wurde das Kunstgelenk entfernt, der Keimnachweis war positiv. Histologisch wurde die szintigraphische Diagnose der leukozytären Infiltration bestätigt. Es läßt sich sagen, daß ohne den Befund dieser Leukozytenszintigraphien diese 3 Patienten nicht zu diesem Zeitpunkt operiert worden wären.

Dennoch hatten wir anfangs Probleme mit der Interpretation der Leukozytenszintigraphiebefunde. Anreicherungen in Phase 1 und 2 der Szintigraphie finden sich in unterschiedlicher Ausprägung bei allen Implantaten. Bei der Analyse dieser zunächst falsch-positiven Ergebnisse sollte jedoch folgendes berücksichtigt werden: Bereits eine Hyperämie im Bereich eines Fremdkörpers wird dazu führen, daß auch markierte Granulozyten das Untersuchungsgebiet passieren. Zum anderen wies M. Lange bereits 1926 nach, daß abhängig vom verwendeten Metall unterschiedlich starke granulozytäre Infiltrate in der Umgebung des Fremdkörpers nachzuweisen waren. Auch die umfangreichen histologischen Untersuchungen aus dem Kapselgewebe von Kunstgelenken durch Willert und Semlitzsch ließen individuell unterschiedlich starke granulozytäre Infiltrate erkennen. Sicher kann man auch davon ausgehen, daß bei dem Arbeitsgang der Leukozytenmarkierung auch Histiozyten im Überstand zurückbleiben, die sich an der Phagozytose des HMPAO beteiligen und sich auch nach Reinjektion im Bereich des Fremdkörpers einfinden.

Diese Kenntnisse sollten bei der Befundung der Leukozytenszintigraphie berücksichtigt werden. Gegenwärtig wird der Einsatz der Leukozytenszintigraphie zur Bestimmung des Reimplantationszeitpunktes nach Prothesenentfernung wegen Infektes geprüft. Es gilt zu untersuchen, ob ein negatives Leukozytenszintigramm ein Beweis dafür ist, daß keine Keime im Bereich des ehemaligen Prothesenlagers vorhanden sind. Auf Abb. 5 ist das Ergebnis einer Dreiphasenszintigraphie bei einer Girdlestone-Hüfte zu sehen. Es zeigt sich im Bereich des Femurs eine deutliche Anreicherung. Eine Woche später führten wir bei der gleichen Patientin eine Leukozytenszintigraphie durch, die weder in der Blood-pool-Phase noch in der Spätphase eine Anreicherung im ehemaligen Implantatlager des linken Hüftgelenkes erbrachten (Abb. 6). Daraufhin wurde bei der Patientin ein neues Kunstgelenk eingesetzt. Der Keimnachweis war negativ, die Histologie zeigte ein faserreiches Bindegewebe ohne granulozytäre Infiltrate. Der Heilverlauf war bisher komplikationslos.

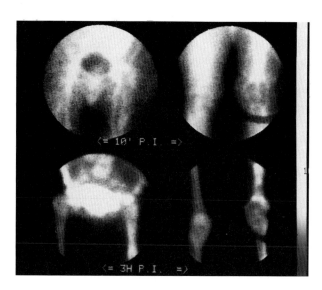

Abb. 5. Dreiphasenszintigraphie bei Girdlestone-Hüfte mit deutlicher Anreicherung im ehemaligen Prothesenlager

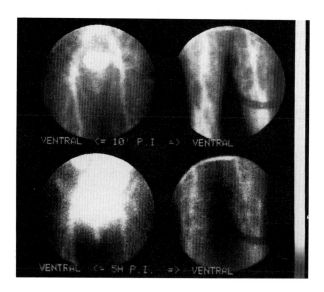

Abb. 6. Leukozytenszintigraphie bei Girdlestone-Hüfte, seitendifferente Anreicherung im Femur

Aufgrund der bisherigen Ergebnisse sind wir der Meinung, daß man mit der Leukozytenszintigraphie bei vorsichtiger Interpretation der Befunde eine hilfreiche Methode zur Diagnose eines Infektes besitzt. Die Anzahl der bisherigen Untersuchungen ist natürlich zu gering, um ein abschließendes Urteil abzugeben, bzw. die Spezifität oder Sensitivität der Untersuchungsmethode zu ermitteln.

Literatur

1. Kaps HP, Georgi P (1988) Ergebnisse der Leukozyten-Szintigraphie bei akuten und chronischen Knocheninfektionen. In: Cotta H, Braun A (Hrsg) Knochen- und Gelenkinfektionen. Springer, Berlin Heidelberg New York Tokyo

Teil II
Die infizierte Osteosynthese

Der infizierte Bohrdraht

M. Westhues[1,2], H. Rudolph[1], V. Studtmann[1] und B. V. Fintel[1]

In der II. Chirurgischen Klinik des Diakoniekrankenhauses Rotenburg (Wümme) wurden in der Zeit vom 1. 10. 1975 bis 31. 12. 1987 1813 Bohrdrahtosteosynthesen durchgeführt. Damit ist die Bohrdrahtosteosynthese mit einem Anteil von 20–30% aller Osteosynthesen eine der häufigsten Operationsmethoden in der Unfallchirurgie und Orthopädie.

Wir verwenden die Bohrdrahtosteosynthese in folgenden Fällen:
1. Wenn anatomisch bedingt (z. B. Finger) oder bei schlechten Weichteilverhältnissen aufwendige Osteosyntheseverfahren unsinnig oder zu gefährlich erscheinen.
2. Wenn eine primär indizierte konservative Therapie eine zusätzliche Stabilisierung ratsam erscheinen läßt, um eine sekundäre Dislokation der Fragmente im Gips zu verhindern (z. B. Radiusfraktur).
3. Zur Fixation kleiner Fragmente als Bestandteil einer aufwendigen Osteosynthese (z. B. oberes Sprunggelenk).
4. Zur perkutanen Fixation kleiner Fragmente bei Frakturen großer Gelenke (wie z. B. Absprengung von Kopffragmenten des Hüft- oder Schultergelenkes).

Für die Indikation wesentlich sind der schonende Eingriff und die geringe Infektgefahr sowie die Tatsache, daß ein bohrdrahtinduzierter Infekt in der Regel rasch und folgenlos zur Ausheilung kommt.

Die Lokalisationsverteilung der Bohrdrahtosteosynthesen auf die verschiedenen Regionen der oberen wie unteren Gliedmaße und Anzahl der Infekte sind aus Tabellen 1 und 2 zu ersehen.

Bohrdrahtosteosynthesen an der oberen Extremität waren mehr als 3mal so häufig. Dementsprechend fand sich auch die Mehrzahl der Infekte an der oberen Extremität. Bei insgesamt 22 Patienten hat ein infizierter Bohrdraht vorgelegen. Dies entspricht einer Infektionsrate von 1,2%. Dabei handelt es sich 14mal um eine Kirschner-Drahtperforation mit Weichteilinfekt bei distalen Radiusfrakturen ohne Beteiligung des Knochens.

---

[1] II. Chirurgische Klinik für Unfall-, Wiederherstellungs-, Gefäß- und Plastische Chirurgie, Diakoniekrankenhaus (Chefarzt: Dr. H. Rudolph), D-2720 Rotenburg (Wümme)
[2] Chirurgische Abteilung, St. Josef Krankenhaus (Chefarzt: Dr. M. Westhues), D-5488 Achnau

Tabelle 1. Bohrdrahtosteosynthesen an der oberen Extremität

Lokalisation	n (%)	Infekte (%)
Proximaler Humerus und Humerusschaft	86 (4,6)	–
Distaler Humerus	117 (6,5)	–
Humerusschaft	60 (3,3)	–
Distaler Unterarm	631 (34,8)	14 (0,8)
Handwurzel und Mittelhand	204 (11,3)	–
Phalangen	295 (16,3)	6 (0,3)

Tabelle 2. Bohrdrahtosteosynthesen an der unteren Extremität

Lokalisation	n (%)	Infekte (%)
Proximaler Femur	11 (0,6)	–
Kniegelenk	23 (1,3)	–
Distaler Unterschenkel/OSG	56 (3,1)	1 (0,1)
Fußwurzel und Mittelfuß	84 (4,6)	–
Phalangen	246 (13,6)	1 (0,1)

In 4 weiteren Fällen sahen wir infizierte Bohrdrähte nach Operationen, die planmäßig bei intaktem Hautweichteilmantel durchgeführt werden konnten. Es handelte sich um jeweils 1 temporäre Arthrodese des oberen Sprunggelenkes, 1 Hammerzehenkorrektur, 1 operative Versorgung eines subkutanen knöchernen Strecksehnenausrisses und 1 Bohrdrahtosteosynthese am 2. und 3. Finger rechts bei polytraumatisiertem Patienten.

In 3 Fällen handelte es sich um drittgradig offene Fingerfrakturen, bei denen im Rahmen eines Erhaltungsversuches nach Wundversorgung eine Minimalosteosynthese mit Bohrdrähten zur Rekonstruktion der betroffenen Fingerglieder durchgeführt wurde. 1mal kam es zur Bohrdrahtinfektion nach operativer Versorgung einer Schnittverletzung mit Strecksehnenbeteiligung am linken Daumenendgelenk. Die Bahandlung der infizierten Bohrdrähte wurde – je nach Befund – bei uns unterschiedlich gehandhabt.

Bei den 14 distalen Radiusfrakturen mit Bohrdrahtperforation und Weichteilinfekt konnte bei konsequenter lokaler Infektbehandlung die knöcherne Konsolidierung der Fraktur abgewartet werden. Nach der planmäßigen Bohrdrahtentfernung kam es zu raschen Abheilung des Weichteilinfektes innerhalb von 1–2 Wochen.

Von den 4 Bohrdrahtosteosynthesen bei primär intakten Hautverhältnissen mit Infekt konnten 2 allein durch Entfernung des Osteosynthesematerials und weiterer Ruhigstellung ausgeheilt werden. Bei einer temporären Arthrodese des oberen Sprunggelenkes wurden die Bohrdrähte entfernt und der Infektbereich mit Septopalketten behandelt. Nach Spongiosaplastik und Stabilisierung mit einem Fixateur externe wurde eine definitive und stabile Arthrodese erreicht.

Bei 1 Infekt nach Hammerzehenkorrektur wurde die Amputation der Zehe notwendig.

Zusammenfassung

Infektionen bei Bohrdrahtosteosynthesen wurden bisher in der Literatur mit einer Häufigkeit bis zu 7% angegeben. In unserer Klinik lag die Infektquote mit 3% bei einer früheren Untersuchung über distale Radiusfrakturen [2] höher als heute mit insgesamt 1,2%. Wir führen unsere geringe Zahl an Infekten darauf zurück, daß wir auch für eine sog. Minimalosteosynthese die gleichen Anforderungen an die Asepsis stellen, wie bei aufwendigen Osteosynthesen.

Literatur

1. Kaiser C, Terbrüggen D, Quetsch H, Willenegger H (1974) Technik und Indikation der perkutanen Spickdrahtfixation bei Radiusfrakturen loco classico. Unfallmed Berufskrkh 67:23
2. Knigge-Barrios H, Rudolph H (1987) Die Bohrdrahtosteosynthesen bei distaler Radiusfraktur. Aktuel Traumatol 17:105–108
3. Müller HA, Walde H-J (1980) Möglichkeiten der operativen Behandlung proximaler Humerusfrakturen und ihre Ergebnisse. Chir Prax 27:257–270
4. Schmit-Neuerburg K-P, Weiss H, Oestern HJ (1980) Die Bohrdrahtosteosynthese. Hefte Unfallheilkd 148:70

Häufigkeit, Behandlung und Ergebnisse infizierter, gelockerter externer Osteosynthesen

F. Wittek[1], H. G. K. Schmidt[1] und M. Neikes[1]

In den letzten Jahren wurden einerseits die biomechanischen und pathophysiologischen Bedingungen und Auswirkungen einer externen Stabilisierung relativ gut abgeklärt, andererseits die Modellzahl und Anwendungsmöglichkeiten wesentlich verbessert [1–8]. Da gleichzeitig die technischen Probleme wesentlich verringert werden konnten, erfreut sich der Fixateur externe in den letzten Jahren zunehmender Beliebtheit. Deshalb sind auch Probleme mit diesem Stabilisationsverfahren häufiger zu beobachten.

Wir kennen 3 verschiedene Problemkreise:
1) technisch bedingte, 2) anwendungs- und 3) systembedingte Probleme.

Als technisches Problem ist das sehr feine und wenig über den Nagelquerschnitt hinausragende mittelständige Gewinde des üblichen Knochennagels anzusehen, weil es zwar zur Erzeugung primärer Stabilität geeignet ist, aber unter der Wechsel-/Biegebelastung während des meist langmonatigen Heilverlaufs bei der Infektsanierung relativ schnell auslockert, so daß es für problematische Fixateur-externe-Osteosynthesen wenig geeignet ist (Abb. 1).

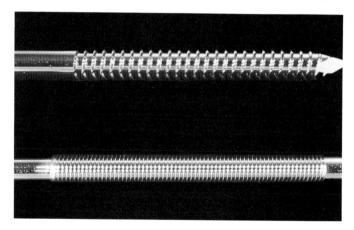

Abb. 1. Gewinde der häufig verwendeten Halbschraube = Schanz-Schraube *(oben)* und des Nagels mit mittelständigem Gewinde *(unten).* Letzteres ist für problematische Osteosynthesen weniger gut geeignet

---

[1] Abteilung für Unfall- und Wiederherstellungschirurgie, Berufsgen. Unfallkrankenhaus Hamburg (Ärztl. Direktor: Dr. W. Zimmer), Bergedorferstr. 10, D-2050 Hamburg 80

Anwendungsprobleme mit dem Fixateur externe sehen wir außerordentlich häufig. Der oft vernommenen Meinung, daß es sich bei der Fixateur-externe-Osteosynthese um ein einfaches Stabilisierungsverfahren handeln würde, muß entschieden entgegengetreten werden. Durch falsche Anwendung kann der gesamte Heilverlauf in Frage gestellt werden. Stellvertretend seien genannt: falsche Plazierung der Knochennägel oder -schrauben (z.B. in den Weichteilen neben dem Knochen oder lediglich eine Kante des Knochens fassend), zu großer Abstand zwischen Rohrstange und Knochen, zu weite Überbrückungsstrecken, fehlende Vorspannung der einzelnen Fixationselemente und schließlich bei räumlicher Montage falsche Plazierung von Schrauben oder Nägeln, wobei die Drehachsen der einzelnen Schraubengruppen beachtet werden müssen (Abb. 2).

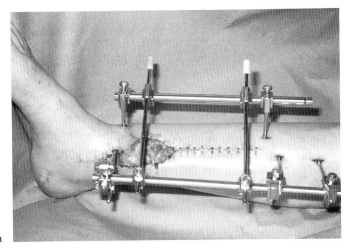

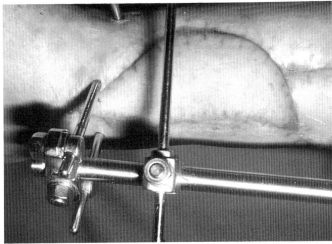

Abb. 2a, b. Korrekte Anlage eines V-förmig dreidimensionalen Fixateur externe, AO-Modell am distalen Unterschenkel mit kurzem distalen Fragment (2,5 cm), in welchem 3 Schrauben übungsstabil plaziert sind. **b** Die gleiche Schraubensituation nach Infektsanierung und Weichteildefektverschluß durch freien Lappen 4 Monate später

Als systembedingtes Problem der Fixateur-externe-Osteosynthese ist anzusehen, daß die Knochenschrauben oder -nägel grundsätzlich eine Verbindung zwischen unsteriler Außenwelt und sterilem Knochen herstellen. Darüber hinaus behindern bei verschiedenen Montageverfahren die Fixationselemente die reibungslose Verschiebung von Sehnen und Muskeln und führen unter frühfunktioneller Übungsbehandlung zum Reiz. Diese systembedingten Probleme lösen häufiger Schraubenkanalinfektionen oder „pin-infections" aus.

Wir untergliedern diese Schraubenkanalinfektionen in 4 Grade: Bei Grad 1 handelt es sich um eine Reizung der Schrauben- oder Nagelumgebung entweder durch Verklebung oder als Folge der Bewegungsbehinderung bei forcierter Übung. Als Therapie bewährt es sich, bei Verklebung die Hautperforation von Schmutzpartikeln, Salbenresten und Fibrinbelägen zu säubern und eine manuelle Lumenweitung auszuführen, wobei auch Nachinzisionen im Narbenverlauf ohne Anästhesie möglich sind (Abb. 3). Die gereinigten und geweiteten Hautperforationen sollten dann anschließend mit Mercuchrom oder Betaisodonasalbe desinfiziert werden. Bei bewegungsbedingter Reizung hilft meist vorübergehende Bremsung des Übungsprogrammes und evtl. Kühlung.

Neben der Darstellung der Therapie beginnender Schraubenkanalinfektionen erscheint es wesentlich, ihre Vermeidung zu beschreiben: Knochenhalbschrauben und -nägel müssen primär optimal im Knochen verankert werden. Die Fixationselemente sollten grundsätzlich nur unter Vorspannung montiert werden, was beim AO-Modell nur dann erreicht wird, wenn die die Halbschraube fixierende Mutter arretiert ist und erst dann eine milde Verspannung in Korrekturrichtung ausgeführt wird. Die Hautinzisionen um die Schrauben müssen primär ausreichend bemessen sein, d.h. in jeder Richtung mindestens 1 cm betragen, und die Schrauben müssen so eingebracht sein, daß keine Hautfalten entstehen. Zur Vermeidung von Schraubenkanalinfektionen lassen wir alle Patienten mit Fixateur-externe-Osteosynthesen täglich baden und die Hautperforationen pfle-

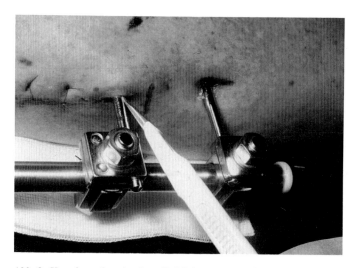

Abb. 3. Knochenschraubenkanalinfektion („pin infection"), Grad 1 (Verklebung). Therapeutische Nachinzision im Narbenverlauf ohne Anästhesie

gen, indem sie gereinigt, manuell geweitet und täglich mit Mercuchrom oder Betaisodonasalbe verbunden werden. Auch der zirkuläre elastische Verband scheint uns zur Vermeidung von Schwellungen wesentlich. Wir versorgen alle Patienten mit Fixateur-externe-Osteosynthesen mit Gipsschalen, die einerseits der Prophylaxe von Gelenkkontrakturen, andererseits dem Weichteilschutz dienen.

Schraubenkanalinfektionen Grad 2 entsprechen Umgebungsinfektionen um die Schrauben oder Nägel, wobei alle klassischen Entzündungszeichen bestehen, aber noch keine nennenswerte Sekretion aus dem Schraubenkanal vorliegt. Ebenso fehlt dessen Lockerung. Als Therapie kommen neben den oben genannten Maßnahmen lokale Kühlung mit Eiselementen und evtl. systemische orale Antibiotikatherapie in Betracht. Unserer Erfahrung nach lassen sich damit ca. 50% der Schraubenkanalinfektionen vom Grad 2 ausreichend therapieren.

Bei der Schraubenkanalinfektion vom Grad 3 kommt es zu deutlicher Sekretion aus dem Schraubenkanal, ohne daß sich Schraube oder Nagel klinisch gelockert hätten oder deren geringe Lockerung Bedeutung für die Stabilität des Fixateur erlangen würde. Als Therapie kommen wiederum die oben genannten Maßnahmen wie bei Grad 1 und 2 in Betracht, andererseits ist im Rahmen des Folgeeingriffes die operative Umsetzung der gelockerten Halbschraube möglich. Schraubenkanalinfektionen vom Grad 4 gehen im Unterschied zum Grad 3 mit wesentlicher Lockerung einher. Sind von einer Schraubengruppe alle betroffen oder löst die Lockerung erhebliche Schmerzsymptomatik aus, dann sind die oben erwähnten Maßnahmen nicht ausreichend. Hier hilft einzig eine rasche Folgeoperation mit operativer Umsetzung der gelockerten Schraubengruppe oder Neumontage des gesamten Fixateur-externe-Systems (Abb. 4).

Zur Häufigkeit der Schraubenkanalinfektionen Grad 1 und 2 liegen uns aus dem eigenen Patientengut keine Zahlen vor. Derartig geringe Probleme werden auch bislang nicht gesondert statistisch berücksichtigt. Unserer Erfahrung nach sind Schraubenkanalinfektionen des Grades 1 (Reizung) ganz entscheidend von der Mitarbeit des Patienten abhängig und treten bei vorsichtiger Schätzung bei etwa 40% aller Knochenschraubenperforationen auf. Schraubenkanalinfektionen des Grades 2 sind unter gleichen Einschränkungen bei ca. 30% der eingebrachten Schrauben und Nägel zu beobachten. Wie bereits ausgeführt, sind etwa 50% der genannten leichten Probleme mit den oben beschriebenen Maßnahmen zu beherrschen, aber etwa bei der anderen Hälfte dürfte es zur Schraubenkanalinfektion mit nachfolgender Lockerung kommen.

Während der Jahre 1976–1985 wurden im Bereich für unfallchirurgische Infektionen des Berufsgenossenschaftlichen Unfallkrankenhauses Hamburg insgesamt 705 Knocheninfektionen behandelt. Bei 281 Patienten (39,9% der Fälle) handelte es sich um instabile Schaftinfektionen, während bei 121 Patienten (17,2%) Gelenkinfektionen behandelt werden mußten. Bei diesen 402 Patienten wurde zur Infektsanierung 232mal primär eine Fixateur-externe-Osteosynthese ausgeführt, wobei 16mal der auswärts montierte Fixateur belassen werden konnte, weil er unseren Vorstellungen nach korrekt montiert war, während bei 216 Patienten ein Fixateur externe neu eingebracht wurde (wobei bei ca. 30% ein auswärts montiertes, instabil gewordenes oder unzureichendes Fixateur-externe-System ersetzt werden mußte, Tabelle 1). Bei diesen 232 Fixateur-externe-Osteo-

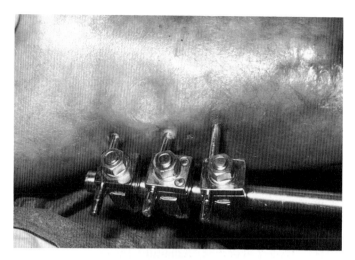

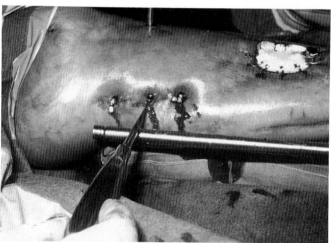

Abb. 4.a Knochenschraubenkanalinfektion (pin infection) Grad 4 (Infekt mit wesentlicher Lokkerung). **b–d** Therapie: Entfernen der gelockerten Schrauben. Kürettage, Spülung, temporäre Einlage von Septopalminiketten. Neueinbringen der Schrauben um einige Zentimeter versetzt. **e** Befund 10 Tage nach der Schraubenversetzung

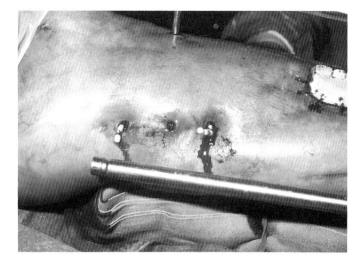

c

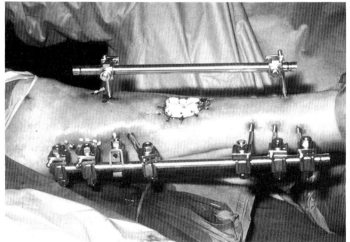

d

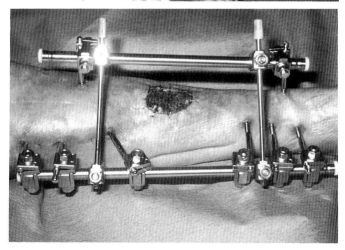

e

Tabelle 1. Anzahl der externen Erstosteosynthesen bei instabilen Schaft- und Gelenkinfektionen

	Externe Osteosynthesen		
	Belassen	Neuanlage	Gesamt
Schaft	12	150	162
Gelenk	4	66	70
	16	216	232

Tabelle 2. Fixateuränderungen wegen Schraubenlockerung oder Instabilität der Konstruktion

		Fixateuränderungen	
	n	Anzahl	%
Schaft	162	37	22,8
Gelenk	70	17	24,3
	232	54	23,3

synthesen beobachteten wir in 23,3% der Fälle Lockerungen von Nägeln oder Halbschrauben mit Schraubenkanalinfektionen von Grad 3 und 4, wobei bei Schaft- und Gelenkinfektionen mit deutlich unterschiedlichen Montagekonstruktionen kein wesentlicher Unterschied festzustellen war. Dies unterstreicht, daß nicht etwa die frühfunktionelle Übungsbehandlung allein die Problematik an den Knochenschrauben oder -nägeln auslösen würde (Tabelle 2).

Unserer Erfahrung nach sind Schraubenkanalinfektionen vom Grad 3 und 4 immer beherrschbar. Wir haben keine Situation gesehen, in der wir den Fixateur externe nicht mehr hätten stabil verankern können und deshalb auf Ruhigstellung im Gips hätten ausweichen müssen. Durch die Schraubenkanalinfektionen wurde auch in keinem Fall eine schwerwiegende Problematik ausgelöst. Die Wechseloperationen erfolgten allerdings relativ rasch, so daß eine weitergehende Problematik durch den sich lockernden Fixateur immer vermieden werden konnte. Auch wenn die Behandlungsergebnisse nach Infektsanierung selbstverständlich nicht allein von der Problematik der Fixateur-externe-Osteosynthese abhängen, seien sie zur Information mitgeteilt. Wir erreichten insgesamt eine Sanierung (Stabilität bei Fistelfreiheit) von 90,9%, sahen bei 2,2% Instabilität bei Fistelfreiheit, bei 1,7% Stabilität mit verbleibender Fistel und mußten zur Infektsanierung bei 5,2% Amputationen ausführen (Tabelle 3).

In seltenen Fällen, unserer Schätzung nach in ca. 2%, beobachtet man auch nach Entfernung des Fixateur-externe-Systems anhaltende Fistelungen aus infizierten Schraubenkanälen. Ursache sind meist partielle oder komplette Bohrloch-Ring-Sequester. Die Infektion läßt sich nur durch radikale Ausräumung mit scharfem Löffel, Meißel oder Ausbohrung per Hohlbohrer beseitigen. Bei zu großzügig bemessener Ausräumung eines solchen Bohrloches kann es, gekoppelt

Tabelle 3. Behandlungsergebnisse instabiler Schaft- und Gelenkinfektionen von 1976–1985 (bei 2 der Schaftinfektionen weiterer Verlauf unbekannt)

	n	Stabil		Instabil fistelfrei	Amputation
		fistelfrei	Fistel		
Schaft	160	144	2	5	9
Gelenk	70	65	2	—	3
	230	209	4	5	12
		90,9%	1,7%	2,2%	5,2%

mit relativer Unvernunft des Patienten, zu Frakturen auf Höhe dieses ausgeräumten ehemaligen Bohrloches kommen. Eine derartige Problematik beobachteten wir in dem genannten Patientengut 2mal.

Anhaltende Fistelungen nach Fixateur-externe-Osteosynthese auf Höhe eines ehemaligen Schraubenkanales beobachteten wir auf Dauer (3 Fälle) nur bei chronisch alkoholabhängigen Patienten.

Literatur

1. Boltze WH (1976) Der Fixateur externe (Rohrsystem). Bull Schweiz AO, S 1–67
2. Faure C, Merloz P (1987) Zugänge für die Fixateur-externe-Osteosynthese. Springer, Berlin Heidelberg New York London Paris Tokyo
3. Fernandez DL (1983) Der Gewindespanner mit Doppelbacken. Bull Schweiz AO, S 1–46
4. Gotzen L (1987) Chirurgische Versorgung offener Frakturen von Unterschenkel und Oberschenkel. In: Schweiberer L (Hrsg) Breitner Chirurgische OP-Lehre, Bd VIII: Traumatologie 1. Urban & Schwarzenberg, München Wien Baltimore
5. Hierholzer G, Allgöwer M, Rüedi Th (1985) Fixateur-externe-Osteosynthese. Springer, Berlin Heidelberg New York Tokyo
6. Jakob RP (1982) Der kleine Fixateur externe. Bull Schweiz AO, S 1–51
7. Müller ME, Allgöwer M, Schneider R, Willenegger H (1977) Manual der Osteosynthese. AO Technik. Springer, Berlin Heidelberg New York
8. Weber BG, Magerl F (1985) Fixateur externe, AO-Gewindespindel-Fixateur, Wirbel-Fixateur externe. Springer, Berlin Heidelberg New York Tokyo

Histomorphologie der Ostitis nach Marknagelung – Tierexperimentelle und humanbioptische Befunde

S. B. Kessler[1], M. Habekost[1] und K. Remberger[2]

Bei Nagelosteosynthesen werden durch den Bohrvorgang die Markweichteile mit ihren Gefäßen zerstört [3, 5, 7]. Die inneren Anteile des Knochenschaftes sind danach nicht mehr durchblutet, so daß sich bei einer Kontamination Bakterien ausbreiten, ohne durch körpereigene Abwehr oder Antibiotika gehindert zu werden [2].

Als Beitrag zur Frage, welche Heilungsvorgänge bei Ostitis nach Marknagelung vonstatten gehen, haben wir die Tibiae von 6 Schäferhunden histomorphologisch aufgearbeitet, bei denen es im Rahmen eines Experiments unbeabsichtigterweise zu einer bakteriellen Infektion gekommen war. Darüber hinaus haben wir bei 14 Patienten mit Ostitis nach Nagelosteosynthesen 20 Biopsien entnommen.

Die Versuchstiere haben die Operation in Abhängigkeit von der Schwere der Infektion 4–10 Wochen überlebt. Sie wiesen eine eitrige Sekretion im Bereich des Nageleinschlags oder der Verriegelungsschrauben auf, wobei Menge und bakterielle Besiedlung des Sekrets variierten. Im Röntgenbild fand sich eine periostale Geflechtknochenanlagerung im Schaftbereich, welche annähernd gleich groß war wie bei den Tieren ohne Infektion. In 2 Fällen kam es mit Verzögerung zur knöchernen Überbrückung; in 4 Fällen trat bis zum Versuchsende keine Überbrückung ein, wobei in einem Fall ein größeres Schaftsegment die radiologischen Zeichen der Knochennekrose auswies.

Die menschlichen Biopsien stammen von unterschiedlichen Verlaufsformen und unterschiedlichen Stadien der Ostitis. Es liegen Knochenproben aus der Frühphase vor, die unter Therapie bei Belassen des Marknagels zur baldigen Heilung gebracht werden konnten. Andere Biopsien stammen von länger dauernden Verläufen nach z. T. mehrmaligem Verfahrenswechsel und fortbestehender Pseudarthrose mit eitriger Sekretion.

---

[1] Chirurgische Klinik Innenstadt der Universität (Direktor: Prof. Dr. L. Schweiberer), Nußbaumstr. 20, D-8000 München 2
[2] Pathologisches Institut der Universität München, Thalkirchner Straße 36, D-8000 München 2

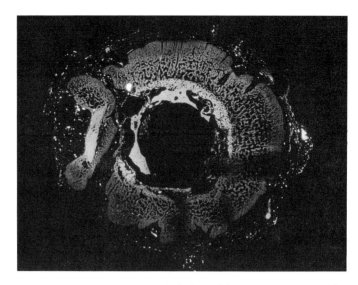

Abb. 1. Mikroradiographie eines Querschnitts aus der Schäferhundtibia 6 Wochen nach Verriegelungsnagelung; klinisch bestand eine eitrige Sekretion aus einer Fistel an der distalen Verriegelungsschraube. Die Kortikalis zwischen 3 und 7 Uhr ist vollständig resorbiert. In den übrigen Teilen ist der nekrotische Knochen demarkiert und weitgehend sequestriert. Er unterliegt weiterem osteoklastischem Abbau. Die periostnahe Kortikalis zwischen 11 und 3 Uhr weist eine rege Umbautätigkeit auf; sie ist also vital

Ergebnisse

Tierexperimentelle Befunde

Die Mikroradiographien der Hundetibiae weisen in den frühen Infektstadien oder bei milden Verlaufsformen keine gravierenden Unterschiede zu infektfreien Knochen auf. An der Grenze zwischen durchblutetem und nichtdurchblutetem Knochen findet sich eine Porosität als Ausdruck der Revaskularisationsprozesse.

An der Grenze zwischen durchbluteter und nichtdurchbluteter Zone ist der Knochen porosiert als Ausdruck der Revaskularisationsprozesse. Der Knochenabbau kann sich auf die inneren Anteile beschränken, aber auch auf größere Anteile des Diaphysenrohres erstrecken, so daß auf einigen Querschnitten die Kompakta weitgehend abgeräumt ist. Dabei können Sequester entstehen, die in unseren Präparaten immer einem weiteren Abbau unterlagen (Abb. 1).

Auf Längsschnitten ist das Ausmaß der knöchernen Überbrückung zu beurteilen. Bei vitalen Fragmentenden und ausreichender Drainage des Sekrets können Knochenspangen auf das gegenüberliegende Fragment zuwachsen. Bei avitalen Fragmentenden fehlt die Knochenanlagerung (Abb. 2).

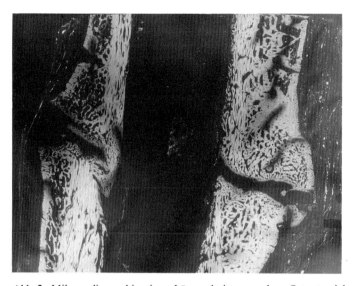

Abb. 2. Mikroradiographie eines Längsschnitts aus dem Osteotomiebereich 8 Wochen nach Verriegelungsnagelung; klinisch bestand eine geringe Fistelung im Bereich der distalen Verriegelungsschraube. Der ortsständige Knochen zeigt eine rege Umbautätigkeit. Es finden sich reichlich Geflechtknochenanlagerungen. Dadurch ist es in den linken Frakturanteilen zu einer ersten Knochenbrücke gekommen. Unter nicht infizierten Verhältnissen ist die knöcherne Konsolidierung zu diesem Zeitpunkt sehr viel weiter fortgeschritten

Befunde von Humanbiopsien

In einem Fall fanden wir Entzündungsgewebe in einem linsengroßen Knochendefekt 18 Monate nach Nagelversorgung einer erstgradig offenen Tibiafraktur und klinisch problemloser Frakturheilung. Es handelte sich um zellarmes lymphoplasmozelluläres Gewebe ohne osteoklastische Aktivitäten.

In anderen Fällen beschränkte sich die Entzündung nach Ausheilung der Fraktur auf einen distalen knöchernen Kanal. In dem entfernten Fistelkanal fand sich teils eine granulozytäre, teils eine lymphoplasmozelluläre Entzündung neben Abbauvorgängen von nekrotischem Knochen sowie vereinzelte Knochenanlagerung.

An den Fragmenten von lange bestehenden infizierten Pseudarthrosen liegen regelmäßig knöcherne Nekrosen vor. Diese unterliegen Abbauvorgängen, die jedoch in der Regel nicht ausreichen, um vitale Fragmentenden – als Voraussetzung zur Überbrückung des Frakturspalts – herzustellen. Die Apposition neuen Knochens ist entsprechend gering oder fehlt vollständig (Abb. 3).

Diskussion

In der Literatur wird die Bedeutung der unfall- und implantatbedingten Knochennekrose für die posttraumatisch-postoperative Ostitis teils nur am Rande,

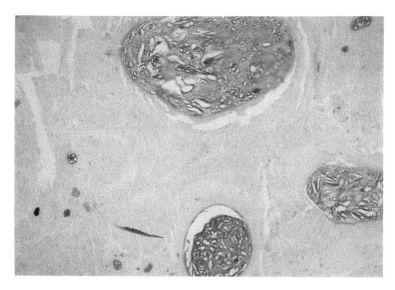

Abb. 3. Unentkalkter Semidünnschnitt aus infizierter Tibiapseudarthrose (May-Grünwald-Giemsa). Vor 8 Jahren Marknagelung mit postoperativer Ostitis. In der Zwischenzeit sind mehrere Operationen mit Verfahrenswechsel, Debridement und Spongiosaplastik durchgeführt worden. Der Knochen ist bei leeren Osteozytenhöhlen avital. Die Knochenkanäle sind mit lymphoplasmozellulärem Entzündungsgewebe angefüllt. Es findet sich über weite Strecken kein Anhalt für eine An- oder Abbautätigkeit am Knochen, so daß keine Aussicht auf Heilung unter den vorliegenden Bedingungen besteht

teils gar nicht erwähnt [1, 2]. Nach unseren Befunden ist sie jedoch ein entscheidender pathogenetischer Faktor, da Bakterien sich dort festsetzen und ungehindert ausbreiten können. Eine der Möglichkeiten des Körpers zur Bekämpfung der Entzündung besteht darin, den bakterientragenden Knochen über die Makrophagenreihe (Osteoklasten) zu resorbieren. Sofern die Nekrose nicht sehr ausgedehnt ist, besteht in der Frühphase der Ostitis Aussicht, daß das Infektionspotential auf diese Weise entscheidend vermindert wird. Schichtnekrosen können demnach abgebaut und durch vitalen Knochen ersetzt werden. Dagegen ist kaum damit zu rechnen, daß transkortikale Nekrosen spontan abgetragen werden.

Unsere Befunde legen folgende Empfehlungen für die Therapie nahe:
- Neben den hygienischen Vorkehrungen ist es zur Prophylaxe der Ostitis nach Marknagelung wichtig, Knochennekrosen als Folge von Zirkulationsschäden in engen Grenzen zu halten. Speziell müssen transkortikale Nekrosen durch zusätzliche periostale Weichteilablösung vermieden werden.
- Bei Anzeichen einer postoperativen Infektion muß frühzeitig und konsequent interveniert werden, um die Keimzahl durch geeignete Drainagemethoden wesentlich zu verringern [2, 6].
- Bei reduzierter Keimzahl und kurzfristig bestehender Knochennekrose in begrenzter Ausdehnung hat man Aussicht, bei liegendem Marknagel die Fraktur zur Heilung zu bringen. Umgekehrt sollte bei ausgedehnter und länger bestehender Nekrose der Nagel entfernt und ein knöchernes Débridement vorge-

nommen werden. Die weitere Ruhigstellung muß durch ein Verfahren erfolgen, das keine weitere Weichteilablösung vom Knochen bedingt. In der Regel ist das der Fixateur externe [4].

Literatur

1. Böhm E (1986) Chronische posttraumatische Osteomyelitis. Hefte Unfallheilkd 176
2. Burri C (1979) Posttraumatische Osteitis. Huber, Bern Stuttgart Wien
3. Kessler SB, Hallfeldt KK jr, Perren SM, Schweiberer L (1986) The effects of reaming and intramedullary nailing on fracture healing. Clin Orthop 212:18-25
4. Maatz R, Lentz W, Arens W, Beck H (1983) Die Marknagelung und andere intramedulläre Osteosynthesen. Schattauer, Stuttgart New York
5. Pfister U, Rahn BA, Perren SM, Weller S (1979) Vaskularität und Knochenumbau nach Marknagelung langer Röhrenknochen. Aktuel Traumatol 9:191-195
6. Schweiberer L, Lindemann M (1973) Infektion nach Marknagelung. Chirurg 44: 542-548
7. Schweiberer L, van den Berg A, Dambe L (1970) Das Verhalten der intraossären Gefäße nach Osteosynthese der frakturierten Tibia des Hundes. Therapiewoche 20:1330-1332

Der infizierte Unterschenkelmarknagel

P. J. Meeder[1], S. Weller[1] und H. Sieber[1]

Einleitung

„Erstrebenswert aber bleibt das Ziel, die knöcherne Heilung bei liegendem Nagel zu erreichen" und „für die Fraktur schafft der Nagel immer noch die günstigsten Bedingungen". (G.-Küntscher [1] und R. Maatz [2]).

Dieses Credo chirurgischen Handelns, von G. Küntscher und R. Maatz 1945 auch für die Therapie des Unterschenkelbruches bei infiziertem Marknagel formuliert, haben wir retrospektiv anhand des Schicksals von 90 Patienten der BG-Unfallklinik Tübingen der Jahre 1974-1985 überprüft. Die Studie umfaßt 84 Männer und 6 Frauen im Alter von 14-73 Jahren, das Durchschnittsalter betrug 35 Jahre.

Diagnosestellung

Die Diagnosestellung erfolgte aufgrund der Anamnese, der Klinik (wie Rubor-Calor-Dolor), septischen Temperaturen, eitriger Fistelung, BSG-Beschleunigung und des intraoperativ klinisch und bakteriologisch positiven Keimnachweises. Im fortgeschrittenen Stadium der Erkrankung waren auch die röntgenologisch bekannten Befunde wie Lyse, Periostitis und Sequesterbildung festzustellen. Die Diagnose wurde synoptisch unter besonderer Berücksichtigung der klinischen Aspekte gestellt. Ein zunächst fehlender bakteriologischer Keimnachweis bei einem der 90 Patienten schloß auf Dauer die Diagnose „Infekt" nicht aus.

Therapie

In der Vergangenheit schienen uns 2 Tatbestände für das weitere therapeutische Vorgehen entscheidend: die Qualität der Marknagelung und das Stadium der Knochenbruchheilung.

---

[1] Berufsgenossenschaftliche Unfallklinik (Ärztlicher Direktor: Prof. Dr. h.c. S. Weller), Schnarrenbergstr. 95, D-7400 Tübingen

So unterschieden wir 5 mögliche Ausgangssituationen, die auch retrospektiv nachzuvollziehen sind:

Gruppe I: Infekt nach kunstgerechter Marknagelung
bei nicht abgeschlossener Frakturheilung = 38 Patienten
Gruppe II: Infekt nach insuffizienter Marknagelung
bei nicht abgeschlossener Frakturheilung = 18 Patienten
Gruppe III: Infekt bei korrekter Marknagelung und vorbestehender
Infektion: „Septische Marknagelung" = 15 Patienten
Gruppe IV: Infekt bei einliegendem Marknagel und
knöcherner Heilung = 6 Patienten
Gruppe V: Infekt nach Marknagelung und Fraktur-
heilung = 13 Patienten

Therapie und Ergebnisse der Gruppe I

Nach Stellung der Diagnose „Infekt bei korrekt durchgeführter Marknagelung und nicht abgeschlossener Knochenbruchheilung" wurden die Patienten notfallmäßig revidiert. Infizierte Hämatome an der Einschlagstelle des Nagels oder in Höhe der Fraktur eröffnete man, räumte sie aus und drainierte sie zusätzlich. Fistelkanäle wurden stets revidiert. Selbstverständlich war die Abnahme von Abstrichen für die Bakteriologie. Systemisch erhielten alle Patienten als Routineantibiotikum ein Chephalosporinpräparat; ggf. erfolgte nach Kenntnis der Keimaustestung und des Resistenzverhaltens eine gezielte antimikrobielle Therapie. Es erfolgte bei 30 der 38 Patienten die Installation einer geschlossenen Spül-Saug-Drainage in Anlehnung an die von M. Willenegger und W. Roth aufgestellten Prinzipien. Als Spülflüssigkeit wurde Ringer-Laktat ohne antibiotische oder antiseptische Zusätze verwandt, angestrebter Verbrauch ca. 4–6 l/Tag. Bei der Dauer der Spül-Saug-Drainage richteten wir uns nach der Klinik, Minimum 2 Tage, Maximum 58 Tage, im Mittel 11 Tage. Reeingriffe zur Aufrechterhaltung der Spül-Saug-Drainage wurden 7mal erforderlich. Bei allen Patienten beließ man eine lang perforierte, den gesamten Markkanal des Nagel drainierende und mit einer Redon-Flasche mit Sog versehene Drainage bis zur Entfernung des Marknagels als kontrollierte Fistel. Durch diese Maßnahme konnte bei allen Patienten zuverlässig eine Infektberuhigung erreicht werden.

Problematisch bleibt retrospektiv die Dauer der knöchernen Konsolidierung der Unterschenkelfrakturen. Akzeptiert man bei ungestörter Heilung eines Unterschenkelbruches nach konservativer oder operativer Therapie eine Zeitspanne von 12 bis maximal 16 Wochen bis zur vollen Belastbarkeit der verletzten Extremität, so war dies innerhalb der 12-Wochen-Grenze nur 2mal und innerhalb der 16-Wochen-Grenze nur 3mal möglich. Alle übrigen 33 Patienten benötigten hierzu bis zu 72 Wochen, im Mittel 27 Wochen. Die Entfernung des Marknagels fand frühestens nach 12, spätestens nach 81 Wochen statt, durchschnittlich nach 31 Wochen. Wesentliche intraoperative Komplikationen ergaben sich nicht. Postoperativ kam es 10mal zum Wiederaufflackern des Infektes, und es ereigneten sich 4 Refrakturen. Die Infekte konnten durch erneute Revision beruhigt werden, die Refrakturen wurden 1mal konservativ und 3mal operativ (2mal durch Fixateur externe und 1mal durch Plattenosteosynthese) behandelt und heilten knöchern ab.

Die durchschnittliche Dauer des Krankenhausaufenthaltes betrug 107 Tage, die durchschnittliche Dauer der Arbeitsunfähigkeit 390 Tage.

Bei einer mittleren Nachuntersuchungsfrist von 67 Monaten nach Behandlungsabschluß (Minimum 27, Maximum 124 Monate) sind bei allen Patienten die Frakturen fest knöchern verheilt. 26 der 38 Patienten weisen klinisch einen intakten Weichteilmantel des Unterschenkels auf, 8 berichten von rezidivierenden Fistelungen, und 3 zeigen eine blande Fistel auf.

Therapie und Ergebnisse der Gruppe II

Wenn die Marknagelosteosynthese nicht den strengen Kriterien einer korrekt durchgeführten Nagelung entsprach, war insbesondere keine ausreichende Stabilität erzielt worden, dann wurde der Marknagel durch einen Fixateur externe – meist in V-förmiger Anordnung – ersetzt. Das übrige Management folgte dem der Gruppe I: Obligat waren Revision, evtl. kombiniert mit Spül-Saug-Drainage, Antibiose und Dauerdrainage bis zur knöchernen Heilung.

Nach Implantatwechsel war eine volle Belastung des frakturierten Unterschenkels frühestens nach 10, spätestens nach 164 Wochen erreicht, im Mittel nach 34 Wochen. Einmal war eine knöcherne Konsolidierung aufgrund eines nicht beherrschbaren Infektes bei gleichzeitiger Talus- und Kalkaneusfraktur und infizierter Arthrodese des oberen Sprunggelenkes nicht zu erzielen, und es wurde eine Unterschenkelamputation erforderlich. Reosteosynthesen wegen Lockerung des Fixateur externe wurden 4mal notwendig, Refraktionen traten nicht auf. Bis zur knöchernen Konsolidierung waren insgesamt 77 weitere Weichteil- und Knochenoperationen wie Abszeß- und Fistelrevisionen, PMMA-Kugelketten-Einlagen und -entfernungen, autologe Spongiosaplastiken und Fibula-pro-Tibia-Operationen durchzuführen, d.h. 4,3 Operationen pro Patient. Die durchschnittliche Dauer der stationären Behandlung betrug 118 Tage, die der Arbeitsunfähigkeit 420 Tage.

Eine Nachuntersuchung, im Mittel 46 Monate nach Behandlungsabschluß (Minimum 27, Maximum 110 Monate), zeigt bei 16 der verbliebenen 17 Patienten eine knöchern verheilte Unterschenkelfraktur auf, eine Patientin ist bei ungenügender Konsolidierung auf das Tragen eines orthopädischen Apparates angewiesen. Die Weichteile des Unterschenkels sind 12mal fistelfrei, und 5mal bestehen blande Fisteln.

Therapie und Ergebnisse der Gruppe III

Die Marknagelung dieser 15 Patienten erfolgte unter Kenntnis einer zum Zeitpunkt der Operation bestehenden blanden Infektion nach rückhaltloser Aufklärung des Patienten als „ultima ratio". Sie wurde kombiniert mit einer Spül-Saug-Drainage und nachfolgender Dauerdrainage und fand unter gezielter peri- und postoperativer Antibiotikatherapie statt. Trotz dieses Regimes kam es bei allen Patienten zu einer akuten Exazerbation des Infektes, die 3mal das Umsteigen vom Marknagel auf den Fixateur externe erzwang und einmal wegen eines nicht kontrollierbaren Infektes die Unterschenkelamputation. Eine Belastbarkeit nach „septischer Marknagelung" des Unterschenkels trat frühestens nach 12, spätestens nach 120 Wochen ein, im Mittel nach 31 Wochen. Bis zur knöchernen Konsolidierung waren weiterhin insgesamt 62 Weichteil- und Knochenoperationen vorzunehmen, d.h. 3,9 Operationen pro Patient. Die Entfernung des Marknagels erfolgte zum frühestmöglichen Zeitpunkt, also direkt im Anschluß an die volle Belastbarkeit. Refrakturen traten 2mal auf, die durch Plattenosteosynthese oder durch einen Fixateur externe zur Heilung gebracht werden konnten.

Die mittlere Dauer der stationären Krankenhausbehandlung lag bei 115 Tagen, die durchschnittliche Dauer der Arbeitsunfähigkeit betrug 272 Tage.

Eine Untersuchung nach 12-143 Monaten, im Durchschnitt nach 60 Monaten, ergab bei 13 der 15 Patienten jeweils fest knöchern verheilte Frakturen, fistelfreie Weichteile bestanden 10mal, 3mal waren blande Fisteln festzustellen. Das Schicksal eines Patienten konnte nicht geklärt werden, er gilt als verschollen.

Therapie und Ergebnisse der Gruppe IV

Das therapeutische Vorgehen bei dieser Gruppe von 6 Patienten mit Infekt bei liegendem Marknagel und abgeschlossener Knochenbruchheilung war unproblematisch. Nach Marknagelentfernung und Aufbohren des Markraumes, bis zu 1 mm stärker als der Durchmesser des zur Osteosynthese benutzten Marknagels, schloß sich das bekannte Behandlungsregime an.

Komplikationen ergaben sich nicht, und eine Nachuntersuchung nach Behandlungsabschluß, im Mittel nach 75 Monaten, ergab intakte Unterschenkelweichteilverhältnisse bei allen Patienten.

Therapie und Ergebnisse der Gruppe V

Problematischer war dagegen die Therapie der 13 Patienten mit einem Infekt nach Metallentfernung und abgeschlossener Knochenbruchheilung. Neben den klassischen Methoden der Fistelrevision, Abszeßspaltung, Sequestrektomie, systemischer Antibiotikatherapie und Spül-Saug-Drainage, die wir noch 4mal anwendeten, hat sich uns das temporäre Einbringen von PMMA-Kugelketten nach ausgiebiger Fensterung des Markraumes bewährt.

Die Nachuntersuchung nach Abschluß der Behandlung zwischen 11 und 75 Monaten, im Mittel nach 32 Monaten, ließ bei 12 der 13 Patienten fistelfreie Unterschenkelweichteile erkennen.

Zusammenfassung

Betrachtet man die durchgeführten Behandlungsmaßnahmen zur Infektberuhigung in ihrer Zielsetzung als adäquat für den gegenwärtigen Wissensstand, bleibt das Problem der überaus verzögerten Knochenbruchheilung einer Unterschenkelfraktur bei infiziertem Marknagel. Eine Konsolidierung nach durchschnittlich 27 Wochen und die darüberhinausgehenden Zeiten der Arbeitsunfähigkeit von durchschnittlich 390 Tagen nach korrekter primärer Nagelung einer frischen Fraktur oder einer verzögerten Knochenbruchheilung eines Unterschenkelbruches lassen uns an der Richtigkeit der eingangs erwähnten Zitate bei infiziertem Marknagel zweifeln. Aufgrund dieser Ergebnisse werden wir uns in Zukunft viel leichter entschließen können, bei infiziertem Marknagel von dem intramedullären Kraftträger auf eine externe Osteosynthese überzugehen. Die „septische Marknagelung" sollte noch mehr als schon früher als „ultima ratio" gelten!

Literatur

1. Küntscher G, Maatz R (1945) Technik der Marknagelung. Thieme, Leipzig
2. Willenegger H, Roth W (1962) Die antibakterielle Spül-Drainage als Behandlungsprinzip bei chirurgischen Infektionen. Dtsch Med Wochenschr 87:1485–1492

Kriterien für einen Osteosyntheseverfahrenswechsel bei Infektion des Implantats

H. G. K. Schmidt[1], M. Neikes[1], F. Wittek[1] und W. Dehoust[1]

Die Therapie von infizierten, internen Osteosynthesen ist nicht nur mit zahlreichen psychologischen Problemen bei Arzt und Patient behaftet, sondern durch 2 Umstände besonders erschwert: Einerseits ist die Abtötung von Mikroorganismen auf Metall- und Kunststoffoberflächen erheblich erschwert, andererseits behindern operationsbedingte Mikrozirkulationsstörungen die Keimreduktion. Deshalb sollte eine drohende oder gar manifest gewordene akute Infektion an internem Osteosynthesematerial zu keinem Zeitpunkt bagatellisiert werden.

Die akute Infektion interner Osteosynthesen hat in der Regel eine typische klinische Symptomatik, wobei alle klassischen Entzündungszeichen vertreten sein können, gelegentlich aber auch nur einzeln nachweisbar sind. Die Abgrenzung gegenüber nicht-infizierten Hämatomen, instabilen, nicht-infizierten Osteosynthesen oder – bei gelenknaher Lokalisation – gegen Gelenkreizergüsse kann manchmal schwierig sein. Falls nachweisbar, ist Erschütterungsschmerz ein relativ typisches Frühzeichen einer infizierten Osteosynthese. Bei akuter Infektion lassen sich gehäuft Temperaturen über 38,5 °C, deutlichere BSG- und CRP-Beschleunigung sowie Leukozytose mit Linksverschiebung nachweisen. Selbstverständlich ist in einer frühen postoperativen Phase die Abgrenzung zwischen physiologischen Laborwerten und pathologisch werdenden Daten schwierig. Hier sollte immer auf Übereinstimmung zwischen Klinik und Labor geachtet werden.

Auch wenn manche Infektionen bereits am Anfang leicht erkennbar sind, kann gelegentlich die Abgrenzung zwischen noch normalem postoperativem Verlauf und beginnender Infektion außerordentlich schwierig sein. Es sei mit Nachdruck darauf hingewiesen, daß eine prophylaktische Antibiotikatherapie (länger als 3 Tage postoperativ) das Auftreten einer Infektion in der Regel nicht vermeiden, sondern lediglich verschleiern kann. Insofern ist in unklaren Situationen eine Antibiotikatherapie kontraindiziert. Hingegen sind Hochlagerung, Ruhigstellung und Kühlung selbstverständlich angezeigt. Kommt es unter diesen einfachen Maßnahmen nicht innerhalb von 3 Tagen zur Rückbildung der fraglich infektbedingten Symptomatik, muß eine Revisionsoperation ausgeführt wer-

---

[1] Abteilung für Unfall- und Wiederherstellungschirurgie, Berufsgenossenschaftliches Unfallkrankenhaus Hamburg (Ärztl. Direktor: Dr. W. Zimmer), Bergedorferstr. 10, D-2050 Hamburg 80

den, die in den eindeutigen Fällen ohnehin möglichst umgehend ausgeführt werden sollte.

Es sei unterstrichen, daß die Revisionsoperation bei möglicher Infektion einer internen Osteosynthese immer von einem erfahrenen Operateur ausgeführt werden sollte, weil intraoperativ alle Probleme auftreten können, die zuvor, auch in Nativröntgenaufnahmen, Schichtaufnahmen oder CT-Aufnahmen, verborgen geblieben sind. Röntgenologische Frühsymptome einer Infektion, d. h. während der ersten 7 Tage, sind extrem selten. Die Revisionsoperation *muß* die Ursache der bestehenden oder fraglichen Infektion in jedem Fall aufdecken (Abb. 1). Meist handelt es sich aber um gut erkennbare Ursachen und nicht etwa um Störungen in histopathologischer Größenordnung. Auf folgende Besonderheiten sollte besonders geachtet werden: Hämatome, Fremdkörper, kleine lose Knochenfragmente oder avitale Weichteilstrukturen, Instabilität der Osteosynthese. Die Revisionsoperation sollte grundsätzlich schrittweise ausgeführt werden, wobei mehrfach Gewebe für bakteriologische Untersuchungen zu entnehmen ist, alle auffindbaren Weichteiltaschen inspiziert, benachbart liegende Flüssigkeitsansammlungen eröffnet werden müssen und alle Schrauben einzeln mit dem Schraubendreher auf Stabilität, die Gesamtstabilität von Platten durch Biege- und Rotationsbewegungen, von Nägeln durch forcierte Rotationsbewegungen zu prüfen ist.

Das Vorgehen richtet sich nach der Summe der aufgedeckten Störungen. Liegt ein infiziertes Hämatom vor, kann dieses ausgeräumt, mit Ringer-Lösung gespült und bei Stabilität der Wundverschluß unter Einlage von Septopal oder Spül-Saug-Drainage vorgenommen werden. Es ist aber auch möglich, die Wunden offen weiterzubehandeln und/oder nach Wundreinigung einen sekundären Wundverschluß auszuführen. Liegt die Ursache der Infektion in plattennaher Sequestrierung, läßt sich das Problem in aller Regel nur dann beseitigen, wenn ein Osteosynthesewechsel mit Débridement vorgenommen wird oder aber ein Wechsel auf externe Stabilisierung erfolgt. Wird aber das interne Osteosynthesematerial belassen, tritt nicht selten Frakturdurchbau unter „blander" Fistel ein, was auf die geringe Problematik hinweist. In einer solchen Situation ist die „blande" Fistel nie mit akuter Entzündungssymptomatik gepaart. Falls eine akute Entzündungssymptomatik weiterbesteht oder wieder neu auftritt, ist dann doch ein Osteosyntheseverfahrenswechsel angezeigt.

Bei infizierten Nägeln ist es noch entscheidender, zu klären, ob die Situation bei liegendem Nagel beherrscht werden kann oder ob nicht ein Osteosyntheseverfahrenswechsel auf externe Stabilisierung (in seltenen Fällen z. B. am Oberarm, mit Wechsel auf Plattenosteosynthese) günstiger ist. Man kann versuchen, den belassenen Marknagel durch Einlegen von Septopal oder Spül-Saug-Drainage zu retten. Sollte dieses Vorgehen allerdings nicht rasch zum Rückgang der akuten Entzündungssymptomatik oder der eitrigen Sekretion führen, ist ein Osteosyntheseverfahrenswechsel anzustreben. Bei Entfernen eines infizierten Marknagels, gleichgültig ob dieser kurze oder lange Zeit einlag – sollte immer eine Markraumaufbohrung vorgenommen werden, wobei langstreckiger Bohrer-Kortikalis-Kontakt wünschenswert ist.

Akute Schraubenkanalinfektionen bei externer Osteosynthese werden je nach Schweregrad mit entsprechend gestaffelten Maßnahmen therapiert. Die Stabili-

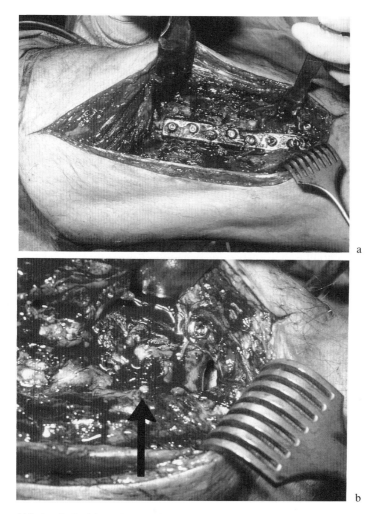

Abb. 1a–d. Problematik von infizierten Plattenosteosynthesen. **a** Liegende, distal gelockerte Kondylenplatte. **b** Erst nach Entfernen der Klingenplatte wird umschriebene entzündliche Problematik sichtbar (*Pfeil*)

tät einer externen Osteosynthese läßt sich grundsätzlich nur nach Demontage der Rohrstangen überprüfen, d.h. zur Stabilitätsprüfung der Schanz-Schrauben müssen die Rohrstangen entfernt werden.

Ist es zur chronischen Infektion internen Osteosynthesematerials gekommen, sind die Maßnahmen zur Sanierung außerordentlich unterschiedlich, weil sie in jedem Fall der individuellen Situation angepaßt sein müssen (Abb. 2). Die klinische Symptomatik der chronischen Infektion ist meist gering, häufig besteht eitrige Fistelung aus einer oder mehreren Fistelöffnungen, oder das Osteosynthesematerial liegt auf einer kurzen oder längeren Distanz frei – ohne oder mit deutlicher Sekretion. Frei liegendes Osteosynthesematerial ist immer als infiziert anzusehen und nicht etwa als ausheilender, spontan granulierender Defekt einzu-

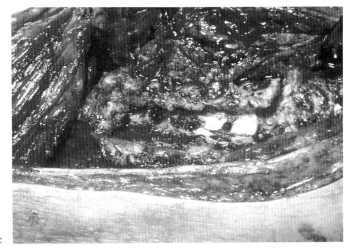
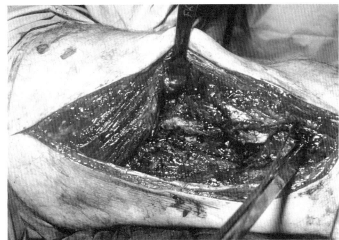

Abb. 1c,d. c Nach Entfernen des Granulationsgewebes Darstellen eines plattennahen Sequesters. **d** Sequestrektomie und Reosteosynthese mit Kondylenplatte, Klingensitz 1,5 cm weiter proximal

stufen. Ebenso wie die klinischen Erscheinungen relativ harmlos sind, sind Laborauffälligkeiten meist gering.

Die Therapie der chronischen Infektion interner Osteosynthesen beinhaltet alle Maßnahmen der Knocheninfektsanierung, wobei die Beseitigung infizierten internen Osteosynthesematerials nur einen Teilaspekt darstellt.

Wie bereits angedeutet, ist die Therapie recht unterschiedlich und richtet sich u. a. nach dem Alter des Patienten, nach der Lokalisation, nach der Infektdauer, und sie ist davon abhängig, ob Knochenstabilität vorliegt oder Knochendefekte bestehen, ob Weichteildefekte, Durchblutungsstörungen, Gelenkeinsteifungen oder sonstige Probleme bestehen. Bei uns haben sich folgende Richtlinien bewährt:

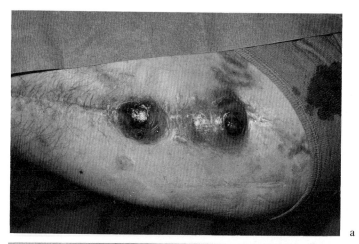
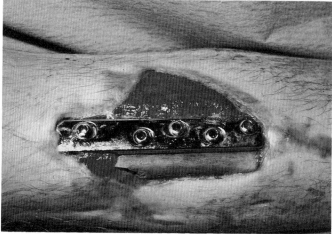

Abb. 2a, b. Unterschiedliche Ausgangssituationen chronisch-infizierter interner Osteosynthesen. **a** Infizierte Platte am Oberschenkel, **b** infizierte, frei liegende breite Platte am Unterschenkel

Infizierte Plattenosteosynthesen

Bei Belastungsfähigkeit kann die Platte entfernt und ein sorgfältiges Débridement ausgeführt werden, wobei insbesondere auf plattennahe kortikale Sequester zu achten ist. Nach intraoperativer Spülung und Reinigung von losen Knochen- oder Weichteilstücken kann zur endgültigen Infektsanierung temporär Septopal eingelegt werden.

Besteht nach Entfernen der infizierten Platte und/oder der kortikalen Sequester Instabilität, kann im Bereich der oberen Extremität und bei blander Infektion auch am Oberschenkel eine Reosteosynthese mit Platte ausgeführt werden. Allerdings entwickelt sich anschließend bei ca. 40–50% wiederum eine Plattenlagerinfektion, gleichgültig ob man zur Infektsanierung Septopal oder eine Spül-

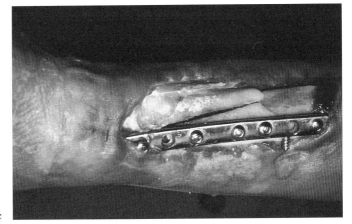

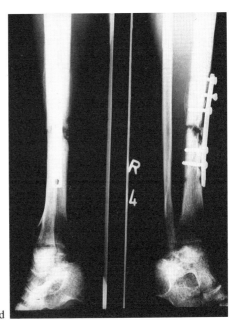

Abb. 2c,d. c infizierte, frei liegende schmale Platte am Unterschenkel, d infizierte, gelockerte Platte am Unterschenkel

Saug-Drainage verwendete. Trotzdem heilt die Instabilitätszone in aller Regel unter geringer äußerer Fistelung aus – vorausgesetzt, daß die Knochendefekte mit autologer Spongiosa aufgefüllt wurden, und es sich tatsächlich um eine sog. blande Infektion handelte. In allen zweifelhaften Fällen sollte ein Osteosyntheseverfahrenswechsel mit Umstieg auf externe Osteosynthese ausgeführt werden (Abb. 3).

Wegen der speziellen Problematik im Bereich des Unterschenkelschaftes sind wir in den letzten Jahren davon abgekommen, bei instabiler Situation infizierte Platten im Bereich des Unterschenkels zu belassen, sondern führen auch dann einen Wechsel auf externe Stabilisierung aus, wenn die Platte stabil liegen sollte, unabhängig davon, ob kleinere oder größere Knochen- oder Weichteildefekte

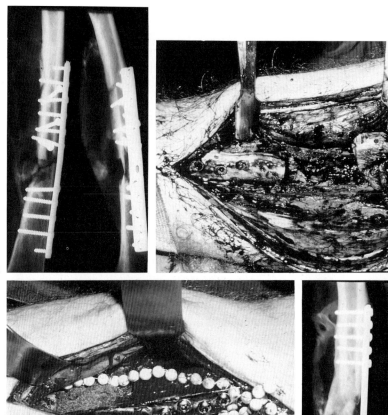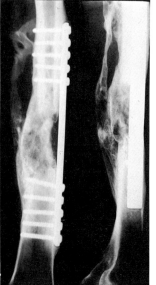

Abb. 3a–d. Vorgehen am Oberschenkel oder oberer Extremität bei sog. blander Infektion (d.h. die Infektion steht nicht im Vordergrund der Gesamtproblematik und ist nicht der *wesentliche* Teil der Infektsituation). **a** Röntgenologische Ausgangssituation: nicht verheilte, plattenosteosynthetisch versorgte Oberschenkeldefektfraktur. **b** Intraoperativer Situs in Vitalfärbung nach Sequestrektomie; Reosteosynthese mit Verlängerungsplatte, Septopal. **c** Situs 4 Wochen nach Reosteosynthese zum Zeitpunkt des Spongiosaaufbaues, erneut mit temporärer Septopaleinlage, Infektfreiheit. **d** Infektfreier Defektdurchbau 18 Monate später

vorliegen. Die differenzierte Auswertung unserer Ergebnisse hat gezeigt, daß dieses Verfahren am Unterschenkel zu rascherer und problemloserer Infektsanierung führt als das früher auch von uns ausgeführte Verfahren, stabil liegende, infizierte Platten am Unterschenkel zu belassen (Abb. 4).

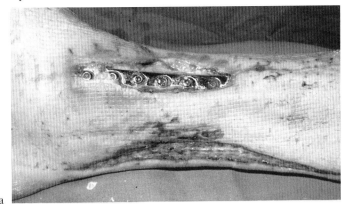

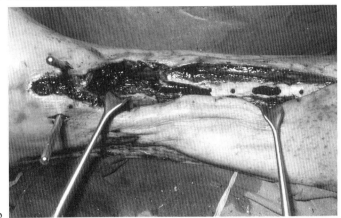

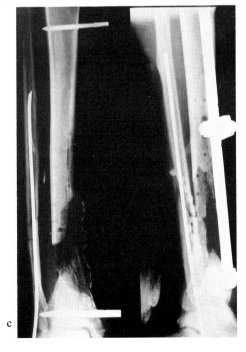

Abb. 4a–f. Vorgehen am Unterschenkel bei sog. blander Infektion und frei liegendem Osteosynthesematerial. **a** Klinische Ausgangssituation am distalen Unterschenkel. **b** Intraoperativer Befund in Vitalfärbung nach Sequestrektomie und Einbringen der ersten Schanz-Schrauben zum Osteosyntheseverfahrenswechsel auf Fixateur externe. **c** Intraoperative Stellungskontrolle vor Fertigstellen der externen Osteosynthese.

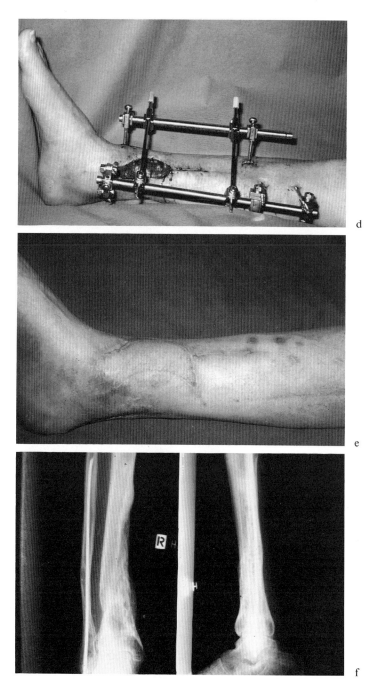

Abb. 4d–f. d Klinischer Befund 4 Wochen nach Verfahrenswechsel, temporärer Hautdefektverschluß mit Epigard. **e** Behandlungsergebnis nach Knochendefektaufbau und Hautdefektverschluß mit freiem Unterarmlappen. **f** Röntgenbefund 3 Jahre nach Verfahrenswechsel

Bei allen anderen Situationen an der oberen Extremität und am Oberschenkel, die nach Plattenentfernung mit Instabilität, größerer Sequestrierung und/oder Haut- oder Weichteildefekt gepaart sind, führen wir ebenso Osteosyntheseverfahrenswechsel mit Umstieg auf externe Osteosynthese aus.

Infizierte Nägel und Verriegelungsnägel

Bei Belastungsfähigkeit des Knochens werden die Nägel entfernt und der Markraum aufgebohrt. Als Richtlinie des Aufbohrens kann kaum eine Millimeterangabe dienen; man sollte sich vielmehr danach richten, daß der Bohrer möglichst langstreckig Knochenkontakt zeigt.

Besteht nach Entfernen des Marknagels Instabilität, kann im Bereich der oberen Extremität, nachdem auch hier vorsichtig aufgebohrt wurde, ein Osteosyntheseverfahrenswechsel mit Umstieg auf Platte oder Fixateur externe erfolgen; im Bereich des Oberschenkels kann nach Aufbohren ein Umstieg auf Verriegelungsnagel oder aber in seltenen Fällen ein Verfahrenswechsel auf Platte, günstiger auf Fixateur externe, ausgeführt werden. Bei Wechsel auf Platte ist zu beachten, daß - nachdem durch die nochmalige Markraumaufbohrung die endostale Knochenernährung nachhaltig gestört ist - auch die periostale erheblich geschädigt werden kann. Deshalb ist nach Nagelung der Umstieg auf Fixateur externe immer das sicherere Verfahren.

Im Bereich des Unterschenkels sollte nach Aufbohrung stets ein Umstieg auf Fixateur externe ausgeführt werden, weil sonst mit nachhaltiger kortikaler Durchblutungsstörung zu rechnen ist.

Infizierte und gelockerte Fixateur-externe-Osteosynthesen (Schraubenkanalinfektionen Grad 3 und 4) sollten durch Umsetzen der Schrauben oder Neumontage des Fixateur-externe-Systems therapiert werden. Nur in wenigen Ausnahmefällen käme bei bestehender Schraubenkanalinfektion ein anderes Osteosyntheseverfahren als der Fixateur in Betracht.

Grundsätzlich wäre zu unterstreichen, daß im Infekt der Fixateur externe das sicherste Osteosyntheseverfahren darstellt, andererseits kann nicht verschwiegen bleiben, daß der Fixateur externe durch Blockierung der Verschiebeschichten am Oberschenkel und an der oberen Extremität Funktionsverluste in den angrenzenden Gelenken erzeugt. Deshalb ist die äußere Stabilisierung nicht immer und für jeden Fall *das* Allheilmittel bei infizierten internen Osteosynthesen.

Literatur

1. Fasol P, Kroitzsch U (1982) Die Besonderheiten der infizierten Defektpseudarthrose. Hefte Unfallheilkd 157:246
2. Friedrich B (1979) Biomechanische Gesichtspunkte bei infizierten Frakturen. Hefte Unfallheilkd 138:156
3. Häring M, Kuner EH (1980) Osteoplastische und Osteosyntheseverfahren bei Defektfrakturen und Defektpseudarthrosen. 15. Jahrestag. Deutsch. Gesellsch. Plast. Wiederherstellung. chir. 1977, Murnau. Springer Berlin Heidelberg New York

4. Hierholzer G, Allgöwer M, Rüedi Th (1985) Fixateur-externe-Osteosynthese. Springer, Berlin Heidelberg New York Tokyo
5. Hörster G, Hierholzer G, Böhm E (1983) Morphologische und klinische Aspekte der Behandlung infizierter Schaftpseudarthrosen. Z Orthop 121:128
6. Kinzl L, Burri C, Schulte J, Spier W (1980) Voraussetzungen für einen störungsfreien Einbau autologer Spongiosa unter Infektbedingungen. Therapiewoche 30:52
7. Kleining R (1981) Der Fixateur externe an der Tibia. Hefte Unfallheilkd 151
8. Klemm K (1982) Indikation, Technik und Ergebnisse bei Anwendung des Fixateur externe bei infizierten Frakturen und infizierten Pseudarthrosen. Langenbecks Arch Chir 358:119
9. Müller KH (1979) Indikationen, Komplikationen und Ergebnisse in der Behandlung infizierter Femur-Pseudarthrosen. Arch Orthop Trauma Surg 94:299
10. Schmidt HGK, Exner G, Leffringhausen W, Johne B, Zimmer W (1982) Klinische Anwendung und Ergebnisse mit dem Fixateur externe bei septischen u. aseptischen Osteosynthesen an der unteren Extremität. Aktuel Traumatol 12:69
11. Vècsei V, Klemm K, Jenny G (1982) Die Behandlung infizierter Pseudarthrosen mit Fixateur externe und Gentamycin-PMMA-Kugeln/Ketten. Hefte Unfallheilkd 157:321
12. Weber BG, Magerl F (1985) Fixateur externe. Springer, Berlin Heidelberg New York Tokyo
13. Weller S (1982) The external fixateur for the prevention and treatment of infections. In: Uththoff HK (ed) Current concepts of external fixation of fractures. Springer, Berlin Heidelberg New York Tokyo
14. Winter I, Groher W (1980) Septische Pseudarthrosen an Röhrenknochen und Möglichkeiten der Wiederherstellung. 15. Jahrestag. Deutsch. Gesellsch. Plast. Wiederherstell. chir., 1977, Murnau. Springer, Berlin Heidelberg New York

Extramedulläre Implantate bei dia- und metaphysären Infektpseudarthrosen

G. Hildebrandt[1]

In der Abteilung Unfallchirurgie der Charité wurden von 1983–1987 88 Pseudarthrosen, davon 55 Defektpseudarthrosen, durch Plattenosteosynthese oder mit dem Fixateur externe stabilisiert. 53 der 88 Pseudarthrosen waren infiziert (Tabelle 1).

Die Mehrzahl der infizierten Pseudarthrosen konnte mit der Plattenosteosynthese zur Ausheilung gebracht werden (Tabelle 2–4). Wir bevorzugen die Plattenosteosynthese bei den infizierten und nicht-infizierten Pseudarthrosen, keineswegs aber bei den frischen offenen und geschlossenen Frakturen.

Tabelle 1. Lokalisation und Defektart

	Hyper.-atrophe Pseudarthrosen ohne Defekt	Infiziert	Defektpseudarthrosen	Segmentär	Nicht segmentär	Infiziert
OA	2		4	2	2	3
UA	4		11	2	9	10
OS	9	2	20	4	16	19
US	18	2	20	9	11	17
Gesamt	33	4	55	17	38	49

Tabelle 2. Defektlänge

	Segmentäre Defekte	Nichtsegmentäre Defekte	Gesamt
1 bis 3 cm	1	13	14
bis 5 cm	9	17	26
bis 10 cm	5	5	10
über 10 cm	2	3	5
	17	38	55

---

[1] Ehemaliger Leiter der Abt. Unfallchirurgie der Chirurgischen Klinik des Bereiches Medizin (Charité) der Humboldt-Univ. zu Berlin, Schumannstr. 20/21, DDR-1040 Berlin

Tabelle 3. Stabilisierung

	Platte	Fixateur externe
Oberarm	2	2
Unterarm	8	1
Oberschenkel	9	10
Unterschenkel	10	11
	29	24

Tabelle 4. Stabilisierungswechsel

Platte zum Fixateur externe	10
Plattenwechsel	7
Fixateur externe zur Platte	6

Die Vorzugsposition der zur definitiven Stabilisierung infizierter Pseudarthrosen benutzten Plattenosteosynthese ist das Resultat unserer Untersuchungen zur Genese der Osteomyelitis post traumatica. Danach entscheidet der von den Havers-Gefäßen, von den Osteonen ausgehende resorptive Umbau in der dia- und metaphysären Kortikalis, zusammen mit der Stabilität, über die Ausheilung der infizierten Pseudarthrose. Im Prinzip beeinflussen 3 Kriterien die Indikation zu 3 Stabilisierungsformen (Tabelle 5).

Ist die Vitalität der Weichteile, v. a. aber die der Kortikalis, gewährleistet, können die mechanischen Probleme im entsprechenden Extremitätenabschnitt mit der Platte in den meisten Fällen sicherer gelöst werden. Die Vitalität der Kortikalis ist gleichzusetzen mit dem resorptiven Umbau, ausgehend von den Osteonen. Die hieraus resultierende geringere Stabilität zur Plattenverankerung in der Kortikalis verdient deshalb große Aufmerksamkeit.

Unter Betonung der Vitalität bei Stabilität stellen wir die Kontamination an den Rand der Einflußfaktoren.

Während wir glauben, die Kontamination bei der Plattenosteosynthese vernachlässigen zu können, scheuen wir uns aber gleichzeitig davor, mit dem Marknagel den gesamten intramedullären Bereich zu kontaminieren. Eine gewisse

Tabelle 5. Indikation

3 Kriterien		3 Stabilisierungsformen
Vitalität	Weichteile Knochen	Plattenosteosynthese
Stabilität	Biomechanik Kortikalisumbau	Fixateur externe
(*Kontamination* path. Keime apath. Keime)	–	(Marknagel)

Tabelle 6. Vitalität

Weichteile

OS	Platte	–	(Fixateur externe)
US	Platte	–	Fixateur externe
OA	Platte	–	(Fixateur externe)
UA	Platte	–	((Fixateur externe))

Knochen

Lokalisation	Metaphyse	Platte
	Diaphyse	Fixateur externe
Posttraumatischer	Junge Pseudarthrose	Fixateur externe
Kortikalisumbau	Alte Pseudarthrose	Platte
(Zeitfaktor)	(Richtung beim Verfahren wechseln)	

Voreingenommenheit ist dabei nicht auszuschließen. Den Fixateur externe benutzen wir am Behandlungsbeginn in der Wartezeit.

Wir warten auf den von den Havers-Gefäßsystem ausgehenden, zunächst überwiegend resorptiven Kortikalisumbau, den man auch als Hyperämie des Knochens bezeichnen kann (Tabelle 6).

Wie schon angedeutet, verliert durch den resorptiven Umbau die Kortikalis ein gewisses Maß der lokalen Stabilität zur Plattenverankerung. Auf der anderen Seite verträgt die sehr poröse und damit gut durchblutete Kortikalis zur Erholung der Stabilität und zur Korrektur in Länge und Breite überdimensionierte Platten, die die bei der frischen Fraktur ruhende Kortikalis durch die damit verbundene Läsion der intramedullären und/oder periostialen Vaskularisation mit einer Sequesterbildung beantworten würde.

Wiederum im Gegensatz zur frischen Fraktur können wir die Kontamination bei der infizierten Pseudarthrose vernachlässigen. Bei der Fraktur entscheidet die Kontamination – häufig sind es eben apathogene Erreger – über Sequestration oder Revitalisierung.

Das sich in den Grenzzonen zur avitalen Kortikalis bei Kontamination bildende, auf Abwehr gerichtete Granulationsgewebe verhindert die Revitalisierung durch Umbau. Die Osteone können den Granulationswall nicht überwinden.

Bei der alten infizierten Pseudarthrose ist das Schicksal der Kortikalis entschieden, und in Abhängigkeit von der Zeit, ist die Vitalität relativ sicher intraoperativ zu beurteilen. Bei veralteten infizierten Frakturen oder bei jungen Pseudarthrosen sind wiederum in Abhängigkeit von der Zeit, die Vitalität und der Grad des Umbaues oft zweifelhaft. Hier empfiehlt sich geradezu, fern vom Ort der bedrohten Kortikalis, der Fixateur externe.

Damit wird die Stabilität berührt. Bei den meisten infizierten Pseudarthrosen läßt sich die mechanische Ruhe sowohl durch die Platte als auch durch den Fixateur erzeugen. Natürlich spielen für die Entscheidung auch andere Faktoren eine Rolle (Tabelle 7 und 8).

Den Ausschlag gibt für uns der zeitabhängige Kortikalisumbau. So benutzen wir den Fixateur externe für die Zeit des Wartens auf diesen Umbau.

Tabelle 7. Stabilität

Lokalisation		
Metaphyse Gelenknahe Pseudarthrose		Platte Fixateur externe Gelenküberbrückung
Diaphyse		Platte Fixateur externe
Posttraumatischer Kortikalisumbau (Zeitfaktor)	Junge Pseudarthrose Alte Pseudarthrose	Fixateur externe Platte

Tabelle 8. Stabilität und Biomechanik

OS (Zugseite +)	(Klammerfixateur) Platte Defektpseudarthrose	
US	Fixateur externe	
OA (Zugseite 0) (N. rad.)	(Fixateur externe) (Platte)	Wagner-Apparat
UA	(Fixateur externe) Platte	

Unter dem Schutz des Fixateur externe ist diese Zeit aber als erste Phase der Pseudarthrosenheilung zur Herdsanierung zu nutzen. Diese erste Phase umfaßt die Stabilisierung durch den Fixateur externe, die notwendigen Fehlstellungs- und Längenkorrekturen, das Débridement der Weichteile, die Sequestrektomie und die Dekortikation.

Auch die Phase des Wiederaufbaues – Weichteilnah- und -fernlappenplastiken, mehrzeitige autogene Spongiosatransplantation – kann unter dem Fixateur externe begonnen werden. Dabei nutzen wir die Erfahrung: je kleiner die Einzelschritte, um so kleiner das Risiko.

Die endgültige Stabilisierung unter Kalkulation der sog. kontrollierten Restfistel bei gegebener Kontamination erfolgt mit der Platte, mit der man dann wiederum mechanische Manöver durchführen und Korrekturen erreichen kann, die der Fixateur nicht oder nur bedingt erlaubt. Zeichnet sich dagegen unter dem Fixateur externe die Konsolidierung schon ab, werden wir das Verfahren nicht wechseln.

Die Möglichkeit der Indikation zur definitiven Plattenosteosynthese bei der infizierten Pseudarthrose wird nach festgestelltem Kortikalisumbau durch ihre Notwendigkeit klar entschieden:

1. Bei gelenknahen metaphysären Pseudarthrosen erspart man dem Patienten den gelenküberbrückenden Fixateur.

2. Gleichzeitige Arthrodesen im Knie- und Sprunggelenk konsolidieren zwar auch im Fixateur externe, die Formenvielfalt bei der Infektpseudarthrose erfordert aber in der Mehrzahl die Platte.
3. Mechanische Probleme, Korrektur von Seiten- und Achsenverschiebungen, können durch die Platte besser gelöst werden.
4. Die Lokalisation der Pseudarthrose am Unterarm erfordert die Plattenosteosynthese.
5. Bei einer beidseitigen Pseudarthrose erscheint die Plattenosteosynthese ebenfalls von großem Vorteil.
6. Die Plattenosteosynthese kann mehrmals im gleichen Plattenlager wiederholt werden.
7. Die kalkulierte, fortbestehende blande Restfistel heilt in nicht wenigen Fällen auch bei liegender Platte, sonst sofort nach Metallentfernung, problemlos ab.

Dabei verabreichen wir keine Antibiotika. Durchblutung in den Weichteilen und in der Kortikalis bedeutet sichere körpereigene Abwehr. Antibiotikamedikation ist fast immer ein Zugeständnis an chirurgische Technik und Taktik.

Antibiotika verabreichen wir nur in seltenen Fällen, z. B. bei vorausgegangenem Logensyndrom mit fibröser, schlecht durchbluteter und abwehrschwacher Muskulatur, in der wir die phlegmonenartige Ausbreitung der Infektion fürchten. Ein Fall in unserem Krankengut führte zur Amputation.

Die 2. Amputation mußte bei einem 65jährigen Patienten mit Diabetes mellitus nach 1jähriger Behandlung der Pseudarthrose durch Elektrostimulation durchgeführt werden.

Bei den infizierten Pseudarthrosen ohne Defekt konnte in allen Fällen eine Konsolidierung erreicht werden. Bei den 55 Defektpseudarthrosen erreichten wir bisher in 41 Fällen eine dauernde Ausheilung (Tabelle 9).

Tabelle 9. Komplikation und Ausheilung

	n
Plattenbruch	3
Refraktur ohne Implantat	4
Amputation	2
Teilnekrose nach freiem kombinierten Gewebetransfer	3
Avitalität des frei transplantierten Fibulasegments	1
Zum Teil nach Komplikation noch nicht ausgeheilt	11
Weitere Behandlung abgelehnt, nicht ausgeheilt	1
Amputation	2
Belastungsstabil ausgeheilt, Implantat entfernt	41

Die Infektionsrate bei offenen Unterschenkelfrakturen im Wandel der Therapie

F. Dinkelaker[1], A. Müller[1], R. Rahmanzadeh[1] und B. Tillmann[1]

Dank der erweiterten Kenntnisse über die pathophysiologischen Zusammenhänge zwischen Instabilität, Weichteildefekt und Ostitis kann heute bei offenen Unterschenkelfrakturen von einer Ausheilungsrate von 80–90% ausgegangen werden. Während noch vor wenigen Jahrzehnten das Hauptgewicht auf die Gliedmaßenerhaltung ausgerichtet war, zielt die Behandlung heute auf Infektvermeidung und Funktionserhaltung. Noch vor 10 Jahren stand dabei die Plattenosteosynthese mengenmäßig im Vordergrund. Heute wird bei höhergradig offenen Frakturen der Fixateur externe als primäres Operationsverfahren zusätzlich eingesetzt.

Läßt sich die vermehrte Anwendung des Fixateur externe als erstes operatives Verfahren in einer abnehmenden Infektrate nachweisen? Anhand der Nachuntersuchungsergebnisse von 173 Patienten mit 182 offenen Unterschenkelfrakturen aus den Jahren 1975-1985 sind wir dieser Frage nachgegangen (Tabelle 1-4). Es überwogen Patienten mit höhergradig offenen Frakturen, und es fanden sich überwiegend Verletzungen nach Verkehrsunfällen mit einem relativ hohen Anteil an Polytraumata. Über 40% dieser Verletzten haben wir nicht primär behandelt. Zu erkennen ist der hohe Anteil von Plattenosteosynthesen als erste operative Maßnahme bei höhergradig offenen Frakturen. Die Zahl von im Behandlungsverlauf aufgetretenen Ostitiden nimmt bei den Ergebnissen bei durchschnittlich 4jähriger Nachuntersuchungszeit ab. Es zeigt sich, daß in bezug auf die Schwere der Ausgangsverletzungen der Fixateur externe bessere Ergebnisse

Tabelle 1. Die Infektionsrate bei offenen Unterschenkelfrakturen im Wandel der Therapie. Eigenes Krankengut (173 Patienten mit 182 offenen Unterschenkelschaftfrakturen der Jahre 1975-1985)

Männer:	134
Frauen:	39
Verkehrsunfall:	76%
Polytraumata	23%
25-35jährig	29%
über 60	25%

[1] Abt. für Unfall- und Wiederherstellungschirurgie (Leiter: Prof. Dr. R. Rahmanzadeh), Universitätsklinikum Steglitz, Hindenburgdamm 30, D-1000 Berlin 45

Tabelle 2. Die Infektionsrate bei offenen Unterschenkelfrakturen im Wandel der Therapie. Eigenes Krankengut (173 Patienten mit 182 offenen Unterschenkelschaftfrakturen der Jahre 1975–1985)

O I	n. Tscherne	36 Frakturen (20%)
O II	n. Tscherne	83 Frakturen (45%)
O III	n. Tscherne	60 Frakturen (33%)
O IV	n. Tscherne	3 Frakturen (2%)

Tabelle 3. Die Infektionsrate bei offenen Unterschenkelfrakturen im Wandel der Therapie. Eigenes Krankengut (173 Patienten mit 182 offenen Unterschenkelschaftfrakturen der Jahre 1975–1985)
Primäres Operationsverfahren

Op-Verfahren	O I	O II	O III	O IV	Total
Nagelung	16	9	—	—	25
Verplattung	15	63	21	—	99
Fixateur externe	—	10	39	3	52
Andere	5	1	—	—	6
Gesamt	36	83	60	3	182

Tabelle 4. Die Infektionsrate bei offenen Unterschenkelfrakturen im Wandel der Therapie. Eigenes Krankengut (173 Patienten mit 182 offenen Unterschenkelschaftfrakturen der Jahre 1975–1985)

Ostitis		Im Behandlungsverlauf bei 182 Frakturen	Bei Nachuntersuchung nach 4 Jahren bei 99 Frakturen	Amputationen
Nach primärer Platte	99	31	7	11
Nach primärem Fixateur externe	52	18	4	1
Nach primärem Nagel	25	4	1	1

erbrachte. Berücksichtigt man die 13 Amputationen, von denen 11 nach Plattenosteosynthese als erste operative Maßnahme erfolgten, wird dieses Bild noch deutlicher. Auch in unserem Patientengut läßt sich der Rückgang der Ostitis unter Erstverwendung des Fixateur externe bei höhergradig offenen Frakturen nachweisen. Die Mehrzahl unserer primären Plattenosteosynthesefälle stammt aus den 70er Jahren, als der Fixateur externe noch nicht in diesem Umfang eingesetzt wurde. Die folgenden kurzen Fallberichte verdeutlichen das Gesagte:

1. 43jähriger Mann mit zweitgradig offener Unterschenkelfraktur rechts, Erstversorgung mit Plattenosteosynthese und zusätzlichen Cerclagen. Im Verlauf Plattenlockerung und Infekt. Eine Infektsanierung wird nach Verfahrenswechsel mit Fixateur externe, kortiko-spongiöser Spanverpflanzung und Weichteildeckung mit myokutanem Cross-leg-Lappen durchgeführt. Nicht immer reicht die

alleinige Anwendung eines Fixateur externe zum Durchbau einer Fraktur aus: Ein 16jähriger Motorradbeifahrer erleidet eine drittgradig offene Unterschenkelfraktur rechts. Die Erstversorgung erfolgt hier mit dreidimensionalem Fixateur externe und zusätzlichen Zugschrauben. Im Verlauf Wechsel des Fixateur externe, Dynamisierung und Entfernung des Fixateurs. Im Gips danach Refraktur, Ausheilung nach Nagelung mit Entfernung der Schrauben (Abb. 1-3).

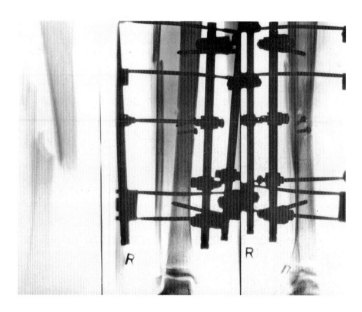

Abb. 1. Röntgenverlauf Fall 2: *links* Unfallbild, *Mitte* und *rechts* Zustand nach Erstversorgung mit dreidimensionalem Fixateur externe und zusätzlichen Zugschrauben, a.p. und seitlich

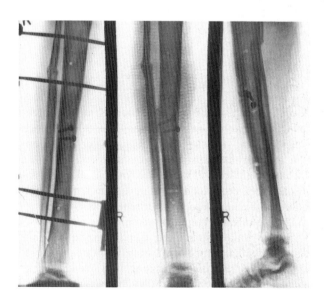

Abb. 2. Röntgenverlauf Fall 2: *links* Zustand nach Wechsel des Fixateur externe, *Mitte* und *rechts* Zustand nach Entfernung des Fixateur externe mit Refraktur, a.p. und seitlich

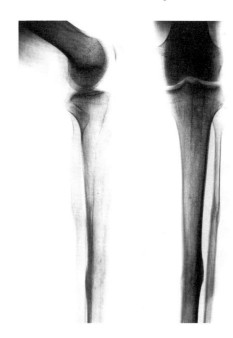

Abb. 3. Röntgenverlauf Fall 2: knöcherner Durchbau nach Verfahrenswechsel mit Marknagelung, a.p. und seitlich

Der nächste Fall zeigt unser Vorgehen bei erstgradig offenen Frakturen, wo wir, wenn möglich, nach Umwandlung der offenen Fraktur in eine geschlossene, der Nagelung den Vorzug geben: Ein 20jähriger erleidet eine beidseits erstgradig offene Unterschenkelfraktur. Nach Wundversorgung mit Drainage verzögert primäre offene Nagelung mit Cerclagen, störungsfreie Abheilung und knöcherner Durchbau.

2. Der abschließende Fall aus dem Jahre 1978 zeigt die Problematik und Wichtigkeit des Weichteilmantels: Zum Unfallzeitpunkt 15jährige Patientin mit drittgradig offener Unterschenkelfraktur links. Damals Erstversorgung mit Platte, Aufhängung der Extremität über Steinmann-Nägel. Heute würde man sicherlich zur Erstversorgung einen Fixateur verwenden. In Folge wiederholte Weichteildeckungen, heute käme als Weiterentwicklung ein freier Latissimus-dorsi-Lappen dazu. Temporäre Verkürzung der Extremität mit schrittweisem Wiederaufbau. Das funktionelle Spätergebnis nach 6 Jahren ist auch heute angesichts des Ausgangsbefundes zufriedenstellend.

Das Infektionsrisiko beim Osteosyntheseverfahrenswechsel

H.-J. Steinig[1], J. Probst[1] und A. Uebelhör[1]

Die Primärversorgung von offenen oder erheblich dislozierten Brüchen erfolgt an vielen Kliniken zunehmend mit dem Fixateur externe, der bei relativ geringer zusätzlicher Traumatisierung viele Vorteile einer übungsstabilen Osteosynthese bietet.

Nach einer zusammenfassenden Mitteilung der AO ([8], S. 47) werden „Marknagel- und Plattenosteosynthesen" als „vorteilhaft bei der Spätosteosynthese" von Tibiafrakturen (Unterschenkelzweietagenbrüchen) angegeben.

Unsere Erfahrungen zeigen, daß ein Verfahrenswechsel nach Primärversorgung mit dem Fixateur externe neben guten Ergebnissen gelegentlich auch fatale Folgen zeitigen kann.

Frakturzonen, die eben bindegewebig überbaut sind, müssen zur Plattenosteosynthese breit freigelegt und die frischerholten Weichteile einem erneuten Trauma ausgesetzt werden. Nerven und Gefäße in der Nachbarschaft des Bruches können im organisierten Gewebe schwer auffindbar und wegen mangelnder Narbenelastizität erhöht verletzlich sein. Bekannt sind Durchblutungsstörungen des Periostes infolge Druckes der liegenden Platte. Wundheilungsstörungen, Infektionen des Plattenlagers, Osteomyelitis sowie Nerven- und Gefäßschäden erscheinen zwar nicht völlig unvermeidbar, müssen aber als Risiko einkalkuliert werden.

Wir haben – ähnlich wie in den Vorjahren – auch im Jahre 1987 u.a. 9 Patienten übernommen, bei denen es zu einer Osteomyelitis nach dem Verfahrenswechsel vom Fixateur externe zur Platte gekommen war. Dabei waren in einem Fall nachfolgend eine Unterschenkel-, in einem weiteren Fall eine Oberschenkelamputation nötig.

In allen Fällen hatten ursprünglich offene Frakturen vorgelegen; in 2 Fällen solche des Oberschenkels, in 7 Fällen waren Unterschenkel betroffen. Die Verteilung nach dem Schweregrad der offenen Brüche zeigt Tabelle 1.

Sämtliche Patienten waren auswärts primär mit Fixateur externe unterschiedlicher Art behandelt worden. Diese wurden im Mittel nach 8 Wochen entfernt, und es erfolgte danach, meistens nach vorübergehender Zwischenbehandlung mit Gipsverband, in allen Fällen die sog. „endgültige" Osteosynthese mit Platte. Die Verlegungen erfolgten nach Eintritt der Osteomyelitis und z.T. nach mehrfachen weiteren Operationen. Diese Eingriffe sind in Tabelle 2 aufgeschlüsselt.

---

[1] BG-Unfallklinik Murnau (Ärztl. Direktor: Prof. Dr. J. Probst), Prof.-Küntscher-Str. 8, D-8110 Murnau/Staffelsee

Tabelle 1. Osteomyelitis nach Osteosyntheseverfahrenswechsel 1987 (n = 9) (BG-Unfallklinik Murnau)

Offene Frakturen

- OS n = 2   II°
- US n = 2   I°
- US n = 4   II°
- US n = 1   III°

Gesamt   9

Tabelle 2. Osteomyelitis nach Verfahrenswechsel: Auswärtige Folgeeingriffe (n = 9) (BG-Unfallklinik Murnau)

- Spül-Saug-Drainagen   5
- Sequestrektomien   6
- Spongiosaplastiken   3
- „Fistelrevisionen"   4
- Spalthautdeckungen   4
- Gefäßoperation   3
- Thrombektomien   2
- Faszienspaltungen   2

Gesamt   29
d. h. ⌀ 3,10 Folgeeingriffe vor der „Rehabilitation"

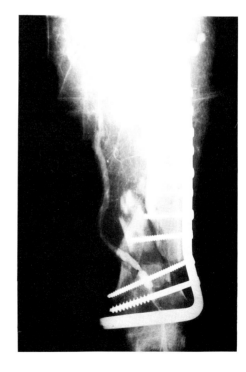

Abb. 1. Kontrastmittelstopp in Bruchhöhe nach Verfahrenswechsel vom Fixateur externe zur Kondylenplatte

Beispiel (Abb. 1): Zweitgradig offener körperferner Oberschenkeltrümmerbruch eines 53 Jahre alten Bauarbeiters im Juli 1986. Auswärtige Erstversorgung mit Cerclagen und Anlage eines Fixateur externe. Nach 6 Wochen Abnahme des Fixateur externe, vorübergehende Ruhigstellung im Oberschenkelgipsverband, danach bei reizlosen Weichteilverhältnissen innere Osteosynthese mit Kondylenplatte.

Postoperativ wegen „Durchblutungsstörung" des Unterschenkels Arteriographie, bei der sich ein Kontrastmittelstop der A. femoralis in Höhe der Bruchzone zeigte. Deswegen gefäßchirurgische Intervention mit Einbringen eines Veneninterponates. 3 Wochen danach Osteomyelitis in der Bruchzone mit Fisteleitung im Narbengebiet an der Oberschenkelinnenseite. Mehrfache Revisionen der Wunde mit Spül-Saug-Drainage. Im Februar 1987 (7 Monate nach der Plattenosteosynthese) bei fortbestehender Osteomyelitis und zusätzlich aufgetretenen Unterschenkelhautnekrosen Verlegung in unsere Klinik. Weitere erhaltende Behandlungsversuche waren angesichts der fatalen Situation nicht mehr angezeigt, daher erfolgte die Oberschenkelamputation.

Wir haben uns in diesem Zusammenhang gefragt, welche Gründe denn letztlich zum Verfahrenswechsel führten. Dabei gelangten wir zu folgenden Ergebnissen:
1. Die Fixateurmontage wurde unberechtigt als instabil angesehen und ihr eine Belastbarkeit nicht zugetraut.
2. Kallusbildung und Bruchheilung schienen den Erstbehandlern verzögert zu sein; ein weiteres Abwarten hielten sie unberechtigterweise nicht für sinnvoll.
3. Der Fixateur externe erwies sich als nachteilig:
   - weil es zu angeblich nicht beherrschbaren Infektionen der Nageleintrittsstellen kam;
   - weil die Fixateurnägel das Muskelspiel störten und als Folge Bewegungsstörungen der Nachbargelenke eintraten.
4. Das Fixateurgerüst wurde vom Patienten nicht toleriert; es wurde als unbequem und hinderlich angesehen; daß „Metall aus dem Körper heraussteht", wurde als störend empfunden.

Wir haben uns mit diesen Argumenten kritisch auseinandergesetzt:
Zu 1: Instabilität und Minderbelastbarkeit sind durch ausreichend dimensionierte Montagen in sinnvoller Anordnung unter Beachtung der mechanisch wirksamen Kräfte nur selten zu sehen. Treten sie auf, kann der Fixateur externe problemlos nachgerüstet werden.
Zu 2: Bei scheinbar verzögerter Kallusbildung und Bruchheilung kann durch wöchentliches Nachspannen der Verbindungsstangen am Fixateur externe von außen eine ständige Kompression im Bruchbereich erreicht werden.
Zu 3: Infektionen der Nageleintrittstellen sind zwar nicht immer völlig vermeidbar; aber sie sind durch sorgfältige Wundbehandlung und -pflege fast stets zu beherrschen. Eine umschriebene „Nagelosteomyelitis" kann lokal gehalten und nachfolgend ohne verbleibenden Schaden kausal behandelt werden. Bei nicht beherrschbaren Lokalinfektionen kann durch ein „Umsetzen" der Fixateurnägel

unter aseptischen Bedingungen die Osteosynthese dennoch zuverlässig erhalten werden.

Die krankengymnastische Behandlung, die bereits nach dem ersten Verbandswechsel täglich durchgeführt wird, erhält die Beweglichkeit der Nachbargelenke und vermeidet die Entstehung von Muskelverspannungen.

Zu 4: Die Toleranzfähigkeit des Patienten gegenüber dem angeblich hinderlichen Fixateurgerüst ist nach unseren sehr umfangreichen Erfahrungen – wir wenden den Fixateur externe als Original-Raoul-Hoffmann-Fixateur seit 1976, als Charnley-Spanner schon seit 1964, und zwar auch in der Langzeittherapie an – abhängig von der Überzeugungskraft des Operateurs, der die Kooperationsfähigkeit des Patienten herstellen muß.

Der „mündige" Patient wird nach sorgfältiger Aufklärung über Vor- und Nachteile der einzelnen Verfahren um so eher „Unbequemlichkeiten" vorübergehend ertragen, wenn ihm die Vorteile des Verfahrens verständlich gemacht werden:
1. Die Korrekturmöglichkeit von außen bleibt erhalten.
2. In der Regel können die Fixateurnägel ohne Narkose entfernt werden; ein 2. großer operativer Eingriff ist dazu nicht nötig.

Diese „aufgeklärten" Patienten pflegen auch selbst ihre Nageldurchtrittsstellen, so daß diese sogar nach Monaten aussehen wie am ersten Tag. Es ist des weiteren möglich, Patienten unter gewissen Umständen mit dem Fixateur externe zu beurlauben.

Bei kritischer Abwägung der genannten Punkte erscheint ein Verfahrenswechsel nicht in jedem Fall erforderlich und manchmal sogar nicht angezeigt.

Vergleicht man die Infektionshäufigkeit der verschiedenen Verfahren, zeigt sich ein uneinheitliches Bild, da Weichteilschäden verschiedenen Ausmaßes und die unterschiedlichsten Bruchformen berücksichtigt werden müssen.

In der Literatur wird die Häufigkeit der Infektionen nach Marknagelung von geschlossenen Brüchen im allg. mit 3–5% angegeben [1]. Die Infektionsrate bei der Verplattung geschlossener Brüche wird heute mit 1,4% angegeben und liegt bei der Verplattung von offenen Brüchen bei den meisten Autoren zwischen 5 und 8%.

Wird der Fixateur externe zur Behandlung von einfachen geschlossenen Brüchen eingesetzt (diese Indikation findet wegen der Vorteile des Verfahrens zunehmend Anhänger), dann ist von einer Infektionsrate auszugehen, die vergleichbar ist mit der bei konservativen Verfahren, die zwischen 0,5 und 1% liegt. Diese Rate ergibt sich hauptsächlich aus der Anzahl der eingetretenen Nagelkanalinfektionen. Über die Osteomyelitisrate bei der Erstbehandlung von offenen Brüchen mit dem Fixateur externe liegen in der Literatur keine verwertbaren Zahlen vor. Diese Brüche sind aber nach der Infektionsdefinition primär als „infiziert" anzusehen, womit sie bekanntlich die Hauptindikation für den Fixateur externe darstellen.

Bei der Wahl des Osteosyntheseverfahrens gilt grundsätzlich die Idealvorstellung, die Osteosynthese zu wählen, welche im ersten Ansatz zu dem gewünschten Ergebnis zu führen verspricht.

Oft entsprechen aber die Realitäten nicht den Wunschvorstellungen. Zur Vermeidung der aufgezeigten Folgen stellen wir uns bei der Indikation eines Verfahrenswechsels in jedem einzelnen Fall erneut folgende Fragen:
1. Ist der Verfahrenswechsel überhaupt (noch) notwendig?
2. Falls ja, ist er zum jetzigen Zeitpunkt angezeigt?
3. Sind unterstützende Maßnahmen möglich, um den Fixateur externe belassen zu können?
4. Welche begleitenden Maßnahmen sind erforderlich und aussichtsreich, wenn ein Verfahrenswechsel unumgänglich erscheint?

Auch für die Indikation zum Verfahrenswechsel gilt das Prinzip der strengen Auswahl und Abwägung aller dafür und dagegen sprechenden Umstände. Der Verfahrenswechsel darf nicht geschehen, „ut aliquid fiat".

Literatur

1. Dittmer K, Mörl FK, Thoma G (1982) Osteomyelitis. In: Baumgartl F, Kremer K, Schreiber HW (Hrsg) Spezielle Chirurgie für die Praxis, Bd III, 3. Thieme, Stuttgart New York
2. Hörster G, Hierholzer G, Kleining R (1981) Die Fixateur-externe-Osteosynthese am Unterschenkel – theoretische Grundlagen und klinische Anwendung. Zentralbl Chir 106:425–436
3. Hofmann G, Probst J (1986) Die Indikation für den Fixateur externe als Reosteosynthese, oder als Übergangsosteosynthese am Oberschenkel. Unfallheilkunde 182
4. Probst J (1977) Häufigkeit der Osteomyelitis nach Osteosynthesen. Chirurg 48:6–11
5. Probst J (1986) Morphologie, Klinik und Röntgendiagnostik der exogenen Osteomyelitis. In: Hierholzer G, Ludolph E (Hrsg) Gutachtenkolloquium I. Springer, Berlin Heidelberg New York Tokyo
6. Probst J (1988) Begutachtungsfragen bei der chronischen Osteomyelitis. In: Cotta H, Braun A (Hrsg) Knochen- und Gelenkinfektionen. Springer, Berlin Heidelberg New York Tokyo
7. Vécsei V (1982) Komplikationen bei und nach Anwendung des Fixateur externe. Langenbecks Arch Klin Chir 141–147
8. Weller S, Hermichen HG (1982) Behandlungsergebnisse nach Osteosynthesen – Sammelstudien. AO – Bulletin (April 1982)

Das infizierte Implantat am Oberschenkel

K. Weise[1] und N. Karnatz[1]

Infektionen am Femur nach Osteosynthese stehen in ihrer zahlenmäßigen Bedeutung im Vergleich zum Unterschenkel deutlich zurück. Die offene Fraktur am Oberschenkel, infolge von Zweiradunfällen und Rasanztraumen in Zunahme begriffen, hat zusammen mit der großen Zahl ausgeführter Osteosynthesen trotzdem einen erkennbaren Anstieg der Infektionsraten bewirkt. Trotz teilweise ausgedehnter Weichteilverletzungen liegt das zentrale Problem zumeist nicht in deren Sanierung, sondern vielmehr in verzögerter Knochenbruchheilung bzw. einer infizierten Pseudarthrose. Im Gegensatz zum Unterschenkel, an welchem Defekte der Tibia unter dem Schutz des Fixateur externe über eine intakte Fibula schrittweise aufgebaut werden können, ist die äußere Stabilisierung am Femur nur als temporäres Verfahren anzusehen.

Die vielfach bis zur Ausheilung notwendige interne Osteosynthese, in der Regel in Form einer Platte, bedeutet auch bei noch so vorsichtiger Montage ein gewisses Maß an zusätzlicher Schädigung und Deperiostierung, welche sich zwangsläufig zum Trauma hinzuaddieren.

Kommt es außerdem zum Auftreten einer Infektion, muß nicht selten mit einem protrahierten Heilverlauf, der Notwendigkeit mehrerer operativer Eingriffe und einem langwierigen stationären Aufenthalt gerechnet werden. Infolge der hohen biomechanischen Belastung des Oberschenkels ist auch nach knöchernem Durchbau einer ehemals infizierten Fraktur infolge Sklerosierung und mangelhafter Elastizität des Femurschaftes mit Refrakturen und damit erneut verzögerter dauerhafter Sanierung zu rechnen. Angesichts der nicht unbedeutenden Zahl infizierter Frakturen und Pseudarthrosen am Femur ist es notwendig, bestimmte Grundregeln zur Therapie, insbesondere im Hinblick auf die spezifischen Eigenschaften der Implantate einzuhalten.

Bekanntermaßen ist es nicht möglich, einen allgemein gültigen Behandlungsfahrplan für das Management dieser Komplikation aufzustellen, andererseits haben sich gewisse Osteosyntheseverfahren und eine Reihe von Zusatzmaßnahmen sowie ein zeitlicher Ablauf in deren Kombination bei der Sanierung der Oberschenkelinfektpseudarthrose als besonders geeignet erwiesen. Ziel aller therapeutischen Bemühungen ist es, gemäß den Richtlinien der septischen Knochenchirurgie die Infektion in ein blandes Stadium zu überführen, in welchem die

---

[1] Berufsgenossenschaftliche Unfallklinik (Ärztlicher Direktor Prof. Dr. med. Dr. h.c. S. Weller), Schnarrenbergstr. 95, D-7400 Tübingen

Heilungsvorgänge gegenüber weiterer Nekrotisierung und Osteolyse überwiegen.

Osteosyntheseverfahren

Sowohl akute als auch chronische Verlaufsform der Osteitis bedürfen bei noch nicht abgeschlossener Bruchheilung vor allem der Stabilität. Während bei ausgeprägter Infektion und im akuten Zustand der Fixateur externe als geeignetes Osteosyntheseverfahren gilt, ist bei chronischem Infekt stets die Platte vorzuziehen. Ein gravierender Nachteil äußerer Stabilisierung liegt in der Transfixation der kniegelenküberspannenden Muskulatur, was zum einen zu mehr oder weniger ausgeprägter Bewegungseinschränkung im Kniegelenk führt, zum andern mit zunehmender Liegedauer kraterförmige Weichteildefekte um die Schanz-Schrauben verursacht. Letztere neigen zur Superinfektion, welche bis zum Knochen fortgeleitet werden und dort eine lokale Osteitis bzw. Sequesterbildung auslösen kann. Daraus ist zu folgern, daß nach Beruhigung des Infektes, evtl. in Kombination mit einer autologen Spongiosaplastik, ein Verfahrenswechsel vom Fixateur externe zur überbrückenden Platte vorzunehmen ist. Dieser Zeitpunkt ist so zu wählen, daß noch keine Irritation der Durchtrittsstellen zu verzeichnen ist, weil sich ansonsten die Komplikationsrate unnötig erhöht.

Die Plattenosteosynthese ist *die* zentrale Maßnahme für die Sanierung der Fraktur oder Pseudarthrose, da sie die krankengymnastische Begleit- und Nachbehandlung nicht limitiert und ausreichende Stabilität auf der Zugseite des Femur gewährleistet.

Bei ihrer Montage sind einige Grundregeln zu berücksichtigen, die v. a. mit einer möglichst schonenden Behandlung der Weichteile und des Knochens zu tun haben, um dessen Vaskularität nicht zusätzlich zu beeinträchtigen. Die lokale Durchblutungsstörung darf keinesfalls durch rücksichtsloses Ablösen der Weichteile bzw. unnötige Deperiostierung weiter verstärkt werden; eine Ansammlung von Osteosynthesematerial im Bereich der Fraktur und deren unmittelbarer Nachbarschaft ist aus den genannten Gründen unbedingt zu vermeiden. Dies gilt v. a. für das Einbringen von interfragmentären bzw. frakturnahen Plattenschrauben, so daß uns die überbrückende Osteosynthese mit einer Verlängerungsplatte als Verfahren der Wahl gilt. Das Erzeugen möglichst hoher interfragmentärer Kompression mit dem Plattenspanner zur Erhöhung der Stabilität ist ebenfalls von Wichtigkeit. Das Einbringen und die tägliche Wartung einer Dauersaugdrainage im Plattenlager gewährleistet, daß kein Sekretstau zu Verhalt bzw. Exazerbation des Infektes führt.

Bei weniger stark ausgeprägter Infektion kann ein ausreichend stabilisierendes Implantat in Form einer Platte bzw. eines Marknagels so lange belassen werden, wie eine suffiziente Drainage den Infekt in einem blanden Stadium hält. Die intraoperativ vorgenommene mechanische Reinigung vor Ort kann insbesondere bei intramedullärer Stabilisierung durch eine vorübergehende Spül-Saug-Drainage fortgesetzt werden. Bei Plattenosteosynthesen bietet sich vielfach die temporäre Einlage einer Septopalkette zur Infektberuhigung an.

Ist aufgrund der Frakturform, des knöchernen Defektes oder eines „ausgebrannten", zu osteoplastischer Aktivität nicht fähigen Knochens auch nach Infektberuhigung mit spontanem knöchernem Durchbau nicht zu rechnen, so ist die Reossifikation alsbald mittels autologer Knochenübertragung anzuregen. Dabei ist es wenig sinnvoll, die Spongiosa in etwaige Defekte des Femurschaftes einzulegen, wo in der Regel ein unzureichend vaskularisiertes Wirtslager anzutreffen ist. Vielmehr kann nach lokaler Antibiotikatherapie mit der Septopalkette auf der Medialseite über eine vorsichtige Dekortikation ein gut durchblutetes Empfängerbett geschaffen werden, in welchem nach Einlagerung kortikospongiöser Späne eine langstreckige mediale Abstützung zwischen proximalem und distalem Fragment erreicht werden soll. Entsprechend der zunehmenden knöchernen Überbrückung wird eine schrittweise Mehrbelastung der Extremität erlaubt; regelmäßige lokale und radiologische Kontrollen sowie die Bestimmung der BKS sind unabdingbar. Im letzten Behandlungsabschnitt hat sich uns nach Plattenentfernung eine kurzzeitige Fixation mit unilateralem Fixateur externe auf der Femuraußenseite als wertvoll erwiesen, da über eine dosierte, langsam erhöhte Belastung der betreffenden Extremität die Strukturierung der transplantierten Spongiosa und der Rückgang der Dystrophie gefördert werden können.

Wie bereits erwähnt, kann diese kurze Darstellung möglicher Behandlungsschritte das Konzept in der Therapie infizierter Implantate am Oberschenkel nur grob umreißen, da die Wahl des jeweiligen Vorgehens auf den Einzelfall abzustimmen ist. Die auf unserem eigenen Krankengut beruhenden Erfahrungen haben uns gelehrt, daß die infizierte Fraktur am Femur häufig zu derart verzögerter Knochenbruchheilung neigt, daß mit ihrem Abschluß innerhalb eines adäquaten Zeitraumes kaum gerechnet werden kann.

Daher gehört die überwiegende Mehrzahl dieser Fälle zur Gruppe der Infektpseudarthrosen, deren Besonderheiten wir in einer früheren Veröffentlichung (128 Fälle von OIP aus den Jahren 1970 bis Anfang 1981) bereits beleuchtet haben.

Nachdem wir in den darauffolgenden Jahren unser Konzept in der Behandlung dieser schwerwiegenden Komplikation verfeinern und standardisieren konnten, wurde jetzt das Krankengut aus den Jahren 1981–1986 im Hinblick auf verwendete Osteosyntheseverfahren, Art und Zahl der Zusatzeingriffe sowie der benötigten Zeit bis zur knöchernen Ausheilung überprüft.

Material und Methode

Grundlage dieser Untersuchung bildet die Auswertung der Krankenunterlagen aus der BGU Tübingen, aus welchen alle notwendigen Informationen im Hinblick auf Dauer bis zur knöchernen Sanierung und bis auf wenige Ausnahmen Nachuntersuchungsergebnisse mit ausreichendem zeitlichen Abstand zu entnehmen waren.

Das Patientenkollektiv umfaßte zusammen 88 Fälle, die wegen eines infizierten Implantates am Oberschenkel stationär behandelt werden mußten. Aus diesem Kollektiv wurden 2 Untergruppen gebildet, abhängig vom Vorliegen einer

Pseudarthrose; definitionsgemäß bestand eine solche in denjenigen Fällen, welche bis zur vollständigen knöchernen Durchbauung mehr als 6 Monate benötigten. Gruppe I (Heilungszeit weniger als 6 Monate) setzt sich aus 10 männlichen und 2 weiblichen Patienten mit einem Altersdurchschnitt von 37 Jahren zusammen. 11 geschlossene und 1 zweitgradig offene Fraktur wurden sämtlich mit internen Osteosyntheseverfahren erstbehandelt, 5 Patienten erhielten ihre Primärversorgung in der eigenen Klinik. Die auswärts erstbehandelten Patienten kamen zwischen 3 und 8 Monaten in unsere Klinik, wobei in 2 Fällen bereits eine knöcherne Durchbauung eingetreten war, so daß sich die Behandlung im wesentlichen in der Metallentfernung erschöpfte.

5 Reosteosynthesen und 32 Zusatzeingriffe waren erforderlich, um bei den restlichen Fällen schließlich zur knöchernen Durchbauung bzw. zur frühestmöglich angestrebten Metallentfernung zu gelangen.

Im einzelnen mußten nachstehende Eingriffe ausgeführt werden (Tabelle 1 und 2).

Die Gesamtzahl von 49 operativen Schritten erklärt sich daraus, daß pro Zusatzeingriff oft mehrere dieser Maßnahmen vorgenommen werden mußten. Der knöcherne Durchbau konnte im Mittel 5 Monate nach dem Unfall, also innerhalb gehöriger Zeit erreicht werden.

Bei 4 Patienten betrug dieses Intervall weniger als 16 Wochen, was als normale Heilungszeit angesehen werden muß.

Die Nachuntersuchung erfolgte durchschnittlich nach 26 Monaten. Lediglich bei 1 Patienten fanden sich Infektzeichen mit Fistelung und Sequesterbildung; sämtliche Frakturen waren vollständig knöchern durchbaut, 4 Patienten wiesen eine mehr oder weniger ausgeprägte Beinverkürzung auf, 2mal bestand eine Fehlstellung.

Wesentlich komplexer ist das Bild, beleuchtet man die aus dem gleichen Zeitraum stammenden 76 Infektpseudarthrosen des Femur, welche 18mal aus dem eigenen Krankengut, in 58 Fällen von auswärts kamen. Das Verhältnis der Geschlechter betrug 3:1, das Alter im Mittel 34 Jahre. Von Bedeutung ist das Verteilungsmuster hinsichtlich der Verletzungsschwere; in immerhin 53% der Fälle handelte es sich um geschlossene Frakturen, jeweils 17 bzw. 15 Fälle hatten offene Frakturen der Schweregrade II und III erlitten. Die Art der Erstversorgung war wie folgt zu eruieren (Tabelle 3).

Tabelle 1. Osteosynthesen (n = 5)

Platte	n = 3
Nagel	n = 1
Fixateur externe	n = 1

Tabelle 2. Zusatzeingriffe (n = 32)

WT-Revisionen	n = 20
SSD	n = 10
Septopalkette	n = 6
Sequestrektomie	n = 5
Spongiosaplastik	n = 3 (!)
Sonstige	n = 5

Tabelle 3. Verletzungsart

Geschlossen	Interne Osteosynthese	Äußere Fixation	Gesamt
	37	3	40
O I	3	1	5
O II	16	1	17
O III	10	5	15

6 Oberschenkelfrakturen waren im proximalen, 47 im mittleren und 23 im distalen Schaftabschnitt lokalisiert. 31 Patienten wiesen eine Trümmerfraktur auf, 21 eine Schrägfraktur, Quer- Zweietagen- und Torsionsfrakturen fanden sich in jeweils 8 Fällen. Die Osteosynthese erfolgte bei 48 Patienten primär; in ¾ aller Fälle mit der Platte, 10mal mit dem Fixateur externe und 8mal mit dem Nagel.

Eine primäre Spongiosaplastik wurde bei 14 Patienten eingebracht. Schließt man die spät eingetretenen Infektionen mit ein, so kam es durchschnittlich 3 Monate nach dem Unfall zum Auftreten der Infektion. Bei 33 Patienten lag dieser Zeitpunkt mehr als 60 Tage nach der Erstoperation. Dieses ausgedehnte Intervall deutet darauf hin, daß der Infekt nicht selten direkte Folge einer sich allmählich entwickelnden Instabilität bei mangelhafter medialer Abstützung mit dem bekannten Circulus vitiosus von Instabilität-Nekrose-Infekt-Pseudarthrose darstellt.

Die auswärts erstbehandelten Patienten kamen nach durchschnittlich 12 Monaten in unsere Behandlung.

Einschließlich des eigenen Krankengutes waren innerhalb der ersten 6 Monate zusammen 109 Operationen wegen eingetretener Komplikationen vorgenommen worden, worunter sich 26 Reosteosynthesen befanden. Von besonderem Interesse ist die Frage, welches Osteosyntheseverfahren zur Behandlung der Infektpseudarthrose eingesetzt bzw. wieviele und welche Verfahrenswechsel durchgeführt werden mußten. Aus Tabelle 4 geht hervor, daß die Plattenosteosynthese sowie der Fixateur externe eine zahlenmäßig entscheidende Rolle spielen.

In lediglich 7 Fällen mußte keine Osteosynthese zur Sanierung der Infektpseudarthrose erfolgen. Eine Osteosynthese war in 21 Fällen erforderlich, 2 Osteosynthesen bei 32 Patienten, in 16 Fällen waren 3 oder mehr Stabilisierungen notwendig.

Bis zur Sanierung der Infektpseudarthrosen waren insgesamt 461 Eingriffe erforderlich, neben den bereits beschriebenen 142 Osteosynthesen handelte es sich

Tabelle 4. Osteosyntheseverfahren

DC-Platte	n = 59
Verlängerungsplatte	n = 18
Fixateur externe	n = 59
Nagel	n = 3
Sonstige	n = 3
Gesamt	n = 142

hierbei um 319 Zusatzeingriffe. Diese bestanden im wesentlichen in 104 Spongiosaplastiken, 80 Weichteilrevisionen, 67 Einlagen einer Septopalkette und 66 Sequestrektomien bzw. 50 Spül-Saug-Drainagen.

Auch hierbei ist davon auszugehen, daß gelegentlich bei einem Eingriff mehrere dieser Maßnahmen eingesetzt wurden. Trotz aller Bemühungen war bei 5 Patienten, entsprechend 7% der Fälle, eine Amputation unumgänglich; 3mal wegen nicht zu erreichendem knöchernem Durchbau, 2mal wegen eines unbeherrschbaren Infektes. Der knöcherne Durchbau war beim Gesamtkollektiv durchschnittlich 17 Monate nach der Verletzung erreicht. Die primär auswärts behandelten Patienten mußten im Mittel eine 7monatige Behandlungsdauer in der Berufsgenossenschaftlichen Unfallklinik Tübingen absolvieren, bis die Pseudarthrose verheilt und Vollbelastung möglich war.

Die Nachuntersuchung der Patienten erfolgte durchschnittlich 37 Monate nach dem Unfall. Bei sämtlichen Patienten war der knöcherne Durchbau vollständig, 7mal fanden sich radiologisch vorwiegend auf Sequestern beruhende Infektzeichen. Nennenswerte Fehlstellungen zeigten sich bei 11, Beinverkürzungen über 1 cm bei 16 Fällen. 19 Patienten wiesen blande, 2 Patienten floride und putride sezernierende Fisteln auf. Nach erreichtem knöchernem Durchbau mußten wegen der Sklerosierung des Knochens 9 Refrakturen hingenommen werden, die erneuter operativer Behandlung bedurften. Ein primär auswärts behandelter Patient hatte alleine 3 Refrakturen im alten Bruchbereich aufzuweisen.

Diskussion

Zusammenfassend kann man feststellen, daß das infizierte Implantat am Oberschenkel insofern Besonderheiten aufweist, als es im Vergleich zum Unterschenkel häufiger einem Verfahrenswechsel unterzogen werden muß. Unsere Erfahrungen basieren nunmehr auf einem Krankengut von zusammen 204 Infektpseudarthrosen am Oberschenkelschaft, verteilt auf einen Zeitraum von 16 Jahren. Im Vergleich zu einer früheren Untersuchung hat inzwischen der Fixateur externe als zeitlich begrenztes Verfahren während 3 Behandlungsphasen wesentlich an Bedeutung gewonnen:
- Zur Primärstabilisierung breit offener Verletzungen.
- Als vorübergehendes Stabilisierungsverfahren bei massivem Infekt und größerem knöchernem Defekt.
- Als passagere Osteosynthese nach erreichtem knöchernem Durchbau zum Schutz vor Refrakturen während schrittweiser Mehrbelastung.

Im übrigen stellt die Plattenosteosynthese *die* zentrale Maßnahme zur Sanierung einer Infektpseudarthrose am Femur dar. Sie sollte vorzugsweise im Sinne der Überbrückung und ohne Ansammlung von Fixationselementen im Pseudarthrosenbereich montiert werden, so daß sich die Verlängerungsplatte als Implantat der Wahl anbietet. Das Einbringen vitalen Gewebes in den geschädigten Bezirk, vorwiegend als langstreckige Spongiosaplastik zur medialen Abstützung, ist nach eventueller Vorbereitung durch eine Spül-Saug-Drainage, besser durch eine lokale antibiotische Behandlung mit Septopal, von vorrangiger Bedeutung.

Zu langes Abwarten erhöht die Gefahr von Metallockerungen bzw. Implantatbrüchen; eine antibiotische Begleittherapie bei der Spongiosatransplantation bietet sich an.

Die regelmäßige Wartung der bis zur knöchernen Heilung verbleibenden Dauer-Saug-Drainage im Plattenlager ist unabdingbar und muß bis zur Metallentfernung fortgeführt werden.

Diese ist zum frühestmöglichen Zeitpunkt anzustreben, wobei sich ein unilateraler Fixateur externe als Übergangslösung anbietet. Verbleibende Fisteln bzw. ossäre Defekthöhlen bei sklerosiertem Knochen können vorzugsweise durch vitales Muskelgewebe ausgefüllt werden, was die Gefahr von erneuten Sekretansammlungen, Infektrezidiven oder Fistelungen maßgeblich verringert.

Je ausgedehnter die verbleibende Schädigung des Knochens mit langstreckiger Sklerosierung, ossären Defekten und deutlichem Elastizitätsverlust, um so größer ist die Gefahr einer Refraktur, vor welcher ein zuverlässiger Schutz nicht existiert.

Bei den meist jüngeren Patienten muß in derartigen Fällen die erneute Stabilisierung nach den genannten Prinzipien erfolgen, in der Regel begleitet von einer nochmaligen autologen Spongiosaplastik.

Die Behandlung einer infektiösen Komplikation am Femur ist meist langwierig und umfaßt mehrere operative Schritte, so daß sie vom Patienten ebenso wie vom Arzt sehr viel Geduld abverlangt. Die Heilungszeiten bis zum knöchernen Durchbau sind dementsprechend lang, was mit den bekannten Problemen der Hospitalisierung und einem hohen Kostenaufwand verbunden ist. Aus diesen Gründen muß der Prävention einer solchen Komplikation im Rahmen der Erstversorgung und einer frühzeitigen adäquaten Therapie bei ihrem Eintritt besondere Beachtung geschenkt werden.

Femurersatz bei chronischer Osteomyelitis – Chirurgische und anästhesiologische Aspekte

H. Püschmann[1], F. Groß[1] und J. Linde[2]

Die chronische posttraumatische Osteomyelitis ist wohl die gravierendste Unfallfolgeerkrankung an den Extremitäten. Im folgenden soll anhand eines Fallberichtes ein Therapieweg dargestellt werden, der zu einer glücklich ausgegangenen Sanierung geführt hat. Von besonderer Bedeutung erscheint uns bei der beschriebenen maximalen chirurgischen Therapie die notwendige Kooperation zwischen Operateur und Anästhesisten.

Kasuistik

Patient K. S., männlich, geb. 1918. 1977 Implantation einer konventionellen Hüfttotalendoprothese wegen Koxarthrose. 1982 Sturz in der Straßenbahn mit folgender Oberschenkelfraktur im Bereich des Prothesenstieles. Versorgung mit Cerclagen. Nach Mobilisation noch während der stationären Behandlung erneuter Sturz und Femurschaftbruch unterhalb der Prothesenspitze. Eine ausgedehnte Freilegung des Femurschaftes zur Osteosynthese mit Platten und Schrauben wurde erforderlich.

Es entwickelte sich im Verlauf der folgenden Zeit eine fistelnde Osteomyelitis, und man versuchte, diese durch Materialentfernung, Einbringen von Septopalketten und durch mehrfache Revisionen zu behandeln.

Als der Patient in unsere Behandlung kam, war er 1½ Jahre gehunfähig. Es lagen massive Kontrakturen in Hüft- und Kniegelenk vor. Es war bereits die Exartikulation im Hüftgelenk vorgeschlagen worden.

Der Allgemeinzustand und der soziale Zustand waren beklagenswert: Sozialhilfeempfänger, Nikotin- und Alkoholabusus, kompensierte Herzinsuffizienz bei Rhythmusstörungen.

Nach 3wöchiger Vorbehandlung erfolgt in erster Sitzung die Fistelrevision einschließlich der Entfernung der proximalen ⅘ des Femurs. Nach 8 Tagen erfolgte die Implantation von entsprechend geformten Platzhaltern aus Refobacin-Palacos. Das Bein wurde in dieser Zeit auf einer Kirschner-Schiene gelagert und mit einer Tibiakopfextension gehalten.

---

[1] Fachkrankenhaus Klinik I (Chefarzt: Dr. F. Groß), Annastift, Heimchenstr. 1–7, D-3000 Hannover 61
[2] Zentrale Anästhesieabteilung (Chefarzt: Priv.-Doz. J. Linde), Annastift, Heimchenstr. 1–7, D-3000 Hannover 61

Unter der lokalen antibiotischen Therapie und systemischer Gabe von Tarivid und Claforan waren die Abstriche aus den Drainagen steril.

Wegen der nicht zu mobilisierenden Kniebeugekontraktur und um dem Implantat überhaupt einen Halt zu geben, erfolgte in der 2. Operation die Entfernung des distalen Femurs und die Implantation einer Femurtotalprothese nach dem System Kotz, die mit einer zementfrei implantierten Pfanne (System PM) kombiniert wurde. 14 Tage nach der Prothesenimplantation kam es zu einer Luxation des Hüftgelenkes, die in Narkose reponiert werden mußte. 3 Wochen nach der Implantation hat der Patient das Krankenhaus auf eigenen Wunsch verlassen.

Bei der Kontrolluntersuchung, 2 Jahre postoperativ, fand sich eine Hüftbeugestreckung von 100/5/0° und eine Kniebeugestreckung von 110/10/0°. Der alleinlebende Patient läuft in der Wohnung mit einer Gehstütze, außerhalb mit 2 Gehstützen.

Endoprothesen zum Ersatz größerer Knochenabschnitte wurden ursprünglich entwickelt für die Behandlung von Knochentumoren [1]. Zunehmend Verwendung finden die sog. Tumorprothesen jetzt bei Reoperationen nach Erstimplantation von Endoprothesen. Infolge von Lockerungen oder Infektionen kann es zu ausgedehnten Knochendestruktionen kommen, die eines entsprechenden Ersatzes bedürfen [2].

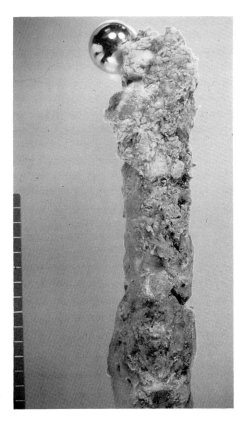

Abb. 1. Reseziertes proximales Femur mit ausgedehnten reaktiven Veränderungen nach Fraktur und chronischer Osteomyelitis

Zur Verfügung stehen einerseits Maßprothesen, andererseits Baukastensysteme, mit denen das Beinskelett abschnittsweise rekonstruiert werden kann. Nachteile der Spezialanfertigungen sind die wochenlangen Fertigungszeiten und daß die erforderliche Resektionslänge präoperativ exakt im voraus nicht zu bestimmen ist.

Das von uns verwendete KMFTR-System (Kotz-Modular-Femur-Tibia-Rekonstruktionssystem, Fa. Howmedica) besteht aus Resektionskomponenten für alle Femurabschnitte und den proximalen Tibiabereich in jeweiligen Längen von 120, 140 und 160 mm. Eine weitere Verlängerung läßt sich durch Verlängerungshülsen in Längenabmessungen von 60, 80 und 100 mm durchführen. Alle Teile sind austauschbar. Ab 120 mm Länge läßt sich jede beliebig lange Prothese (in 20-mm-Schritten) für die erforderliche Resektionslänge zusammensetzen. Der Ersatz für das koxale Femurende trägt einen Standardkonus von Steckköpfen und eine Befestigungsplatte für die am Trochanter major inserierende Muskulatur.

Für den Kniersatz wurde ein Achsenknie gewählt, um bei ausgedehnten Femursektionen genügend Stabilität zu erzielen. Die gering zurückversetzte Gelenkachse ermöglicht einen amuskulären Stand sowie eine Bewegung des Gelenkes von 10/0/130°. Hinzu kommt eine für Tumorprothesen notwendige schmale Baubreite, um nach Hautresektion eine genügende Deckung der Prothese durchführen zu können.

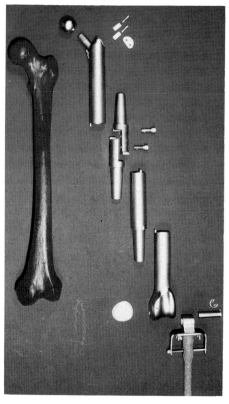

Abb. 2. Femurprothese, System KMFTR (Fa. Howmedica)

Beim distalen Femurteil ist ein Valguswinkel von 6° berücksichtigt. Die Patellagleitfläche ist anatomisch geformt, was die Verwendung eines PCA-Patella-Rückflächenersatzes erlaubt.

Das Diaphysenanschlußstück (Verankerungsteil) besteht aus einem Stiel mit 2 im rechten Winkel zueinanderstehenden Seitenplatten. Durch 3 Bohrungen erfolgt die Verschraubung mit jeweils 3 Schrauben in den Röhrenknochen. Dadurch gelingt eine primäre Stabilisierung. Das Diaphysenanschlußstück wird hergestellt in Rechts-links-Ausführungen und in 3 verschiedenen Stieldicken und Plattenabständen, so daß für verschiedene Markraumweiten entsprechende Implantate vorliegen. Die dem Knochen zugewandten Flächen tragen eine kleinkugelige Oberflächenstruktur. Damit ist eine zementlose stabile Verankerung gegeben, die den angreifenden Belastungen auch langfristig widerstehen kann.

Die mitangegossenen Laschen bieten nach der Schraubenfixierung eine Sofortstabilität. Die Laschen neutralisieren durch ihre Zuggurtungsfunktion auftretende Biegekräfte und geben Rotationssicherung.

Wegen des sehr schlechten Allgemeinzustandes des Patienten (präoperatives Anästhesierisiko nach ASA IV) mit ausgeprägter koronarer Herzkrankheit, absoluter Arrhythmie mit Vorhofflimmern mit vorhandenem Schenkelblockbild, Eiweißmangelsyndrom, chronischer Infektanämie und beginnendem Alkoholentzugsdelir und wegen der zu erwartenden längeren Operationsdauer wurde ein erweitertes anästhesiologisches Monitoring vereinbart.

Die 5 h dauernde Anästhesie wurde als Allgemeinnarkose mit primär nasotrachealer Intubation des Patienten unter kontrollierter Normoventilation und Online-Registrierung der Vitalwerte: des direkten arteriellen Druckes über der A. radialis, ZVD über der rechten V. jugularis interna sowie fortlaufender Kontrolle der Urinproduktion und der Körperkerntemperatur durchgeführt.

Engmaschige Kontrollen der arteriellen Blutgase sowie eines erweiterten Sofortlaborprogrammes ergänzten das Monitoring.

Postoperativ schlossen sich eine 9tägige Intensivtherapie an. Vorübergehend wurde assistierend nachbeatmet, danach erfolgte eine Entwöhnung bis zur Extubation.

Der weitere Verlauf war gekennzeichnet von einigen durch kardiales Pumpversagen ausgelösten Schockzuständen, die mit Dopamin- und Dobutrexperfusoren kontrolliert werden konnten. Wegen eines akut aufgetretenen Antikörpermangelsyndromes wurde über 3 Tage Sandoglobulin in hoher Dosierung verabfolgt. Darüber hinaus waren vorübergehend parenterale Alkoholinfusionen erforderlich, um einem akuten Entzugsdelir in dieser kritischen Phase des Patienten vorzubeugen.

In enger, vertrauensvoller Zusammenarbeit zwischen Operateur und Anästhesisten konnte so dem Patienten in einer primär annähernd ausweglosen Situation durch den Eingriff eine beachtliche Lebensqualität zurückgewonnen werden.

Literatur

1. Kotz R (1983) Possibilities and limitations of limb-preserving therapy for bone tumors today. J Cancer Res Clin Oncol 106 (Suppl):68–76
2. Ritschl P, Kotz R (1986) Fractures of the proximal femur in patients with total hip endoprotheses. Arch Orthop Trauma Surg 104:392–397

Behandlungsmöglichkeiten bei Früh- und Spätinfektionen nach innerer Stabilisation der Wirbelsäule

P. Kluger[1], J. J. Glaesener[2] und U. Danner[2]

Wer in den letzten Jahren die Erweiterungen operativer Indikationsstellung auf den heutigen Stand verantwortlich in den Kliniken mitzutragen hatte, war dabei sicher oft belastet mit der Sorge um das noch in Höhe und Schwere kaum abschätzbare Risiko des Implantatinfektes bei den neuen, insbesondere den transpedikulären Stabilisationsverfahren.

Heute läßt sich dieses Risiko besser werten, und auch mit den Behandlungsmöglichkeiten der Komplikation haben wir Erfahrungen gesammelt.

Wohl durch die gute Durchblutung und Weichteildeckung an der Wirbelsäule scheint hier die Infektrate niedriger zu liegen als sonst im traumatologischen Krankengut; von den 11 in Bad Wildungen behandelten postoperativen Infekten sind 4 nach auswärtigen Voroperationen entstanden, die 7 „hausgemachten" Fälle entsprechen 1,88% bei unseren 372 Operationen im gleichen Zeitraum. Nach Stabilisierung an der Halswirbelsäule, die bei uns etwa ⅓ der Operationszahlen ausmachen, haben wir nur einen eigenen Infekt gesehen, bei der allgemein niedrigen Infektrate ist das aber statistisch kaum aussagefähig.

Als Infektursache läßt sich in einem Fall einer zwingenden neurologischen Indikation eine verschmutzte Hautabschürfung im Operationsfeld vermuten; 2 Fälle mit Infektursache im operativen Vorgehen möchten wir vorstellen:

Bei dem ersten, eigenen Fall kannten wir die Gefährlichkeit der scharfen Spreizer aus dem Cloward-Instrumentarium noch nicht. Der Spreizer wird mit scharf geschliffenen, nach oben gebogenen Zacken geliefert, und wir haben ihn eingesetzt, ohne die Zacken etwas abzurunden und nach unten zu biegen. So kam es 3 Tage nach ventraler Stabilisierung von C_5/C_7 zu Schluckschmerzen, Verdickung des prävertebralen Weichteilschattens und Lufteinschluß im Röntgenbild als Beweis der intraoperativ unbemerkt gebliebenen Ösophagusverletzung. Nach Drainage, Metallentfernung und Naht der kleinen Perforation der Speiseröhre kam es im Halo-body-jacket zwar zunächst zur Abheilung und knöchernen Fusion der Wirbelsäule, ein perforiertes Traktionsdivertikel machte aber noch 2 Jahre später eine aufwendige muskelplastische Versorgung des Ösophagus notwendig.

Auch beim 2. Fall war die Beherrschung der postoperativen Infektkomplikation langwierig. Hier muß es bei der bemerkenswerten Versorgung der Luxa-

[1] Orthopädische Klinik und Abteilung für Rückenmarkverletzte am RKU Ulm (Direktor. Prof. Dr. W. Puhl), Oberer Eselsberg 45, D-7900 Ulm
[2] Zentrum für Rückenmarkverletzte (Chefarzt: Dr. H.-J. Gerner), D-3590 Bad Wildungen

tionsverletzung C_4/C_5, die nicht nur schlimm, sondern nach dem Operationsbericht des auswärtigen Operateurs auch schwierig war, ebenfalls zur Speiseröhrenverletzung gekommen sein, die auch nach Metallentfernung eine langdauernde Fistelbildung nach sich zog.

Welche Möglichkeiten haben wir nun, solche Komplikationen zu beherrschen? Beginnen wir bei der höchsten Stufe der Eskalation, dem Wechsel auf ein äußeres Fixationssystem, wie wir es von der Extremitätenchirurgie als vorzügliches Behandlungsprinzip kennen. An der Halswirbelsäule steht uns die Halo-Weste, an der Rumpfwirbelsäule der Magerl-Fixateur zur Verfügung. Beide bedeuten besonders für querschnittgelähmte Patienten einen erheblichen Komfortverlust, die Mobilisation eines Rollstuhlfahrers mit Magerl-Fixateur ist kaum möglich.

Weiterhin muß der Fixateur nach Entfernung eines dorsalen inneren Implantats mit Infekt perkutan über Stichinzision in sicher infektfreien Wirbeln instrumentiert werden, die Zahl der ruhig gestellten Bewegungssegmente wird also erhöht.

Wir haben das Verfahren bei Implantatinfekten noch nicht anwenden müssen, stellen das bei uns entwickelte Vorgehen aber an dem Beispiel einer fistelnden Spondylodiszitis nach Bandscheibenoperation bei einem Fußgänger dar.

Die zu instrumentierende Bogenwurzel wird axial im Bildwandler eingestellt und der Eindringpunkt für den Bohrer mit dem Pfriem vorgekörnt. Ein eigenes Zielgerät wird auf die Bohrmaschine aufgesetzt und erlaubt nun, den Bohrer exakt nach dem Strahlengang des C-Bogens auszurichten. Erst wenn alle Kontrastradien in Deckung gebracht sind, ist die Richtung korrekt. Nach Plazieren aller Schanz-Schrauben wird ihre Tiefe im seitlichen Strahlengang kontrolliert und die Montage beendet. Die Stabilität des Systems erlaubt die Frühmobilisation; zur Entlassung erhält der Patient ein Korsett, das den Fixateur vor äußeren Einwirkungen schützen soll. Unser Patient hat mit Fixateur eine 14tägige Reise zu seiner Familie nach Jugoslawien unternommen, bevor nach 6 Monaten die Spondylodiszitis durchbaut war und der Fixateur entfernt werden konnte.

Der Systemwechsel auf den Fixateur externe an der Wirbelsäule sollte aber möglichst vermieden werden, und nach unserer Erfahrung ist das auch gut möglich.

Beispiel: Bei diesem Patienten mit Luxationsbruch L_1/L_2, der 5 Tage nach dem Unfall mit zunehmender Querschnittlähmung zu uns kam, handelt es sich um den Fall einer großflächigen, kontaminierten Hautabschürfung über dem dorsolumbalen Übergang. Eine geschlossene Reposition war nicht möglich und dem Spinalkanal lagen dorsale Facettenfragmente ein, so daß eine primär ventrale Entlastung und Stabilisierung nicht in Frage kam. Es kam zum Wundinfekt, und wir haben nach lokalem Débridement unter blander Fistel dorsal von ventral einen Span eingebolzt, durch den dann die dorsale Implantatentfernung schon nach 4 Monaten möglich war, worauf die Fistel abheilte.

Auch andere Autoren sind sicher der Meinung, daß dorsale Stabilisierungsimplantate unter sachgerechter Betreuung auch bis zum belastbaren Durchbau der Fusion belassen bleiben können. Ausschlaggebend für diese günstigste Möglichkeit ist aber das rechtzeitige Erkennen des tiefen Infektes oder – besser noch – des den Infekt vielleicht nach sich ziehenden Hämatoms. Dies ist wegen der Lage insbesondere der auftragenden Fixateursysteme und wegen der Dicke der Muskulatur nicht leicht.

Von den klinischen Frühzeichen müssen besonders ungewöhnlicher Schmerz im Operationsgebiet und der BSG-Anstieg mißtrauisch machen, die Leukozytenzahl ist nach unserer Erfahrung oft durch die Antibiose verfälscht.

Um das tiefe Hämatom als drohenden Infektherd frühzeitig erkennen und ausräumen zu können, haben wir in den letzten 6 Monaten begonnen, regelmäßig mit Ultraschall zu untersuchen, wie es sich auch in der postoperativen Phase der Extremitätenchirurgie zunehmend bewährt. Dafür eignet sich unserer Meinung nach ein Sektorkopf mit 3,5 MHz am besten.

Der infizierte Fixateur interne – Infektsanierung unter Aufgabe der Stabilität?

M. Roesgen[1]

Einleitung

Die radikale Operation zur Sanierung eines Infektes im Implantatlager beinhaltet die Implantatentfernung. Abhängig vom Zeitpunkt dieser notwendig gewordenen Maßnahme muß in der Regel die durch die zuvor durchgeführte Operation erreichte und durch das Implantat gesicherte Stabilität wieder aufgegeben werden. Damit reduziert sich der Erfolg der Erstoperation auf eine nur temporäre Reposition und vorübergehende Retention. Im Bereich der Extremitäten sowie des Beckens kann dann auf externe Stabilisierungsverfahren zurückgegriffen werden, die die infizierte Wundhöhle möglichst wenig tangieren.

Im Bereich der Wirbelsäule dagegen ist einerseits die primäre Reposition besonders schwierig, kann nur mit Mühe gehalten werden und muß über mehrere Monate retiniert werden [1], andererseits wirft ein Fixateur-externe-System am Rücken besondere pflegerische Probleme auf, die nur mit erheblichem orthetischem Aufwand zu beherrschen sind. Eine Ausdehnung der Fixation über 3 oder 4 Bewegungssegmente wird unvermeidlich, da die bisher instrumentierten Wirbelkörper ausgespart bleiben müssen.

Eigene Patienten

Der von uns seit nunmehr 4 Jahren angewandte Fixateur interne nach Dick [2] hat in der Anfangsphase mehrfach Infektionsprobleme hervorgerufen. In den Jahren 1984–1987 wurde er 40mal im Bereich der Rumpfwirbelsäule eingesetzt, davon 28mal bei Patienten mit primärer Querschnittslähmung (Tabelle 1). Bei 5 dieser Patienten mußten wir septische Komplikationen beklagen. Im Vergleich zur Gesamtzahl waren sie im distalen Wirbelkörperbereich häufiger als am Brustwirbel-Lendenwirbelsäulen-Übergang festzustellen. 3mal handelte es sich um Patienten mit zusätzlicher Querschnittslähmung (Tabelle 2).

---

[1] Leitender Arzt an der Berufsgenossenschaftlichen Unfallklinik (Direktor: Prof. Dr. G. Hierholzer), Duisburg-Buchholz, Großenbaumer Allee 250, D-4100 Duisburg 28

Tabelle 1. Gesamtzahl Fixateur interne

1984–1987		Bei Querschnittslähmung
BWK 1–10	1	1
BWK 11, 12 / LWK 1	23	18
BWK 2–5	16	9
Gesamt	40	28

Tabelle 2. Septische Komplikation, zusätzlich Neurologie

BWK 1–12 / LWK 1	2	–
LKW 2–5	3	3

Klinik

Die typischen klinischen Erscheinungen beginnen nach der primären Wundheilung 6 Wochen bis 3 Monate postoperativ mit Vorwölbung der Haut, Entwicklung einer fluktuierenden Schwellung, und schließlich kommt es zum Fistelaufbruch. Septische Fieberschübe haben wir nur bei einem Patienten beobachtet. Die intraoperative Fistelfüllung mit Indigokarmin zeigt regelmäßig Verbindung

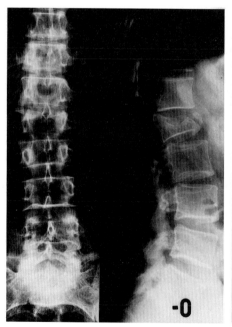
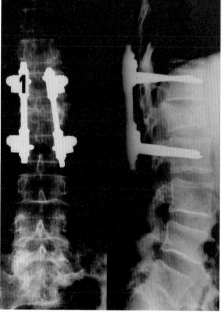

Abb. 1a–f. LWK-1-Kompressionsfraktur, Aufrichtung und Fixateur-interne-Osteosynthese. 3 Monate postoperativ Fistelaufbruch, infiziertes Implantatlager. Operative Entlastung. Offene

zum Implantat, das 3mal beidseitig und 2mal nur einseitig infiziert war (Abb. 1). Der Operateur hatte nun zu entscheiden, ob die Metallentfernung erforderlich sei oder ob das Metall bis zur knöchernen Konsolidierung in situ verbleiben könnte. Regelmäßig haben wir uns zunächst entschieden, das Metall zu belassen und eine offene Wundbehandlung durchgeführt. Die Änderung der Montage zum Fixateur externe kam nicht in Betracht, da die liegenden Schanz-Schrauben zu kurz waren. Es hätten in der Infekthöhle die Pedikel neu instrumentiert werden oder die Fusion auf die proximal und distal benachbarten Wirbel ausgedehnt werden müssen. Lediglich bei einem Patienten war die frühzeitige Metallentfernung 8 Wochen nach Osteosynthese erforderlich, da nach alleiniger Fi-

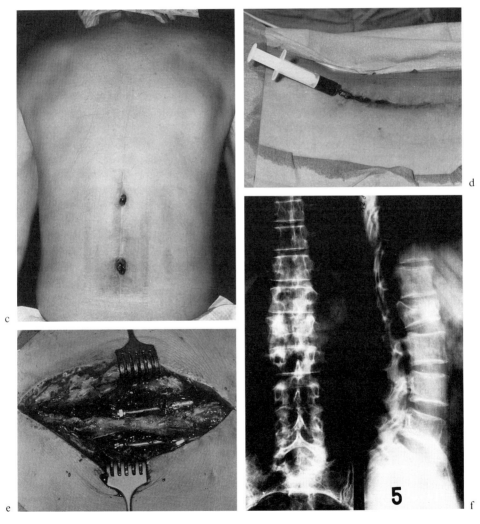

Wundbehandlung bei weiter einliegendem Fixateur interne. Vorzeitige Metallentfernung 5 Monate postoperativ nach Konsolidierung der Fraktur. Anschließend problemlose Wundheilung

Tabelle 3. Vorzeitige Metallentfernung

	n
<6 Wochen	—
6 Wochen – 3 Monate	1
3–4 Monate	2
5–6 Monate	2

stelspaltung der Infekt nicht abklang. Bei den anderen 4 Patienten konnte das Metall zunächst belassen werden, wurde aber zwischen dem 3. und 6. Monat vorzeitig entfernt. Eine konservative Weiterbehandlung mit krankengymnastischem Training, bei den querschnittsgelähmten Patienten mit Querschnittslagerung, schloß sich an (Tabelle 3).

Bei einem der Patienten kam es zur Spondylitis des frakturierten Lendenwirbelkörpers. Diese verursachte nur geringe klinische Symptomatik, solange der Fixateur interne in situ verblieb. Nach Entfernen desselben entwickelten sich jedoch deutliche Zeichen der Instabilität und Exazerbation des Infektes. Daraufhin stieg man auf eine langstreckige Fixateur-externe-Montage um [3, 4]. Auch hierunter kam es nicht zur knöchernen Durchbauung, so daß die ventrale Wirbelkörperausräumung erforderlich wurde (Abb. 2).

Diskussion

Als pathogenetische Faktoren für die Pseudobursabildung mit nachfolgender Fistelbildung und konsekutivem Infekt spielt die Weichteilirritation die übergeordnete Rolle. Das System ist in sich kantig, voluminös und technisch kompliziert zu handhaben. Insbesondere ist zu berücksichtigen, daß alle Schraubenmanipulationen in der Wunde selbst durchgeführt werden müssen. Einen zusätzlichen Faktor stellen die ungenügend gekürzten Schrauben dar. Bisher wurden sie mit einem überdimensionalen Seitenschneider getrennt. Das Problem scheint nach Einführung des Bolzenschneiders gelöst, der seit Oktober 1987 erhältlich ist. Mit ihm können die Schanz-Schrauben unmittelbar über dem Gelenkstück und glattflächig gekürzt werden. Durch das Handling des Systems ist die 2stündige Operationszeit relativ lang. Die Blutstillung in der rein muskulären Wundhöhle ist u. U. problematisch. Sie muß sehr sorgfältig durchgeführt werden, eine großzügige Drainage ist indiziert.

Tabelle 4. Pathogenetische Faktoren

Ungenügend gekürzte Schrauben
Implantatvolumen
Handling des Systems in der Wunde
Operationszeit ca. 2 h
Verletzungsbedingte Weichteilzerstörung
Mangelhafte Blutstillung
Irritation der Verschiebeschichten

Abb. 2. Polytrauma. Spondylolitis nach Fixateur-interne-Montage. Umsteigen auf langstreckigen Fixateur externe, zusätzliche ventrale Ausräumung des Wirbelkörpers und Interposition eines Beckenkammspanes

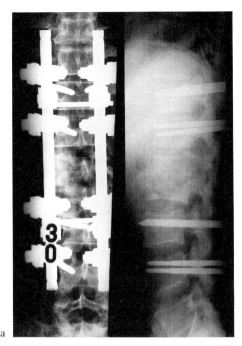
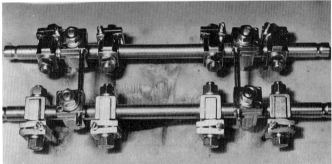
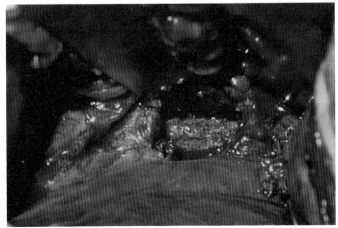

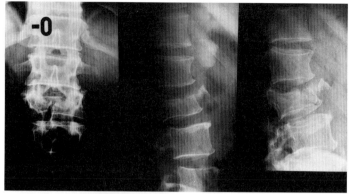
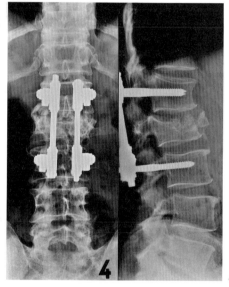
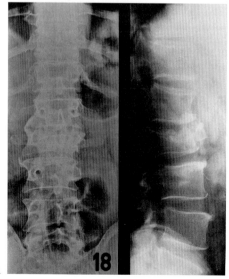

Abb. 3. Berstungsbruch LWK 2. Fixateur-interne-Osteosynthese, Aufrichtung des Wirbelkörpers. Trotz infiziertem Implantatlager bleibt das Metall angesichts der instabilen Verhältnisse in situ. Korrekturverlust 4 Monate postoperativ ca. 10°. Verkalkung des vorderen Längsbandes, Abstützreaktion zum 1. LWK. Metallentfernung nach 6 Monaten, Spätkontrolle nach 18 Monaten zeigt belastungsstabile Konsolidierung, kein weiterer Korrekturverlust, transpedikuläre Schraubenkanäle noch erkennbar

Offensichtlich irritiert der Fixateur interne durch sein Implantatvolumen und das Handling die Verschiebeschichten der Muskulatur erheblich. Einen primären Infekt sahen wir nicht, stereotyp jedoch die Ausbildung der Pseudobursa mit nachfolgender sekundärer Infektion. Zusätzlich ist zu bedenken, daß die Propriorezeptoren der Rückenstreckmuskulatur durch das Implantatvolumen irritiert werden. Die Vorteile des Fixateur interne als ein winkelstabiles System, das kurzstreckige Fusionsstrecken möglich macht [7] und zudem für alle dorsalen Indikationen verwendbar ist, gleichzeitig die operative Anwendbarkeit zur Reposition, Distraktion, Stabilisation, Neutralisation und Überbrückung wie Zuggurtung erfüllt [5, 6], erscheinen hierdurch eingeschränkt. Dick [2] gibt 1987 eine primäre Infektionsrate von 2 Patienten bei 183 Implantationen an sowie eine zusätzliche Hämatombildung, einen oberflächlichen Infekt oder eine Fistelbildung bei 6 Patienten. Bei diesen 6 Patienten wurde keine vorzeitige Metallentfernung durchgeführt. Nach persönlicher Mitteilung (1986) entfernt er den Fixateur interne wegen der bekannten Pseudobursabildung in der Regel nach 9 Monaten.

In unserem Krankengut sind die Pseudobursabildung alle früher, nämlich zwischen 2 Wochen und 3 Monaten, aufgetreten. Nach entsprechender Entlastung der Wundhöhle erscheint es uns jedoch vertretbar, bei täglicher Wundpflege das System so lange in situ zu belassen, bis die knöcherne Konsolidierung der Fraktur erreicht ist (Abb. 3). Da wir trotz der infizierten Pseudobursabildung bis zu diesem Zeitpunkt das Metall in situ belassen konnten und nur einmal eine tiefe Infektion beklagen mußten, die den verletzten Wirbelkörper betraf und damit keine direkte Verbindung zum Fixateur-interne-System hatte, erscheint das System unter Beachtung dieser Problematik weiterhin einsetzbar. Die vorzeitige Metallentfernung kann so lange hinausgeschoben werden, bis die knöcherne Konsolidierung eingetreten ist. Die sekundäre Wundheilung ist in der Regel ca. 2 Monate nach Metallentfernung ohne große Defekte abgeschlossen.

Literatur

1. Callahan RA, Brown MD (1981) Positioning techniques in spinal surgery. Clin Orthop Relat Res 154:22–26
2. Dick W (1987) Innere Fixation von Brust- und Lendenwirbelfrakturen. Huber, Bern. Aktuelle Probleme in Chirurgie und Orthopädie, Bd 28, 2. Aufl.
3. Kluger P, Gerner HJ (1984) Die transkutane Plazierung einer Schanz'Schraube in die Bogenwurzel – Ein Schritt zu einem neuen Therapie-Konzept von Wirbelsäulenverletzungen. Z Orthop 122:521–522
4. Magerl F (1982) Stabilisierung der unteren Brust- und Lendenwirbelsäule mit dem Fixateur externe. Acta Chir Austriaca 43:78
5. Möseneder H, Rettenbacher J (1985) Die operative Wirbelsäulenbehandlung. Acta Chir Austriaca (Sonderheft) 1:45–50
6. Muhr G, Tscherne H (1982) Fusionseingriffe an der Wirbelsäule. Unfallheilkunde 85:310–318
7. Wörsdorfer O (1981) Operative Stabilisierung der thorako-lumbalen und lumbalen Wirbelsäule: vergleichende biomechanische Untersuchungen zur Stabilität und Steifigkeit verschiedener dorsaler Fixationssysteme. Habilitationsschrift, Klinisch-Medizinische Universität Ulm

Teil III
Therapie I:
Spülung und Drainage

Effektivität des pulsierenden Wasserstrahles (Jetlavage) zur Reinigung kontaminierter und infizierter Wunden – Histologische und bakteriologische Untersuchungen

R. Ketterl[1], J. Jessberger[1], K. Machka[2], K. Geissdörfer[3], B. Stübinger[1] und G. Blümel[3]

Einleitung

Ein adäquates Débridement mit Entfernung von avitalen, minderperfundierten und kontaminierten Gewebeanteilen ist die wichtigste Voraussetzung in der Behandlung von traumatischen Wunden [7]. Ebenso stellt in der septischen Traumatologie das radikale Débridement den ersten therapeutischen Schritt dar [8].

Der Wert einer daran anschließenden effektiven Wundspülung ist unbestritten [5, 6]. Der Anwendung eines pulsierenden Wasserstrahles – in der Mundpflege bereits jahrelang in Anwendung – wurde in den letzten Jahren auch zur Reinigung kontaminierter und infizierter Wunden immer mehr Bedeutung geschenkt. Eine effektivere Wundreinigung sowie eine Förderung der Wundheilung durch Durchblutungsverbesserung wurde dabei dem pulsierenden Strahl zugeschrieben [1, 3].

An unserer Klinik wird zur Spülbehandlung von kontaminierten und infizierten Wunden die sog. Jetlavage eingesetzt. Dabei handelt es sich um ein Gerät (Ortholav, Fa. Stryker), das einen pulsierenden Wasserstrahl erzeugt, der bei einem Flow von 1 l/min. mit einem Druck von 100 p/cm^2 auf das Gewebe auftrifft.

In dieser Arbeit wird die Effektivität der Wundreinigung mittels der Jetlavage anhand von histologischen und bakteriologischen Untersuchungen mit der einer bisher angewandten Spülbehandlung per Hand verglichen.

Patienten und Methodik

In die prospektive, randomisierte Vergleichsstudie konnten 32 Patienten (10 Frauen und 22 Männer) mit großen infizierten Wunden der unteren Extremität im Alter von 16–82 Jahren (Durchschnittsalter 33,2 Jahre) aufgenommen werden.

---

[1] Chirurgische Klinik am Klinikum Rechts der Isar der TUM (Direktor: Prof. Dr. J. R. Siewert), D-8000 München 80
[2] Abteilung für Infektiologie und Hygiene (Direktor: Prof. Dr. I. Braveny)
[3] Institut für Experimentelle Chirurgie (Direktor: Prof. Dr. G. Blümel) der Technischen Universität München

Tabelle 1. Versuchsablauf

Vollständiges radikales Débridement
Probengewinnung
Spülbehandlung
- Jetlavage 5 l
- Handspülung 5 l
- Erneute Probengewinnung

Die Patienten wurden anhand einer Randomliste in 2 Gruppen aufgeteilt. Nach vollständig ausgeführtem Débridement wurden an 3 standardisierten Wundstellen (Haut und Subkutis, Muskulatur sowie Knochen) Gewebeproben entnommen und Wundsekret gewonnen. Anschließend erfolgte die jeweilige Spülbehandlung, wobei eine Gruppe mit 5 l Ringer-Lösung nach bisheriger Methode mittels Handspülung und die 2. Gruppe mit 5 l Ringer-Lösung unter Verwendung der Jetlavage gespült wurde. Sodann erfolgte die erneute Probengewinnung wie oben beschrieben (Tabelle 1).

Die histologischen und bakteriologischen Untersuchungen wurden ohne Kenntnis der Gruppenzugehörigkeit vom jeweiligen Untersucher durchgeführt. Die histologische Auswertung erfolgte nach der Oberflächenbeschaffenheit mit der Fragestellung einer mechanischen Alteration des Gewebes und nach dem Verschmutzungsgrad der Wunde. Dabei wurde die Wunde nach folgendem Punkteschema bewertet:

1 = sauber
2 = in <25% der Wunde Zelldetritus, eitriges Sekret oder Fremdmaterial
3 = in >25% und <50% der Wunde Verschmutzungen
4 = starke Verschmutzung der Wunde >50%

Die Keimidentifizierung und Keimzahlbestimmung in den verschiedenen Geweben erfolgte unter
- Gewebehomogenisierung nach der Potter-Methode sowie unter
- Lebendkeimzahlbestimmung durch Züchtung auf Agarplatten

Die statistische Auswertung erfolgte mit dem Student-t-Test sowie dem U-Test nach Mann-Whitney.

Ergebnisse

Die Auswertung der histologischen Proben ergab eine signifikant effektivere Wundreinigung. Einem durchschnittlichen Verschmutzungsgrad von 1,37 bei der Gruppe mit Jetlavage stand ein Durchschnittswert von 3,00 bei der Handspülung entgegen (Tabelle 2).

Tabelle 2. Ergebnisse – Histologie
Verschmutzungsgrad

Jetlavage $X = 1,37$	$p < 0,01$
Handspülung $X = 3,00$	

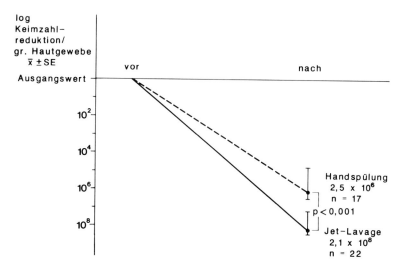

Abb. 1. Keimzahlreduktion in der Haut und Subkutis: Handspülung: 16 Patienten, 17 verschiedene Keime, Jetlavage: 16 Patienten, 22 verschiedene Keime

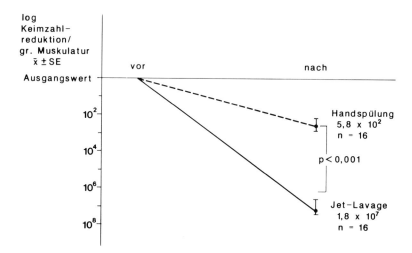

Abb. 2. Keimzahlreduktion in der Muskulatur: Handspülung: 16 Patienten, 16 verschiedene Keime, Jetlavage: 16 Patienten, 16 verschiedene Keime

Die Oberflächenbeschaffenheit zeigte in beiden Gruppen keine Unterschiede, so daß durch den pulsierenden Wasserstrahl keine mechanische Alteration des Gewebes zu befürchten ist.

Die Effektivität der Jetlavage wird auch durch die bakteriologischen Ergebnisse dokumentiert. Die Keimzahlreduktion in der Haut um $2,1 \cdot 10^8$ nach Jetlavage war im Vergleich zu $2,5 \cdot 10^6$ in der Gruppe mit Handspülung signifikant stärker ausgeprägt (Abb. 1).

In der Muskulatur konnte durch Anwendung der Jetlavage eine Reduktion der Keimzahlen um $1,8 \cdot 10^7$/g Gewebe erreicht werden, während bei den Patienten mit Handspülung lediglich eine Keimreduktion um $5,8 \cdot 10^2$ nachgewiesen werden konnte. Der Unterschied zwischen beiden Untersuchungsgruppen war statistisch signifikant (Abb. 2).

Die Keimzahlbestimmungen im Knochen ergaben ebenfalls einen statistisch nachweisbaren Unterschied zugunsten der Jetlavage, wenngleich die Differenz zwischen den Untersuchungsgruppen nicht so deutlich ausfiel (Abb. 3).

Entsprechend der Keimzahlreduktion in den verschiedenen Gewebeanteilen wurde im Wundsekret eine Minderung der Keimzahlen gefunden. Der Effekt war wiederum in der Untersuchungsgruppe mit Jetlavage signifikant stärker ausgeprägt im Vergleich zur Handspülung (Abb. 4).

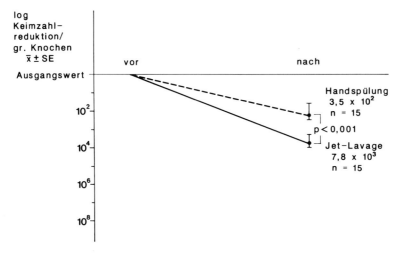

Abb. 3. Keimzahlreduktion im Knochen: Handspülung: 16 Patienten, 15 verschiedene Keime, Jetlavage: 16 Patienten, 15 verschiedene Keime

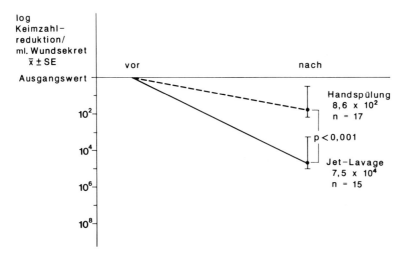

Abb. 4. Keimzahlreduktion im Wundsekret: Handspülung: 16 Patienten, 17 verschiedene Keime, Jetlavage: 16 Patienten, 15 verschiedene Keime

Diskussion

Die Anwendung des pulsierenden Wasserstrahls erlaubt eine effektivere Wundreinigung, wie anhand der histologischen Untersuchungen nachgewiesen werden konnte. Die signifikant deutlicher ausgeprägte Keimzahlreduktion in allen Wundabschnitten sowie im Wundsekret unterstreicht den Wert der Jetlavage. Es werden somit bessere Voraussetzungen für die Ausheilung kontaminierter und infizierter Wunden geschaffen.

Ein weiterer positiver Einfluß auf die Wundheilung wird durch eine Durchblutungsförderung – induziert durch den pulsierenden Strahl – erreicht. Die Ergebnisse unserer Untersuchung stehen im Einklang mit tierexperimentellen Arbeiten, die eine Überlegenheit der Jetlavage im Vergleich zu Wundspülungen mit der Hand und Spritzen nachgewiesen haben [4, 6].

Der Vorteil der Jetlavage scheint durch die Erzeugung eines pulsierenden Strahles mit schneller Kompression und zwischenzeitlicher Dekompressionsphase des Gewebes bedingt zu sein, wodurch ein Loslösen von adhärenten Verunreinigungen sowie das Ausschwemmen von Bakterien aus den verschiedenen Gewebeanteilen erzielt werden kann.

Eine mechanische Alteration des Gewebes durch den pulsierenden Wasserstrahl bei der Jetlavage kann durch unsere Untersuchungen verneint werden. Diese Feststellung gilt jedoch nur für das bei unserer Arbeit verwendete Gerät mit einem Gewebeaufpralldruck von 100 p/cm^2. Ein höherer Druck könnte durchaus eine mechanische Schädigung der Wunde erzeugen.

Eine Einschwemmung von Spülflüssigkeit und Bakterien in die Blutbahn mußten wir nicht feststellen. Blutkulturen sowie Hämatokritbestimmungen vor und nach der jeweiligen Spülbehandlung ergaben keine Auffälligkeiten. Experimentelle Untersuchungen unterstreichen diese Ergebnisse [2].

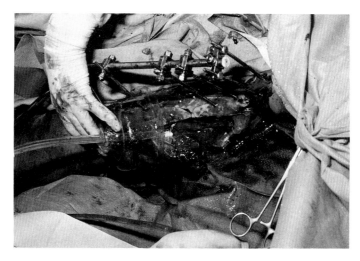

Abb. 5. Anwendung der Jetlavage bei offenen Frakturen mit ausgedehntem Weichteilschaden nach erfolgtem Débridement

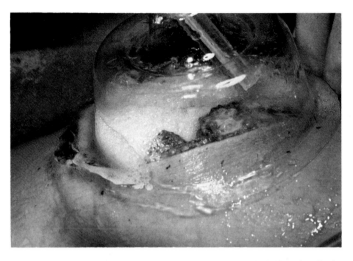

Abb. 6. Anwendung der Jetlavage nach Synovektomie bei Kniegelenkempyem

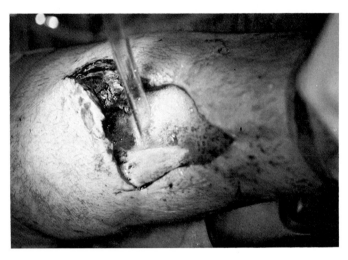

Abb. 7. Einsatz des pulsierenden Wasserstrahles zur Keimreduktion nach adäquatem Débridement bei posttraumatischer Osteomyelitis

Wir empfehlen daher den Einsatz der Jetlavage zur Reinigung kontaminierter Wunden, wie z. B. bei offenen Frakturen mit ausgedehntem Weichteilschaden (Abb. 5), und in der septischen Traumatologie als zusätzliche Maßnahme zur Keimreduktion nach radikalem chirurgischem Débridement (Abb. 6 und 7).

Zusammenfassung

In einer prospektiven, randomisierten Vergleichsstudie an 32 Patienten mit infizierten Wunden der unteren Extremität wurde anhand von histologischen und bakteriologischen Untersuchungen die Überlegenheit der Jetlavage in der Wundbehandlung im Vergleich zu der Spülung per Hand nachgewiesen. Neben einer signifikant effektiveren Wundreinigung konnte eine deutlichere Keimzahlreduktion in allen Wundbereichen (Haut, Muskulatur, Knochen) und im Wundsekret erzielt werden. Eine mechanische Schädigung des Gewebes war dabei nicht zu beobachten.

Literatur

1. Bhaskar SN, Cutright DE, Frish J (1969) Effect of high pressure water jet on oral mucosa of varied density. J Periodontol 440:593-598
2. Gross A, Bhaskar SN, Cutright DE (1971) A study of bacteremia following wound lavage. Oral Surg 31:720-722
3. Gross A, Bhaskar SN, Cutright DE, Beasley JD, Perez B (1971) The effect of pulsating water jet lavage on experimental contaminated wounds. J Oral Surg 29:187
4. Gross A, Cutright DE, Bhaskar SN (1972) Effectiveness of pulsating water jet lavage in treatment of contaminated crushed wounds. Am J Surg 124:373-377
5. Grower MF, Bhaskar SN, Horan MJ, Cutright DE (1972) Effect of water lavage on removal of tissue fragments from crush wounds. Oral Surg 33:1031-1036
6. Hamer ML, Robson MC, Kriezek TJ, Southwick WO (1975) Quantitative bacterial analysis of comperative wound irregations. Ann Surg 167:819-822
7. Ketterl R, Steinau HU, Stübinger B, Plaumann L, Claudi B (1986) Skrupelloses und programmiertes Debridement als therapeutisches Konzept bei drittgradig offenen Unterschenkelfrakturen. Acta Chir Austriaca 18:374-375
8. Ketterl R, Stübinger B, Steinau HU, Claudi B (1987) Behandlungskonzept bei infizierten Pseudarthrosen des Unterschenkels. Hefte Unfallheilkd 189:586-596

Experimentelle Studie über die Funktion einer Spül-Saug-Drainage

M. Ohmer[1] und P. Kirschner

Seit 70 Jahren wird die Spüldrainage, seit ca. 50 Jahren die Spül-Saug-Drainage regelmäßig in der Therapie von Wundinfektionen eingesetzt. Ihre Bedeutung liegt in der Verlängerung des chirurgischen Débridements, was generell akzeptiert ist, auch unter Einsatz von Antibiotika, Antiseptika oder Detergenzien in der Spüllösung.

Probleme gibt es meist mit der „Mechanik" durch Drainverschluß, Verbanddurchnässung und mangelnde Geschlossenheit der Systeme; Superinfektionen und Therapieversager sind die Folge.

Meinungen zur Spüldauer und -menge, Flowmanagement in offener oder geschlossener Form, Drainform und -positionierung gehen weit auseinander und haben allzuoft nur Einzelaspekte zur Grundlage.

In unserer Abteilung wurde in den letzten Jahren ein System zur verbesserten Wunddrainage entwickelt. Deren Kernstück stellt eine peristaltisch auf ein Schlauchsystem einwirkende Pumpe dar. Durch Modifikation konnten wir das System zur SSD verwenden mit den Vorteilen eines übersichtlichen Handlings, der gesicherten Geschlossenheit durch den Pumpenmechanismus außerhalb des Flüssigkeitsstromes, relativ geringen apparativen Aufwand mit erhöhter Mobilität der Patienten im Bett oder auch außerhalb. Einfache Konnexionsstellen ohne wesentlichen Kalibersprung, Latexpunktionsstopfen für Messungen und Probeentnahmen unter sterilen Bedingungen wie auch durchdachte Zu- und Ablaufreservoirs erwiesen sich als wichtig und hilfreich.

Unser besonderes Interesse richtete sich auf das infizierte Hüftgelenk mit oder ohne Prothetik auf dem Hintergrund hoher und stetig wachsender Zahlen der Hüftendoprothetik. Die Ergebnisse sind bezogen auf das eingesetzte System unter ausschließlicher Verwendung von zusatzfreier Ringer-Lösung, herkömmlichen Redon-Drainagen von 18 Charr mit manuell vergrößerten Perforationen auf kurzer Strecke und i. v.-Gabe von Antibiotika.

Die Spülmenge liegt optimal zwischen 4 und 10 l.

Die Mindestmenge ergibt sich aus der erhöhten Frequenz von Obstruktionen. Die obstruierenden Zylinder wurden mittels Fogarty-Katheter entfernt und histologisch untersucht. Ihre Zusammensetzung war nicht erklärend für den Verschluß. Zu Beginn überwogen wie erwartet Koagula, später Debris. Zusätzliche

---

[1] Hospital z. Hl. Geist, 5407 Boppard

Störungen, wie z. B. kurzfristige Stase durch Reservoirleere und -wechsel oder Patiententransport, mußten hinzukommen.

Die Obergrenze ergibt sich aus einer erhöhten Rate von Verbanddurchnässungen. Die Flowmenge von ca. 50% der Pumpenleistung könnte ideal sein, um auch vorübergehende Spitzen des Flüssigkeitsstromes abzufangen.

Die Bilanzierung ergab, sofern sie exakt möglich war, eine „innere Sekretion" von 150–250 ml in der Spülzone. Andererseits wird eine nicht unbeträchtliche Menge der Spülflüssigkeit resorbiert. Um den Umsatz der Spülflüssigkeit zu kontrollieren, wurden 16 mCi Technetium ^{99}-Kolloid in die Spülzone gebracht. Überraschenderweise ließen sich hernach Ganzkörperscans von ansehnlicher Qualität, insbesondere über speichernden Organen wie Speicheldrüsen oder den Belegzellen des Magens, aufzeichnen. Leider sind diese Vorgänge im Rahmen dieser Untersuchungen nicht wirklich zu quantifizieren.

Die Spüldauer sollte bei 7 Tagen liegen. Die Mindestzeit ist definiert durch den anhaltenden Ausstrom von Debris bzw. nekrotischen Gewebszellen, auch Granulozyten und somit Mediatorsubstanzen. Dieser nimmt quantitativ stetig ab, bleibt aber bis zum 5. bis 7. Tag erhalten. Reparative Vorgänge nehmen danach überhand, wie die erhöhte Zahl von bei der Ablösung noch vitaler Gewebebzw. Granulationszellen bei längerer Spüldauer, vermutlich der mechanischen Irritation, zeigt. Dies belegen Gesichtsfeldzählungen der Sedimente des Ausstroms. Darüber hinaus steigt die Wahrscheinlichkeit der Kontamination oder Superinfektion ab 1 Woche Spüldauer rapide an. Bei „trockenen" Verhältnissen reicht allein eine abschließende Sogphase von 1 Tag, sie ist evtl. völlig überflüssig, da der Zug der Drainagen unter Sog nachweisbar Schäden setzt, Zug ohne Sog aber Debris hinterläßt.

In bezug auf die *Mikrobiologie* ist sehr wichtig, bereits intraoperativ aus verschiedenen Schichttiefen mehrere Keimproben zu nehmen. Verdeckt unter Staphylococcus aureus fanden sich zuvor nicht vermutete Keime wie Pseudomonas, Kolibakterium oder Acinetobacter, welche bei späterer Darstellung als Superinfektionen der SSD zur Last gelegt worden wären. Unter Gebrauch von zusatzfreier Ringer-Lösung ist sicherlich mit häufigeren positiven Keimbefunden zu rechnen. Kontamination bedeutet keinesfalls immer Superinfektion. Klinische oder Laborparameter müssen hinzutreten.

Alarmzeichen sind erhöhte Rektaltemperaturen, deutlich erhöhte quantitative Keimzahlen oder Auftreten von nässeliebenden Keimen, wie z. B. Enterokokken mit auffälligem Resistenzmuster.

In der Verlaufskontrolle hat sich von serologischen Parametern das C-reaktive Protein als sehr empfindlich für die Früherkennung einer infektiösen Komplikation erwiesen.

Zur Sogleistung. Unter Verwendung eines nennenswerten Soges, spätestens ab ca. 15% Vakuum, verliert die Spülzone bei genügend Weichteildeckung wie in der Hüftregion jeden höhlenartigen Charakter und wird kapillar, wie sich durch Beigabe von Kontrastmittel unter Röntgendurchleuchtung belegen läßt. Gleichwohl werden die Spülzone und entsprechende innere Oberflächen benetzt und gespült. Dosierte Muskelaktivität verbessert diesen Effekt. Das Reduzieren von Spülseen mit entsprechenden ruhenden Zonen, welcher der körpereigenen Abwehr entzogen sind, wurde von uns als positiv empfunden. Beim Auftreten von Störungen, evtl. auch als Routine, können wir die Röntgenkontrastmittelbeimischung empfehlen, vermittelt sie doch Erkenntnisse über mangelnden Drainage- oder auch Spüleffekt sowie Offenheit oder Verschluß der Drainenden. Die bisher verwandte Sogbegrenzung von 50% Vakuum war zu hoch. Mehrfach kam es zu funktionellen Verschlüssen der Drains durch klappenartig wirkende Gewebekulissen am Drainende. Dieser Effekt setzt bei ca. 20% Unterdruck ein. Andererseits war eben dieser Sog erforderlich, um Gewebepartikel oder Koagel durch das Drainsystem zu befördern. Diese Effekte wurden mittels kontinuierlicher Druckmessung und -aufzeichnung darstellungsfähig. Hier muß als nächstes eine variable oder 20%ige Sogbegrenzung geschaffen werden. Hilfreich könnten auch weniger benetzbare Oberflächen der Drains und eine automatisierte Abstromkontrolle, z. B. durch eine Zählkammer mit Steuer- und Alarmfunktion, sein.

Die Ergebnisse waren ausreichend gut. In 20 dokumentierten Fällen konnten bisher 80% als Erfolg, 20% als Teilerfolg, z. B. bei ausgedehnten Fistelsystemen und langer Krankengeschichte, gewertet werden. Die Nachbeobachtungszeit betrug allerdings erst 8–18 Monate.

Hervorzuheben ist, daß 1) alle 6 Prothesen nach Frühinfekten belassen werden konnten und kein Rezidiv sich bisher abzeichnete, wobei eine Patientin aus anderer Ursache verstarb, 2) Toleranz und Compliance mit der Methode außerordentlich gut sind. Bereits am 2. Tag nach dem Eingriff sind die Patienten beschwerdefrei und ohne systemische Reaktion. Gewöhnlich war die Wundheilung ausgezeichnet, gegenüber Standardeingriffen sogar komplikationsloser.

Als radiologisches Verfahren zur Nachkontrolle zeichnet sich die Szintigraphie mittels niedrig-molekular definierter Kolloidlösungen aus, ein sensibles Verfahren für den Nachweis einer erhöhten Basalmembranpermeabilität, bei dieser Fragestellung also einem inflammatorischen Geschehen. Die in dieser Weise kontrollierten TEP-Patienten nach Frühinfekt waren bisher negativ.

Die Spül-Saug-Drainage zur Implantatrettung bei septischen Wundheilungsstörungen

A. Bettermann[1], M. Hürtgen[1] und A. Schäfer[1]

Einleitung

Das Übergreifen einer Wundinfektion auf das Implantatlager stellt nach Osteosynthese eine schwerwiegende Komplikation dar. Nach endoprothetischem Gelenkersatz ergeben sich daraus meist katastrophale Folgen. Galt es lange Zeit als unerläßlich, das infizierte Implantat umgehend wieder zu entfernen, so kann heute doch mit Hilfe verschiedener Methoden der Versuch einer Implantatrettung unternommen werden.

Material und Methode

Von 1980-1987 wurden insgesamt 104 Patienten wegen Implantatinfektion mit einer Spül-Saug-Drainage versorgt. Davon stammte etwas mehr als die Hälfte aus dem eigenen Operationsgut. Die Spülung erfolgte stets von innen nach außen, wie dies die Abb. 1 zeigt. Verwendet wurden sowohl für die Zu- als auch für die Ableitung Spiraldrainagen, die durch entsprechendes Drehen immer wieder gangbar gemacht werden können. Die Spülbehandlung wurde für durchschnittlich 5 Tage durchgeführt, die permanente Saugdrainage verblieb jeweils 48 h länger. Die Spülbehandlung erfolgte mit 0,5%iger Taurolidinlösung oder als passagere Instillation von Antibiotikalösungen und/oder Enzympräparatlösungen. In einigen Fällen wurde auch eine reine Spülung mit Ringer-Lösung durchgeführt. Die Spülmenge betrug 2000 ml/24 h. Die Instillationen erfolgten für jeweils 2 h. Neben einer exakten Bilanzierung von Spülflüssigkeit und Drainagesekret führten wir zur Kontrolle täglich Abstriche aus dem Drainsekret durch, die sowohl der qualitativen als auch der quantitativen Bestimmung der pathogenen Keime dienten. Diese Abstriche wurden standardisiert am Ende einer Freispülphase mit 1000 ml Ringer-Lösung vorgenommen. Des weiteren wurden alle Spüllösungen auf ihren pH-Wert hin kontrolliert, der zwischen 6,5 und 8 liegen mußte. Beim Verdacht einer Flüssigkeitsverhaltung werden sonographische Kontrolluntersuchungen durchgeführt, bei denen die Wunde jeweils durch Folie abgeklebt wird.

---

[1] Klinik für Unfallchirurgie (Leitender Arzt: Prof. Dr. H. Ecke), Klinikum der Justus-Liebig-Universität Gießen, Klinikstr. 29, D-6300 Gießen

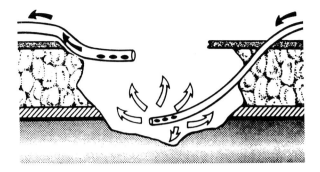

Abb. 1. Richtige Lage einer Spül-Saug-Drainage. Aus der Tiefe heraus Auffüllen der Defekthöhle und oberflächliches Absaugen. Gleiches Vorgehen auch bei verschlossener Wunde

Ergebnisse

Bei 16 Patienten kommt es nach Entfernen der Spül-Saug-Drainage zur primären Wundheilung. Die Materialentfernung wird nach der üblichen Implantatverweildauer vorgenommen. In weiteren 41 Fällen kann das Implantat für durchschnittlich 57 Tage verbleiben, was in 72% einer übungsstabilen Knochenheilung entspricht, da das Material dann doch entfernt werden muß. Die übrigen 28% dieses Kollektivs und die 47 Patienten, bei denen alsbald nach der Spül-Saug-Drainage die Entfernung des Implantates notwendig wurde, müssen nicht selten zahlreichen Reeingriffen unterzogen werden, bis es zu leidlich stabilen Wundverhältnissen kommt. Insgesamt resultieren 39 Osteomyelitiden mit 17 langjährigen chronischen Verläufen. Mußte ein Implantat frühzeitig entfernt werden, so erfolgt stets erneut die Einlage einer Spül-Saug-Drainage, was in 23% der Fälle eine komplikationslose weitere Wundheilung erbrachte.

Die quantitativen Abstrichergebnisse lassen die Folgerung zu, daß eine innerhalb der ersten 3 Tage um mindestens 3 Zehnerpotenzen abfallende Keimkonzentration die Wahrscheinlichkeit einer primären oder zumindest doch passageren Heilung um 57% ansteigen läßt. Spülungskombinationen aus Taurolidin- und Enzympräparatinstillation zeigen die statistisch besten Ergebnisse. Die systemische Antibiotikagabe erfolgte im Rahmen der Spül-Saug-Drainagen-Operation primär breit und später nach Abstrichergebnis (ökonomisch). Nur 27mal war ein Wechsel des Antibiotikums in diesem Zuge erforderlich, da stets bei der primären breiten Abdeckung ein anderes Antibiotikum als zur perioperativen Prophylaxe des Ersteingriffes verwendet wurde.

Diskussion

Die genannten Ergebnisse rechtfertigen einen Versuch der Implantatrettung bei frischer Infektion nach dem Ersteingriff. Bei strenger systematischer Kontrolle hat sich die Spül-Saug-Drainage als methodisch brauchbar erwiesen. Dennoch darf dabei der richtige Zeitpunkt für die vorzeitige Implantatentfernung nicht versäumt werden.

Teil IV
Therapie II:
Adjuvante systemische Antibiotikatherapie

Grundsätzliche Bemerkungen zu einer adjuvanten systemischen Antibiotikatherapie beim infizierten Implantat

A. Meißner[1], K. Borner[2] und R. Rahmanzadeh[1]

Die Therapie der postoperativen Ostitis steht beim modernen Therapiekonzept auf 4 Säulen: dem Débridement, d.h. der vollständigen Entfernung allen avitalen Knochen- und Weichteilgewebes, der Stabilisierung im Defektbereich und der primär – meist jedoch sekundär – durchgeführten plastischen Defektdeckung von Knochen- und Weichteildefekten sowie außer diesen Maßnahmen in einer adjuvanten Antibiotikatherapie [7]. Während die anerkannten chirurgischen Maßnahmen im Detail in verschiedenen Kliniken teilweise unterschiedlich praktiziert werden, gilt doch als unumstritten, daß grundsätzlich diesen chirurgischen Maßnahmen die entscheidende Bedeutung bei der Infektsanierung zukommt. Andererseits ist eine adjuvante Antibiotikamedikation in ihrem Wert nicht unumstritten, sie wird jedoch weit verbreitet durchgeführt. Bei dieser Begleittherapie stellt sich die Frage der Applikation: lokal, systemisch oder kombiniert lokal und systemisch. Während in früherer Zeit bis Anfang der 80er Jahre der Lokaltherapie eine dominierende Bedeutung eingeräumt wurde, spielt in der Praxis seitdem die systemische adjuvante Antibiotikamedikation eine zunehmend größere Rolle. Dabei handelt es sich um keine Alternative in der Therapie, sondern um eine Ergänzung. Zum einen sind die Diffusionsstrecken der lokal eingebrachten Antibiotikadepots sehr kurz, während sie andererseits den Vorteil bieten, extrem hohe lokale Konzentrationen zu erreichen mit sicher bakteriziden Konzentrationen im Nahbereich des Antibiotikadepots [7]. Andererseits entsteht ein Verdünnungseffekt, insbesondere in der frühpostoperativen Phase durch die Hämatoserombildung. Der entscheidende Vorteil der lokalen Therapie ist die Sicherheit, am unmittelbaren Ort der Infektion eine hohe Antibiotikakonzentration vorliegen zu haben, und teilweise wird als Nebeneffekt noch die Platzhalterfunktion der Trägersubstanzen als günstig für die Vorbereitung einer späteren Spongiosaplastik angesehen [3]. Mit der systemischen Antibiotikamedikation soll der verbliebene vitale Knochen, bei dem es sich um ein minderdurchblutetes Gewebe im Vergleich zu den umgebenden Weichteilen handelt, erreicht werden, um so den kontaminierten Knochen vor der Ausbildung einer Infektion zu

---

[1] Abteilung für Unfall- und Wiederherstellungschirurgie im Klinikum Steglitz der Freien Universität Berlin (Leiter: Prof. Dr. R. Rahmanzadeh), Universitätsklinikum Steglitz, Hindenburgdamm 30, D-1000 Berlin 45
[2] Institut für Klinische Chemie und Klinische Biochemie, Universitätsklinikum Steglitz, Hindenburgdamm 30, D-1000 Berlin 45

schützen und den infizierten Knochen antibiotisch zu behandeln. Auch können so im entstehenden Hämatoserom bakterizide Antibiotikakonzentrationen erreicht werden. Außerdem soll die Umgebung des unmittelbaren Infektherdes vom Antibiotikum erreicht werden. Dieses kann teilweise nach Stunden bis Tagen durch das Ausfallen von Fibrin, Organisation von Hämatoseromen und Narbenbildung verhindert werden.

Grundsätzlich sind zur adjuvanten systemischen Antibiotikamedikation folgende Fragen zu stellen und zu beantworten:
1. Soll eine systemische Antibiotikamedikation durchgeführt werden?
2. Mit welchem Antibiotikum soll diese durchgeführt werden?
3. Wie soll das Antibiotikum dosiert werden?
4. Wie lange ist eine derartige Therapie durchzuführen?
5. Soll sie mit einer lokalen Antibiotikatherapie (und wenn ja, in welcher Weise) kombiniert werden?

Um den Status quo der adjuvanten Antibiotikamedikation bei der Ostitistherapie zu klären, soll zunächst auf die Ergebnisse einer bei uns unter 50 Kliniken der Deutschen Sektion der AO international durchgeführten Fragebogenaktion eingegangen werden [5]. Dabei zeigte sich, daß alle Kliniken, die hierzu Angaben machten, eine adjuvante Antibiotikamedikation durchführten; von diesen gaben nur 2 ausschließlich lokale Antibiotika, während 46 Kliniken auch systemisch ein Antibiotikum einsetzten, davon 41mal in Kombination mit lokalen Antibiotikagaben. Faßt man die Fragen nach dem Standardantibiotikum, der Standarddosierung und der Normaldauer der Therapie zusammen, so findet man kaum 2 Kliniken, die hier das gleiche Vorgehen gewählt hätten. Bei den Antibiotika überwogen die Zephalosporine vor den Penizillinderivaten, bei der Dosierung wurde eine mittlere bis hohe Dosierung gewählt, und die Dauer der Medikation variierte zwischen 3 Tagen und 3 Monaten. Hiernach besteht in der Praxis offensichtlich Einigkeit darüber, daß eine systemische adjuvante Antibiotikatherapie durchzuführen ist, allerdings keinerlei Einvernehmen über den Wirkstoff, die Dosis und die Dauer der Therapie.

Es stellt sich nun die Frage, was aus theoretischen Erwägungen sinnvoll ist, was experimentell gesichert ist oder welches Verfahren vorzuziehen ist. Leider fällt zunächst auf, daß es keine klinische Studie gibt, die eindeutig den Vorteil einer adjuvanten systemischen Antibiotikatherapie belegen würde. Andererseits besteht kein Grund zur Annahme, daß nicht Parallelen zu anderen ähnlichen Infektionen gezogen werden könnten, und außerdem ist durch klinische Studien gesichert, daß eine Antibiotikaprophylaxe, die eigentlich eine Frühtherapie ist, bei offenen Frakturen der Grade 2 und 3 zu einer Reduktion der postoperativen Infekte führt. Bei den multifaktoriellen Problemen der chronischen Ostitis mit zahlreichen Vortherapien, äußerst unterschiedlichen Knochen- und Weichteilschädigungen und mit entsprechender Veränderung der Trophik ist bei den ohnehin kleinen Fallzahlen einzelner Kliniken, allein durch eine klinische Studie bei ohnehin ethisch nicht zu verantwortender Randomisierung, der Vorteil einer adjuvanten Antibiotikamedikation bei der Therapie kaum zu klären. Dies gilt um so mehr bei den graduellen und meist weniger prinzipiellen Differenzen zwischen einzelnen Antibiotika bei der Frage nach der am besten geeigneten Substanz. Aus diesem Grunde wird es von zahlreichen Autoren als notwendig erachtet, sich über die Klärung pharmakokinetischer Daten indirekt der Beantwortung der Frage zu widmen. Dabei lautet die Hauptfrage, ob ein systemisch eingesetztes Antibiotikum überhaupt bei einer Knocheninfektion wirkt oder ob am Infektionsort Antibiotikakonzentrationen erreicht werden, die über den MHK oder MBK der zu erwartenden oder nachgewiesenen Ostitiserreger liegen? Hier treffen wir auf das Problem der Knochenspiegelbestimmungen, die als Konsequenz zu zahlreichen Ergebnissen unterschiedlicher Autoren über verschiedene Antibiotika führen, die mit unterschiedlichen Methoden bei verschiedenen Bezugsgrößen z. T. ihre Vergleichbarkeit vermissen lassen und damit an Wert einbüßen. Folgende Punkte sind zu berücksichtigen: Welche Bezugsgröße ist zu wählen, bzw. welches Knochenkompartiment kommt als wirksames Verteilungsvolumen für das Antibiotikum in Frage. Dabei ist der intravasale Raum nicht mitzuberücksichtigen, ebenfalls gilt als sicher, daß das Hydroxylapatitkompartiment nicht als Verteilungsvolumen in Frage kommt, wobei es jedoch sehr wichtig ist, die Interaktionen zwischen der Hydroxylapatitoberfläche des Knochens und dem Antibiotikum mitzuberücksichtigen [10]. Der Restraum teilt sich in interstitielle Flüssigkeit, extravasalen Interzellulärraum und Kollagenraum. Dieser Restraum wird i. allg. als potentielles Verteilungsvolumen in Frage kommen, ohne daß die Beeinflussung durch die letzten beiden Größen heute hinreichend zu beantworten wäre. Um die Blut- bzw. Serumkonzentration abzugrenzen, soll blutarme Knochensubstanz zur Bestimmung gelangen, bei der der Blutanteil verschwindend gering ist. Andererseits ist dieser Faktor erst relevant, wenn Blutkonzentrationen erreicht werden, die deutlich höher liegen als die Knochenkonzentrationen. Andernfalls könnte evtl. durch Bestimmungs- und Umrechnungsfehler mit entsprechender Fehlerfortpflanzung die bestimmte Konzentration stärker verfälscht werden als durch die Nichtberücksichtigung dieses Faktors [1]. Wesentlich wichtiger ist die Frage der Bindungskonstanten zwischen Antibiotikum und Hydroxylapatit. Diese können sehr hoch sein und zu einer sog. irreversiblen Bindung zwischen Antibiotikum und Hydroxylapatit führen, oder relativ gering sein, wobei zu berücksichtigen ist, daß es sich hier um ein Fließgleichgewicht handelt. Dementsprechend ist eines der Hauptprobleme der Knochenspiegelbestimmung das der vollständigen Elution. Es ist davon auszugehen, daß i. allg. mehrfach eluiert werden muß, häufig 3mal, und es ist zu überprüfen, ob die Restelution gegen 0 geht. Wichtig ist auch die biologische Aktivität des Eluates.

In vielen Fällen lassen sich erste wichtige Erkenntnisse schon in vitro gewinnen. Um festzustellen, ob ein Antibiotikum überhaupt für die Ostitistherapie geeignet sein kann, kann in vitro der Bindungskoeffizient an Hydroxylapatit und die Wiederfindungsquote bestimmt werden. Auf diese Weise läßt sich z. B. feststellen, daß Tetrazykline für die Ostitistherapie überhaupt nicht geeignet sind und Aminoglykoside wegen ihrer hohen Bindung an das Hydroxylapatit mit 30–50% nur wenig, so daß die ersten verabfolgten Dosen im wesentlichen vom Hydroxylapaptitkompartiment des ganzen Körpers aufgenommen werden und den Infektherd nicht erreichen [10]. Außerdem können die Ostitiserreger bestimmt werden, die bei Fistelabstrichen nicht ausreichend repräsentativ sind, so daß dazu übergegangen werden sollte, infizierte Knochenproben selbst zu bebrüten.

Dabei zeigt sich, daß Penizillinderivate wegen ihrer ungünstigen Resistenzsituationen bezüglich des Haupterregers Staphylococcus aureus meist für die Ostitistherapie nicht gut geeignet sind [9]. Daneben zeigen viele Penizillinderivate unzureichende Knochenspiegel [8]. Insgesamt ergibt sich auf diese Weise, daß von den großen Gruppen im wesentlichen die Zephalosporine und neuerdings die Chinolonderivate – besonders das Ciprofloxacin [4] sowie einige andere Antibiotika, wie z. B. das gut knochengängige, keiner Gruppe zuzurechnende Fosfomycin [6] – bei ausschließlich grampositiven Erregern das Vancomycin, sowie bei eingeschränktem Keimspektrum und geringeren Knochenspiegeln das Clindamycin für die Ostitistherapie in Frage kommen [2].

Auch die Frage nach der richtigen Dosierung des Antibiotikums ist bisher durch eine klinische Studie nicht hinlänglich beantwortet worden. Jedoch ist davon auszugehen, daß es sich um eine rezidivträchtige Erkrankung und bei dem Knochen um schlecht durchblutetes Gewebe handelt, und daß bei den meisten Antibiotika eine mehr oder weniger hohe Affinität zum Hydroxylapatit besteht; daher sollte i. allg. die Standardhöchstdosierung oder ggf. unter „drug monitoring" die maximal zulässige Höchstdosierung appliziert werden.

Die Frage nach der Dauer der Antibiotikatherapie läßt sich ebenfalls z. Zt. noch nicht hinlänglich beantworten. Sie variiert in der Literatur zwischen 0 und 6 Monaten. Anhaltspunkte für die Beendigung der Therapie können der klinische Lokalbefund sowie laborchemische Parameter, die BSG und die Leukozytenzahl sein. Nicht in Frage kommt hierfür die Röntgenuntersuchung, es sei denn, auf diese Weise könnte ein operativer Fehler, wie das Belassen eines Sequesters oder Komplikationen wie Materiallockerung etc., festgestellt werden, die ohnehin die Weiterführung einer konservativen Therapie als aussichtslos erscheinen lassen.

Ob die adjuvante Antibiotikamedikation kombiniert lokal oder systemisch durchgeführt werden sollte, ist heute noch nicht hinreichend sicher beantwortet; jedoch ist dies nicht als Alternative, sondern als eine Ergänzung zu sehen, so daß diese Kombination gewählt werden sollte, sobald sie aus mikrobiologischer Sicht, teilweise mit dem Vorteil der Platzhalterfunktion verbunden, als sinnvoll erscheint.

Zusammenfassung

Die meisten zur adjuvanten systemischen Antibiotikamedikation bei chronischer Ostitits zu stellenden Fragen können noch nicht sicher und im statistischen Sinne signifikant beantwortet werden. Sowohl klinische Daten, wie Knochenspiegeluntersuchungen und In-vitro-Studien, sowie mikrobiologische Ergebnisse sind unter kritischer Würdigung sehr wohl als Entscheidungshilfen zu betrachten. Aus mikrobiologischer Sicht und nach Würdigung der Knochenspiegelergebnisse bzw. der In-vitro-Ergebnisse über Interaktionen zum Hydroxylapatit sollten weder Tetrazykline noch Aminoglykoside systemisch zur Ostitistherapie eingesetzt werden. Desgleichen entfallen für die Blindtherapie, ohne bereits den als empfindlich nachgewiesenen Ostitiserreger zu kennen, die Penizillinderivate.

In der eigenen Klinik gehen wir wie folgt vor: Es wird eine systemische adjuvante Antibiotikamedikation im Rahmen der Ostitistherapie eingesetzt. Je nach Lokalbefund und Resistenzlage erfolgt eine Ergänzung durch ein lokales Antibiotikum, wobei wir die Gentamicin-PMMA-Ketten einsetzen. Muß erst eine sog. Blindtherapie durchgeführt werden, d.h. ist erst ein Antibiotikum zu geben, ohne den Ostitiserreger zu kennen – wobei die Isolierung und Resistenzbestimmung bereits mehrere Tage in Anspruch nimmt –, so beginnen wir bei ungünstiger Anamnese und vielen Vorbehandlungen mit einer Fosfomycintherapie beim ersten Schub einer Ostitis und weniger prekärer Ausgangssituation mit Ciprofloxacingabe, die es uns ermöglicht, frühzeitig auf eine orale Medikation zu wechseln. Nachdem der Erreger isoliert und gegen die in Frage kommenden Antibiotika ausgetestet wurde, erfolgt ggf. ein Umsetzen der Therapie, gezielt nach mikrobiologischem Ergebnis unter Berücksichtigung pharmakokinetischer Daten. Als Dosis wählen wir die Standardhöchstdosis des Antibiotikums. Bei der Medikationsdauer richten wir uns nach den oben genannten Parametern, führen die Antibiotikamedikation jedoch nicht länger als 4 Wochen durch.

Literatur

1. Adam D, Heilmann H-D, Weismeier K (1987) Concentrations of Ticarcillin and Clavulanic Acid in human bone after prophylactic administration of 5.2 g of Timentin. Antimicrob Agents Chemother 31:935–939
2. Kerschbaumer F, Guggenbichler JP, Kienel G (1980) Penetration von Fosfomycin in den Knochen im Tierversuch und beim Menschen. Therapiewoche 30:8173–8177
3. Klemm K (1977) Die Behandlung chronischer Knocheninfektionen mit Gentamycin-PMMA-Ketten und -Kugeln. Unfallchirurgie (Sonderheft) 20
4. Meißner A, Borner K (1988) Ciprofloxacin concentration in bone tissue. In: Perzival A, Nicoletti G (eds) Ciprofloxacin – Microbiology – pharmacokinetics – clinical experience. Schwer, Stuttgart, pp 43–46
5. Meißner A, Breyer H-G, Rahmanzadeh R (1989) Antibiotikaprophylaxe und -therapie in der Unfallchirurgie – Ergebnisse einer Umfrage unter den AO-Kliniken. Schnetztor, Konstanz (Aktuelle Unfallheilkunde, Bde 5, 6)
6. Meißner A, Hahn F, Rahmanzadeh R (1989) Erfahrungen mit der systemischen Antibiotikamedikation bei der posttraumatischen Osteitis im Rahmen einer prospektiven Studie mit Fosfomycin. Schnetztor, Konstanz (Aktuelle Unfallheilkunde, S 233–235)
7. Rahmanzadeh R, Böhme H, Hahn F (1983) Stand der heutigen Therapie von Infektionen an Knochen und Gelenken. Vortrag anläßlich des 8. Rothenburger Symposiums für Klinik und Praxis, Oktober 1983, Rothenburg
8. Schweitzer E (1983) Antibiotikakonzentrationen im Knochengewebe. Krankenhauspharmazie 4/4:83–84
9. Wittmann DH, Schassan H-H, Seidel H (1981) Pharmakokinetische Untersuchungen zur Penetration von Azlocillin und Mezlocillin in den Knochen und in die Gewebeflüssigkeit. Arzneimittelforschung 31(II)/7:1157–1162
10. Wittmann DH, Berghoff D, Reynders-Frederix V, Schassan H-H (1983) Über die Bedeutung des Hydroxylapatits bei Konzentrationsbestimmungen von Antibiotika im Knochen. Arzneimittelforschung 33(I)3:423–426

Die antibiotische Begleitbehandlung beim posttraumatischen Infekt an Knochen und Weichteilen – Hinweise für eine rationale Durchführung

M. Hansis[1]

Im Rahmen von Erörterungen zur antibiotischen Behandlung in der Unfallchirurgie wird regelmäßig darauf hingewiesen, daß dieser allenfalls die Qualität einer auxiliären Maßnahme zukomme, daß die Indikation streng gestellt werden müsse, die Behandlungsdauer kurz und das Spektrum eng zu wählen sei. Die alltägliche Praxis jedoch zeigt, daß antibiotischen Behandlungsmaßnahmen gerade auch in der Unfallchirurgie ein im wahrsten Sinne des Wortes unermeßlich großer Raum hinsichtlich Indikation, Zeitausdehnung und Spektrumbreite zugewiesen wird.

Noch vor wenigen Jahrzehnten war in der Traumatologie und Orthopädie neben traumatischen Amputationen und Schußbruchverletzungen die hämatogene akute oder chronische Osteomyelitis vorherrschend – eine Infektionsform, die sich durch eine Überschwemmung des Organismus und der einzelnen Extremität mit pathogenen Keimen ohne vorbestehenden lokalen Schaden auszeichnet. Von dort haben wir ein sicheres Wissen um die große Wirksamkeit antibiotischer Behandlungsmaßnahmen. Unter den heutigen Bedingungen ausgedehnter aseptischer Eingriffe an Knochen und Weichteilen (Osteosynthesen, Osteotomien, Endoprothesenimplantationen u. ä.) kommt jedoch bei der Infektentstehung der *Devitalisierung* von Knochen und Weichteilen (im Rahmen des Unfalls und im Rahmen des aseptischen Eingriffes) eine überragende Bedeutung zu. Das Ausmaß der intraoperativen bakteriellen Kontamination kann unter den heutigen Bedingungen der Asepsis allenfalls einen quantitativen, sicherlich jedoch normalerweise keinen qualitativ grundsätzlichen Einfluß auf die Infektentstehung mehr haben. Bei einem auf dem Boden des „tot operierten Gewebes" entstandenen Infekt hat naturgemäß die sekundäre Dekontamination keinen oder höchstens einen sehr untergeordneten Sinn; dieses tote Gewebe kann desinfiziert oder dekontaminiert werden durch Antibiotika oder Antiseptika – es muß und wird sich bei mangelnder Vitalität zwangsläufig immer neu besiedeln.

Indikationen für die antibiotische Behandlung in der Unfallchirurgie

Als gesicherte Indikationen gelten auch bei kritischen Autoren die Erstimplantationen von Endoprothesen. Die in Tabelle 1 angeführten Infektionsraten mit

---

[1] Berufsgenossenschaftliche Unfallklinik (Ärztlicher Direktor: Prof. Dr. Dr. h. c. S. Weller), Schnarrenbergstr. 95, D-7400 Tübingen 1

Tabelle 1. Literaturangaben über den Wert einer routinemäßigen Antibiotikaprophylaxe bei Hüftgelenksendoprothesen und anderen hüftgelenknahen Operationen; angegeben als 1. Zahl ist jeweils die Infektrate ohne, als 2. Zahl die Infektrate mit Antibiotikaprophylaxe

	Infektrate ohne Antibiotikaprophylaxe	Infektrate mit Antibiotikaprophylaxe
Boyd [1]	4,8%	0,8%
Reichel [8]	3,3%	0,8%
Tengve u. Kjellander [11]	16,9%	1,8%
Burnett et al. [2]	4,7%	0,7%
Hill et al. [6]	3,3%	0,9%
Heisel [5]	3,8%	0,8%

bzw. ohne routinemäßige Antibiotikaanwendung sollten uns jedoch unter den heutigen Möglichkeiten der operativen Technik und der Asepsis in keinem Fall genügen. Wir rechnen in unserer Klinik auch innerhalb langfristiger Zeiträume mit einer Infektionsrate bei der Erstimplantation von Endoprothesen (*ohne* routinemäßige Antibiotikaprophylaxe) von 0,5% [4]. Uns ist keine Studie bekannt, die nachweisen könnte, daß diese Infektionsrate durch eine routinemäßige Prophylaxe weiter gesenkt werden könnte.

Die Empfehlung, bei Risikoendoprothesen (nach Voroperation oder beim Endoprothesenwechsel) routinemäßig eine Antibiotikakurzzeitprophylaxe durchzuführen, entspringt theoretischen Überlegungen; durch Studien ist deren Wert nicht belegt.

Der Wert einer antibiotischen Prophylaxe bei offenen Frakturen ist nicht bewiesen [10]. Auch in einer eigenen Studie [9] konnten wir ein Vorteil dieser Maßnahme auf die Infektverhütung nicht nachweisen. Hingegen kam es während des Studienzeitraumes zu einer signifikanten Resistenzzunahme infolge Verschiebung der klinikinternen Keimpopulation [4].

Bei frischen Infekten nach aseptischen Eingriffen wird man immer ein Antibiotikum verabreichen; Grundlage ist das Wissen um die bei dieser Infektform stets ausreichende Perfusion von Knochen und Weichteilen [7].

Aus theoretischen Überlegungen bieten sich weiterhin bei folgenden Indikationen antibiotische Kurzzeitbehandlungen an:
- Bei überdimensionalen aseptischen Eingriffen unter dem Gesichtspunkt, daß es bei besonders lange dauernden Operationen zu einer vermehrten Inokulation kommen könnte oder daß hier wegen der ungünstigen Weichteilverhältnisse die ohnehin geringfügige intraoperative Anflugflora weiter reduziert werden müsse.
- Bei „aseptischen" Eingriffen nach ehemals offenen Verletzungen unter dem Verdacht einer möglicherweise stummen alten Inokulation.
- Bei aseptischen Eingriffen beim chronischen Infekt in der Absicht, die beispielsweise eingebrachte Spongiosa vor einer zu frühen Keimbesiedlung zu schützen.
- Beim phlegmonösen Reizzustand in der Umgebung eines chronischen Infektes, um diesen einzudämmen.

– Bei aseptischen Eingriffen bei Patienten mit verminderter Infektionsabwehr, um auch hier durch eine weitere Reduktion der möglicherweise erworbenen intraoperativen Flora die Abwehr zu begünstigen.
– Bei vital bedrohten Patienten entsprechend dem Gesamtkrankheitsbild.

Keine Indikation ist in der Regel der chronische Infekt. Zum einen ist eine ausreichende Perfusion von Knochen und Weichteilen dort nicht zu erwarten [7]; zum anderen ist die Ausheilung des chronischen Infektes (sofern er sich nicht phlegmonös ausbreitet oder abszediert) durch die knöchern und weichteilmäßig verminderte Vitalität und Bedeckung limitiert. Die systemische oder lokale Dekontamination chronischer Infekthöhlen kann diese sicherlich nicht zur Ausheilung bringen; sie kann allenfalls einmal bei einer massiven Keimüberflutung über eine Reduktion der ortsständigen pathogenen Flora die *Voraussetzung* für eine erfolgreiche chirurgische Sanierung schaffen. – An die Stelle einer schematischen Langzeithochdosisanwendung von Antibiotika beim chronischen Infekt muß deswegen immer wieder die Überlegung treten, welches zum jeweiligen Zeitpunkt das wesentliche infektunterhaltende Agens sei.

Zeitlicher Verlauf und Präparatewahl

Der zeitliche Ablauf einer *Antibiotikaprophylaxe* ist mittlerweile unumstritten. Sie beginnt mit Einleitung der Narkose; wir verabreichen anschließend lediglich eine zweite und letzte Dosis 6 h nach Operationsbeginn. Eine längerdauernde antibiotische Behandlung nehmen wir lediglich bei frischen Infekten nach aseptischen Eingriffen vor mit einer Dauer von 5–7 Tagen und ggf. bei einem phlegmonösen Reizzustand beim chronischen Infekt. Länger führen wir auch hier diese Maßnahme nicht fort, da ein derartiger phlegmonöser Reizzustand nach dieser Zeit durch das Antibiotikum entweder beherrscht sein müßte oder andernfalls eine chirurgische Intervention erforderlich wäre. Es ist jedoch ausdrücklich zu betonen, daß die genannte Zeitwahl rein empirischer Natur ist; gesicherte Hinweise zur Zeitdauer einer *Antibiotikatherapie* gibt es in der Literatur nicht.

Für die *Präparatewahl* wird eine Auswahl nach den in vitro und in vivo gleichzeitig gemessenen Antibiotikakonzentrationen im Gewebe empfohlen. Die Literaturmitteilungen über die Gewebekonzentrationen sind jedoch so verschieden [3], daß ihre Beachtung allenfalls dem damit maximal Erfahrenen nützlich sein dürfte [12]. Für die breite Anwendung scheidet das Auswahlkriterium der Gewebekonzentration unseres Erachtens aus.

Wir sind deswegen darauf angewiesen, uns ein exaktes Bild über die *klinikeigene Flora* zu machen, und zwar differenziert nach Wundtypen bzw. Infektionsraten. Im Rahmen einer in unserem Hause seit 1981 laufenden prospektiven Studie (über voraussichtlich 10 Jahre) überblicken wir mittlerweile im Rahmen einer kontinuierlichen bakteriologischen Kontrolle die Keimflora der Klinik seit über 7 Jahren. Wir haben auf diese Weise ständig einen Überblick über differenzierte Populations- und Resistenzverhältnisse (Abb. 1):

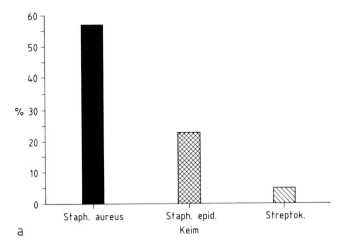

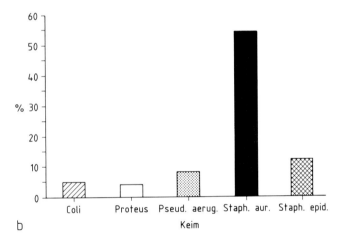

Abb. 1a,b. a Frische Infekte nach aseptischen Operationen (1982 bis 1988, 204 Proben, 239 nachgewiesene Keime); **b** Keimbesiedlung bei chronischen Infekten (1982 bis 1988, 2023 Proben, 2490 nachgewiesene Keime)

Frische Infekte nach aseptischen Operationen zeichnen sich so z.B. durch eine überwiegende Besiedlung mit Staphylococcus epidermidis und Staphylococcus aureus aus, chronische Infekte enthalten zu über 30% andere Keime, insbesondere gramnegative Stäbchen. Letztere sind noch häufiger in Dekubitalulzera unserer querschnittsgelähmten Patienten vertreten. Infektionen an der Hand schließlich beherrschen in über 20% der Fälle Streptokokken – ein Phänomen, das bislang nicht beschrieben und auch in seiner Genese nicht geklärt ist.

Allein dieser kurze Überblick zeigt, wie wenig sinnvoll eine globale Auflistung der klinikinternen Flora ist; nur eine Differenzierung und ständige Überwachung gibt eine solide Grundlage für eine kalkulierte antibiotische Therapie.

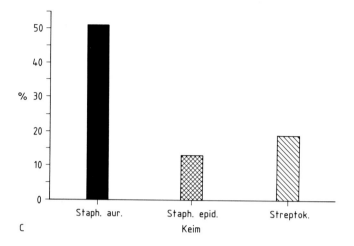
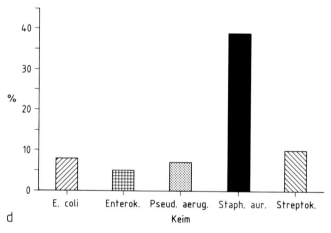

Abb. 1c, d. c Keimbesiedlung bei Infektionen an der Hand, 345 Proben, 346 Keime; **d** Keimbesiedlung in Dekubitalulzera querschnittsgelähmter Patienten, 98 Proben, 123 Keime

Zusammenfassung

Der Wert einer systemischen Antibiotikagabe (als Prophylaxe oder Therapie) muß unter den heutigen Bedingungen der Operationstechnik und der Asepsis eine zunehmend kritische Würdigung erfahren; bei ungünstigen Weichteilverhältnissen und beim chronischen Infekt sollte die Sinnlosigkeit derartiger Maßnahmen zunehmend konzediert werden.

Eine antibiotische Prophylaxe soll 24 h nicht überschreiten, eine antibiotische Kurzzeittherapie normalerweise nicht eine Frist von 7 Tagen – dies v. a. unter dem Aspekt der Resistenzentwicklung und der Verschleierung eines Infektes bzw. der Verzögerung einer notwendigen operativen Behandlung.

Grundlage einer vernünftigen zielgerichteten antibiotischen Behandlung muß die intime Kenntnis der klinikeigenen Flora sein; die summarische Mitteilung des zuständigen bakteriologischen Labors am Jahresende über den Gesamtbakterienstand ist sicherlich als Grundlage nicht ausreichend.

Literatur

1. Boyd RJ (1973) A double-blind clinical trial of prophylactic antibiotics in hip fractures. J Bone Joint Surg 55:1251–1258
2. Burnett JW, Gustilo RB, Williams DN, Kind AC (1980) Prophylactic antibiotics in hip fractures. J Bone Joint Surg [Am] 62:457–461
3. Hansis M (1984) Konzentrationen von Antibiotika im Knochengewebe. Therapiewoche 34:2281–2286
4. Hansis M (1990) Wundinfektionen in der Unfallchirurgie. in Druck
5. Heisel J (1984) Prophylaktischer Antibiotikaeinsatz bei orthopädischen Eingriffen. Krankenhausarzt 57:317–325
6. Hill C, Mazas F, Flamant R, Evrard J (1981) Prophylactic Cefazolin versus placebo in total hip replacement. Lancet 795–797
7. Hörster G (1986) Ätiologie und Pathophysiologie der posttraumatischen Knocheninfektion. Unfallchirurgie 12:93–97
8. Reichel F (1983) 10 Jahre antibiotische Prophylaxe bei Hüftoperationen. Beitr Orthop Traumatol 30:450–458
9. Scheuber HA (1988) Antibiotikaprophylaxe bei offenen Frakturen. Dissertation, Tübingen
10. Stolle D, Naumann P, Kremer K, Loose DA (1980) Antibiotikaprophylaxe in der Traumatologie. Hefte Unfallheilkd 143
11. Tengve B, Kjellander J (1978) Antibiotic prophylaxis in operations on trochanteric femoral fractures. J Bone Joint Surg [Am] 60:97–99
12. Wittmann DH (1988) Wertigkeit der Antibiotika bei posttraumatischen Knocheninfektionen. In: Cotta H, Braun A, (Hrsg) Knochen- und Gelenkinfektionen. Springer, Berlin Heidelberg New York London Paris Tokyo

Die Ratte, ein geeignetes Versuchstier für die experimentelle Osteomyelitis

V. Mendel[1], H. Ch. Scholz[1], A. Nagel[1] und H. Heymann[1]

Experimentelle Untersuchungen über die chronische posttraumatische Osteomyelitis sind schwierig, da sich immer nur Teilaspekte dieses Krankheitsbildes im Experiment nachvollziehen lassen. Experimentelle Untersuchungen sind aber unerläßlich, da nur so gezielte Fragestellungen unter standardisierten Bedingungen beantwortet werden können.

Es gibt eine Reihe von Versuchsmodellen, die jedoch alle gewisse Vor- und Nachteile aufweisen.

Das Kaninchenmodell wurde 1941 von Scheman et al. [11] publiziert und 1970 von Norden und Kennedy [7] modifiziert. Eine chronische Osteomyelitits wird durch die Injektion einer sklerosierenden Substanz (5%ige Natriummorrhuatlösung) erzeugt. Danach erfolgt die Applikation der entsprechenden Keimsuspension.

Deysine beschrieb 1970 eine Versuchsanleitung am Hund [1]. Fitzgerald [2] griff dieses Modell 1983 auf. Anstelle einer sklerosierenden Substanz wurde Polymethylmetacrylat zusammen mit der entsprechenden Keimsuspension in einen Kortikalisdefekt eingebracht.

Schenk et al. [12] empfahlen 1979 ein Infektionsmodell, das es ermöglicht, gängige Osteosyntheseverfahren anzuwenden.

Angeregt durch Veröffentlichungen von Howard und Simmons [3] führte Passl [10] Untersuchungen am Meerschweinchen durch, ein Versuchstier, das immunologisch gut abgeklärt ist und in seinem serologischen Verhalten dem Menschen sehr ähnelt. Unter einer Antibiotikatherapie versterben jedoch 50-60% der Tiere. Unter einer chemotherapeutischen Behandlung wird die Darmflora dieser Tiere zerstört, und die Meerschweinchen sind aufgrund ihrer Abwehrschwäche gegenüber gramnegativen Keimen nicht geschützt.

1981 beschrieben Zak et al. [13] ein Osteomyelitismodell an der Ratte. Auch für dieses Modell wird eine sklerosierende Substanz neben der definierten Keimsuspension benötigt. Die geringen Ausmaße der Tibia ermöglichen eine Pulverisierung mit direkter Keimzählung und somit die Möglichkeit einer quantitativen Infekt- und Therapiekontrolle.

Das klassische Versuchstier für die experimentelle Osteomyelitis ist das Kaninchenmodell von Norden und Kennedy [7]. Mit Hilfe dieses Modells erfolgten

---

[1] Klinik und Poliklinik für Allgemeinchirurgie der MHH, Krankenhaus Oststadt (Direktor: Prof. Dr. med. H. Heymann), Podbielskistraße 380, D-3000 Hannover 51

Antibiotikastudien [8]. Messungen von Gewebekonzentrationen [8], histologische Untersuchungen [9], die Einwirkung von hyperbarem Sauerstoff auf Knocheninfektionen [4] und Untersuchungen der Blutzirkulation am Knochen [5]. Unter einer länger dauernden Antibiotikatherapie kommt es zu einer signifikanten Steigerung der Mortalität, ausgelöst durch eine idiopathische Diarrhö bzw. pseudomembranöse Kolitis. Bis zu 25% der behandelten Tiere sterben unter einer Langzeitmedikation mit einem Breitspektrumantibiotikum. Dieser Verlauf erschwert die Beurteilung des Behandlungsablaufes bzw. Erfolges. Zak et al. [13] übertrugen das sog. „Norden-Modell" auf die Ratte.

Aufgrund der Vorteile des von Zak et al [13] beschriebenen Rattenmodells wählten wir für gezielte Fragestellungen im Bereich der Knocheninfektionen und der Osteomyelitistherapie als Versuchstier die Ratte.

Chronische Osteomyelitis an der Rattentibia

Bei 24 narkotisierten Wistarratten (160–200 g) wurde nach Desinfektion und Rasur des rechten Hinterlaufes ein etwa 1½ cm langer Hautschnitt an der Innenseite des oberen Unterschenkelanteils durchgeführt. Nach Verdrängung des Weichteilmantels wurde mit einem Spiralbohrer (Durchmesser 1 mm) ein Kortikalisdefekt gesetzt. Als sklerosierende Substanz verwendeten wir Arachidonsäure. 250 ng wurden intramedullär appliziert, und anschließend wurde die definierte Keimsuspension injiziert. Verwendet wurde Staphylococcus aureus (ATCC 29213). Die Keimzahl lag bei 10^6 kBE/µl.

Nach dem operativen Eingriff wurden folgende Parameter kontrolliert:
- Allgemeinzustand der Tiere, Gewichtsverhalten, lokale Veränderungen am operierten Hinterlauf,
- Hämoglobingehalt,
- Röntgenbild der infizierten Tibia,
- makropathologische Beurteilung des Tibiainfektes mit Stadieneinteilung nach 21 Tagen,
- Keimzahlbestimmung im Knochen.

Nach 21 Tagen wurden die Tiere in Narkose getötet. Die Tibia wurde vom Weichteilmantel befreit und gekürzt. Das Tibiaplateau mit den knorpeligen Anteilen wurde mit einer Miniatursäge entfernt, der distale Resektionsrand lag 2 mm oberhalb des distalen Fibulaendes. Das Knochensegment wurde gewogen, schockgefroren, zermörsert und in NaCl aufgeschwemmt. 5 ml dieser Suspension wurden in einer Verdünnungsreihe jeweils um 1:10 verdünnt. Nach Ausstreichung auf Blutagar erfolgte eine 24stündige Bebrütung bei 28 °C.

Ergebnisse

Von den 24 Ratten verstarb ein Tier nach dem chirurgischen Eingriff aufgrund eines Narkoseüberhanges. Die Tiere belasteten unmittelbar postoperativ beide

Hinterläufe. Die Ratten wirkten nicht krank, die Nahrungs- und Wasseraufnahme veränderte sich im Vergleich zu den Kontrollgruppen nicht. Nach 1 Woche waren die Wunden primär verheilt. Es stellte sich bereits nach 1 Woche im oberen Tibiaanteil eine etwa stecknadelkopfgroße Schwellung ein. Subjektiv erschien der Weichteilmantel in diesem Bereich überwärmt. Das Körpergewicht nahm postoperativ ständig zu und unterschied sich nicht von den Kontrolltieren.

Bei den Röntgenkontrollen am 21. Tag nach dem operativen Eingriff war bei 22 der 23 Tiere der Infekt angegangen. Es bestand eine periostale Reaktion mit Strukturveränderung und Aufweitung des Schaftes (Abb. 1).

Am 21. Tag nach Infektsetzung wurden die Tiere in Narkose getötet. Nach Inzision der Haut im ehemaligen Operationsgebiet stellte sich ein etwa stecknadelkopfgroßer abgekapselter Abszeß dar. Nach völliger Entfernung des Weichteilmantels ließ sich eine Reaktion am Knochen, bedingt durch den standardisierten Infekt, gut erkennen. Die makroskopische Beurteilung des Knocheninfektes erlaubte eine Stadieneinteilung. 82% der Tiere wurden der Gruppe IV, 18% der Tiere der Gruppe III zugeordnet. Nach Zermörserung der Tibia und entsprechender Aufarbeitung konnte in allen Suspensionen Staphylococcus aureus nachgewiesen werden. Die koloniebildenden Einheiten lagen bei 10^6 kBE pro g Tibia.

Technik der Antibiotikaapplikation

Bei Kleintieren ist es problematisch, Chemotherapeutika über einen längeren Zeitraum intravenös zu verabreichen. Die Ratte bietet die Möglichkeit der Ap-

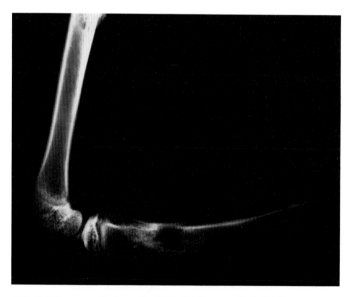

Abb. 1. Röntgenaufnahme der Tibia 21 Tage nach Infektion

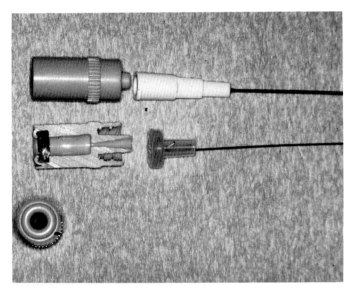

Abb. 2. Reservoir und Katheter zur Langzeitchemotherapie

plikation über die Schwanzvenen. Nach einer 3mal täglich erfolgten Injektion über 14 Tage sind hier Grenzen gesetzt. Wir haben daher ein Portsystem entwickelt [6]. Dieses besteht aus einem Miniaturreservoir und einem Pädiatriekatheter mit sehr kleinem Durchmesser (Abb. 2). Das Reservoir wird zwischen den Schulterblättern subkutan plaziert. Von hier aus wird der Katheter in einem subkutanen Tunnel zum Hals geleitet und über die V. jugularis in die V. cava superior plaziert. Dieses Reservoirsystem ermöglicht es, über mehrere Wochen Medikamente mehrmals täglich zu applizieren. Nur so ist es gewährleistet, daß Chemotherapeutika einen ausreichenden Gewebespiegel erlangen.

Die Überlebensrate bei den 22 Ratten unter einer Chapholosporintherapie betrug auch nach 4 Wochen noch 100%.

Zusammenfassung

Von seiten der immunologischen Reaktion wäre sicherlich das Meerschweinchen das idealere Modell [10]. Da die Ratte aber die gastrointestinale Problematik des Meerschweinchens nicht aufweist [13], ist sie somit geeignet für eine Langzeitbehandlung mit Antibiotika. Die Ratten sind außerdem noch preiswert, und es besteht die Möglichkeit der Zermörserung des Knochens und somit die Durchführung einer quantitativen Infektkontrolle. Das Hundemodell [2] und besonders das Schafmodell [12] eignen sich aufgrund ihrer Größe ausgezeichnet für die Durchführung osteosynthetischer Verfahren. Trotz der vielen Vorteile, die das Rattenmodell bietet, darf nicht außer acht gelassen werden, daß ein Tiermodell trotz mancher Analogie mit einer klinischen Situation ein Modell bleibt, mit all seinen Spezifitäten und Limitationen.

Literatur

1. Deysine M, Rosario E, Isenberg HD (1976) Acute hematogenous osteomyelitis: an experimental model. Surgery 79:97–99
2. Fitzgerald RH (1983) Experimental osteomyelitis: Description of a canine model and the role of depot administration of antibiotics in the prevention and treatment of sepsis. J Bone Joint Surg [Am] 65:371–380
3. Howard RJ, Simmons RL (1974) Acquired immunologic deficiency after trauma and surgical procedures. A collective review. Surg Gynecol Obst 139:771–782
4. Mader JT, Guckian JC, Glass DL, Reinarz JA (1978) Therapy with hyperbaric oxygen for experimental osteomyelitis due to Staphylococcus aureus in rabbits. J Infect Dis 138:312–318
5. Mader JT, Brown GL, Guckian JC, Wells CH, Reinarz JA (1980) A mechanism for the amelioration by hyperbaric oxygen of experimental staphylococcal osteomyelitis in rabbits. J Infect Dis 142:915–922
6. Mendel V, Scholz H-C, Nagel A (1988) A simple, totally implantable infusion system for long-term drug treatment in the laboratory rat. In proceedings, 6th Mediterranean Congress of Chemotherapy, Taormine/Sizilien (in press)
7. Norden CW, Kennedy E (1970) Experimental osteomyelitis. I. A description of the model. J Infect Dis 122:410–418
8. Norden CW, Keleti E (1980) Experimental osteomyelitis caused by Pseudomonas aeruginosa. J Infect Dis 141:71–75
9. Norden CW, Meyerowitz RL, Keleti E (1980) Experimental osteomyelitis due to Staphylococcus aureus or Pseudomonas aeruginosa: a radiographic-pathological correlation analysis. Br J Exp Pathol 61:451–460
10. Passl R (1979) Die posttraumatische Osteomyelitis beim Meerschweinchen. Wien Klin Wochenschr 91:3–22
11. Scheman L, Janota M, Lewin P (1941) The production of experimental osteomyelitis. JAMA 117:1525–1529
12. Schenck RD, Wannske W, Trentz O, Buchartowski WD, Pohl CH, Wiess CH (1974) Experimentelle posttraumatische Osteomyelitis beim Schaf. Arch Orthop Unfallchir 78:319–324
13. Zak O, Zak F, Rich R, Tosch W, Kradolfer F, Scheld WM (1982) Experimental staphylococcal osteomyelitis in rats: Therapy with rifampin and cloxacillin alone of in combination. In: Periti P, Grassi GG (eds) Current chemotherapy and immunotherapy. American Society for Microbiology, Washington, pp 973–974

Teil V
Therapie III:
Die adjuvante lokale Antibiotikatherapie

Antibiotikafreisetzende Osteosynthesematerialien – Experimentelle Untersuchungen und klinische Ergebnisse

A. Härle[1], W. Ritzerfeld[2], U. Liewald[1] und P. Wuisman[1]

Gilt in der Behandlung von Knocheninfektionen die komplette Entfernung von Fremdmaterial als Voraussetzung für einen dauerhaften Therapieerfolg, so könnte man aus dem Beispiel Septopal ableiten, daß Fremdmaterialien dann in infizierten Wunden bleiben oder eingebracht werden dürfen, wenn sie per se eine ausreichende antibakterielle Wirkung entfalten. Ausgehend von derartigen Überlegungen haben wir vor 7 Jahren begonnen, für Problemfälle Osteosynthesematerialien zu entwickeln, die durch Integration des Septopal-Prinzips auch bei kontaminierten Wundverhältnissen einsetzbar sind. Aus den beim Septopaleinsatz gewonnenen Erkenntnissen, daß die Gentamicinwirkung auf maximal 1 cm begrenzt ist [1, 2, 8, 9], wurden in Osteosyntheseplatten entsprechende Aufnahmeräume für Gentamicin-PMMA-Partikel geschaffen, die ihrerseits wieder so ausgestaltet waren, daß sie trotz fester Verklemmung eine maximale freie Oberfläche zur Antibiotikafreisetzung aufweisen.

Die Elutionsverhältnisse dieser aus Septopalkugeln gefertigten PMMA-Partikel entsprechen den vom Ursprungsmaterial bekannten Werten [3, 4, 7, 10]; waren die Partikel in mit entsprechenden Aufnahmeräumen versehene Platten inkorporiert, fand sich keine Verringerung der Gentamicinfreisetzung (Abb. 1). Dies hat seine Ursache darin, daß die Gentamicinelution ein Oberflächenprozeß ist und bei der gewählten Fixation der Partikel praktisch die gesamte Oberfläche frei lag. Bei der Ausgestaltung der Platten wurden natürlich auch die Stabilitätsverhältnisse berücksichtigt und die Aufnahmebohrungen so plaziert, daß eine möglichst minimale Beeinträchtigung der Steifigkeit resultierte. Nach Untersuchungen durch die Fachhochschule Kiel ist der Biegungswiderstand durch die ausgewählte Ausgestaltung unbearbeiteten Platten vergleichbar und praktisch nicht vermindert.

Wir haben bei mehreren Patienten mit antibiotikafreisetzenden Platten die Gentamicinspiegel in Wundsekret, Serum und Urin bestimmt [10, 11]. Beispielhaft werden im folgenden die Verhältnisse bei einem jungen Motorradfahrer besprochen, der im Oktober 1976 eine Oberschenkelfraktur erlitten hatte. Nach 2maliger Marknagelung und daran anschließender Doppelverplattung kam der

---

[1] Orthopäd. Klinik der Westfälischen Wilhelmsuniversität Münster, Albert-Schweitzer-Str. 27, D-4400 Münster
[2] Hygiene-Institut der Westfälischen Wilhelms-Universität Münster, Donagkstr. 27, D-4400 Münster

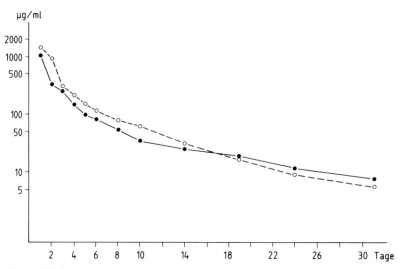

Abb. 1. Elutionsverhältnisse in vitro; die Gentamicinfreisetzung von freien Partikeln o----o und in platteninkorporierten Partikeln •——• ist praktisch gleich

Patient nach insgesamt 8 Operationen mit einer fistelnden Oberschenkelpseudarthrose in unsere Behandlung. Die Mischinfektion mit einem vollkommen gentamicinresistenten Serratiakeim persistierte bei 2maligen Septopalimplantationen und konnte erst durch eine modifizierte Lokalbehandlung mit Cefotaxim beherrscht werden. Nachdem sich unter einer ileofemoralen Fixateur-externe-Montage nach 4 Monaten immer noch keine Anzeichen einer Durchbauung der proximalen Femurpseudarthrose zeigten, brachen wir das Verfahren ab. Einer neuen herkömmlichen Osteosynthese mochte der Patient nach den vielen, infektionsbedingten Fehlschlägen nicht zustimmen; wir versorgten ihn daher mit einem Schienenhülsenapparat und vereinbarten die Anwendung von antibiotikahaltigen Platten. Nach einer rund 20monatigen Vorbereitung und Durchführung der in-vitro-Untersuchungen setzten wir bei diesem Patienten im Januar 1981 antibiotikafreisetzende Platten ein. Da gleichzeitig eine Beckenspanentnahme von der Gegenseite erfolgte, konnten verschiedene Drainagen untersucht werden.

Die Konzentration in den einzelnen Drainagen schwankten, wobei die Lagebeziehung des Drains zu den Platten eine Rolle spielte. Im Wundsekret von der Beckenkammspanentnahme war kein Gentamicin nachweisbar, was den Erwartungen entsprach. Die subkutane Drainage wies nur in den ersten Tagen relevante Gentamicinspiegel auf, während sich in den Drainagen, die im subfaszialen Raum lagen, sehr hohe Gentamicinkonzentrationen fanden (Abb. 2). Die Spitzenwerte lagen bei über 70 µg/ml Gentamicin über mehrere Tage, aber auch beim Sistieren der Drainage lagen noch klinisch relevante Konzentrationen von über 5 µg/ml vor. Im Serum war Gentamicin überhaupt nicht nachweisbar, d.h. die Konzentration lag unter der Nachweisgrenze von 0,1 µg/ml.

Die Urinkonzentrationen während der postoperativen Phase wiesen einen den Wundsekrettitern entsprechenden Verlauf auf, lagen jedoch rund um eine Zehnerpotenz tiefer.

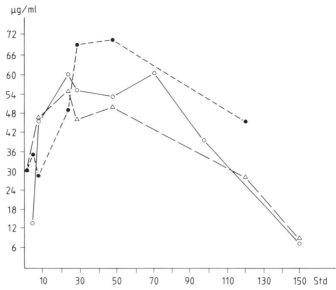

Abb. 2. Die Gentamicinkonzentrationen im Wundsekret aus subfaszial liegenden Drainagen weisen sehr hohe Wirkstoffkonzentrationen von bis zu 70 µg/ml aus

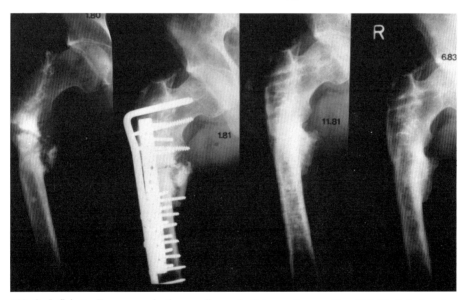

Abb. 3. Infizierte Femurpseudarthrose, die nach Osteosynthese mit antibiotikafreisetzenden Platten knöchern konsolidierte und später wieder eine Strukturierung in Kortikalis und Markhöhle entwickelte

Nach dieser Versorgung kam es zu einer Primärheilung und am 18. postoperativen Tag konnten wir den Patienten ins Heimatkrankenhaus verlegen. 6 Wochen postoperativ wurde mit der Teilbelastung begonnen, und die zum Zeitpunkt der osteosynthetischen Versorgung nun ca. 4,5 Jahre bestehende Femurpseudarthrose war im Juni 1981 voll belastbar konsolidiert (Abb. 3).

Neben infizierten Pseudarthrosen und Osteomyelitiden mit knöcherner Instabilität setzen wir diese Methode in der Folgezeit auch bei infizierten Beinverlängerungsverfahren, Pininfektionen und stark infektionsgefährdeten Osteosynthesen ein.

Pin-track-Infektionen, z. B. bei Beinverlängerungsverfahren im Bereich der Schraubenkanäle, bedeuten für die abschließende Stabilisierungsoperation mit einem Verlängerungseffekt von meist 4–6 cm bei dem Erfordernis, Platten einzubringen und Knochen zu transplantieren, erhöhte Infektionsrisiken, die uns in einem Fall in schwere Verlegenheit gebracht hatten; wir mußten zur Beherrschung der Infektion die Platten entfernen und eine iatrogene, infizierte Femurpseudarthrose schaffen. Um bei diesen als kontaminiert zu bewertenden Verlängerungsverfahren ein Optimum an Sicherheit zu haben, setzen wir bei stärkerer Pinsekretion in den letzten Jahren die Antibiotikaplatten* ein und konnten dabei immer eine Primärheilung und eine ungestörte Durchbauung der Verlängerungsstrecke beobachten.

Die Problematik soll anhand einer Patientin mit Ollier-Erkrankung verdeutlicht werden. Wegen der Grundkrankheit waren schon mehrere Operationen erforderlich gewesen, als 1977 die erste Beinverlängerung vorgenommen wurde. Wegen der starken Pin-track-Infektion wurde damals auf eine Osteosynthese

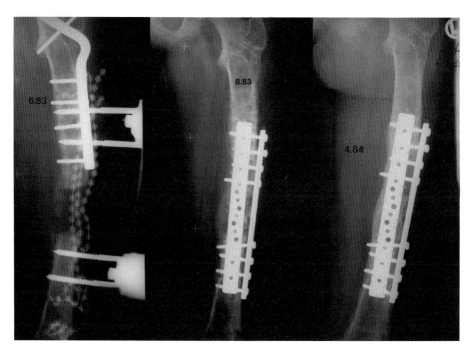

Abb. 4. Wundinfektion bei der 2. Beinverlängerung und nachfolgender Stabilisierung mit antibiotikafreisetzenden Platten; trotz der problematischen Vorbedingungen konnten eine Primärheilung und ungestörte Knochenkonsolidierung erreicht werden

---

* Hersteller: Varotee GmbH, Hammer Steindamm 44, D-2000 Hamburg 76

verzichtet und der infizierte Wagner-Apparat unter lokalen Revisionen mehrmals umgesetzt, bis die Verlängerungsstrecke nach 6 Monaten teilbelastbar durchbaut war. Bei der 2. Verlängerung 1983 kam es zu einer schweren Pininfektion während der Distraktion, so daß eine operative Revision mit Umsetzen des Wagner-Apparates und Septopaleinlage erforderlich war. Bei der abschließenden Osteosynthese mit den Antibiotikaplatten waren die Hautverhältnisse mehr als problematisch, es konnte jedoch eine primäre Wundheilung und eine ungestörte Durchbauung der Verlängerungsstrecke (Abb. 4) erreicht werden.

Kniegelenkarthrodesen nach infizierten Knieendoprothesen weisen eine besondere Problematik auf, da meist erhebliche Knochendefekte bestehen, die Kontaktflächen zwischen Tibia und Femur gering sind und daher eine längere Fixationszeit benötigt wird; diese Thematik wird in einem späteren Beitrag (Wuisman) detaillierter angesprochen werden. Auch bei dieser Indikation hat sich uns der Einsatz der antibiotikafreisetzenden Platten gut bewährt und bisher in allen Fällen ohne Persistieren der Infektion eine Durchbauung erreichen lassen.

Wir konnten bisher 56 Osteosyntheseverfahren mit diesen Platten nachverfolgen (Tabelle 1), die sich etwa gleichmäßig auf Arthrodesen, Verlängerungsosteotomien und Versorgungen von Frakturen oder größeren Resektionen erstreckten. Die Wunden heilten mit einer Ausnahme primär; bei letzterer handelte es sich um eine oberflächliche Hautnekrose, die das Implantat nicht erreichte und nach Sekundärnaht problemlos abheilte. Wir hatten 2 Spätinfektionen zu verzeichnen, wobei in einem Fall die Femurpseudarthrose zwischenzeitlich stabil verheilt war und die ersatzlose Plattenentfernung zur Kontrolle der Infektion führte. Beim 2. Fall handelte es sich um eine Anaerobierinfektion, die mit einer Reverplattung und systemischer Clontmedikation sowohl zu einer primären Wundheilung als auch zur knöchernen Konsolidierung gebracht werden konnte.

Tabelle 1. Antibiotika-Platten-Osteosynthesen

Arthrodesen:	Hüfte	2	
	Knie	13	
	Sprunggelenk	3	18
Verplattungen:	Femur	21	
	Humerus	3	24
Verlängerungen:	Febur	13	
	Tibia	1	14
Gesamt			56

Tabelle 2. Ergebnisse der Antibiotika-Platten-Osteosynthesen (n = 56)

Infektionen	2 (3,6%)
Beherrscht:	1mal durch Plattenentfernung
	1mal durch Reosteosynthese
Chronische Osteomyelitis	0
Pseudarthrosen	1 (1,8%)

Bei dem behandelten Patientenkollektiv mit meist kontaminierten Wundverhältnissen, längerstreckigen Knochendefekten und durch Zytostatikaeinfluß beeinträchtigtem Abwehrsystem ist eine Infektionsquote von 3,6% positiv zu bewerten (Tabelle 2), zumal die beiden Fehlschläge nicht unbedingt dem Verfahren, sondern mehr Umgebungsbedingungen anzulasten sind.

Literatur

1. Buchholz HW, Engelbrecht H (1970) Über die Depotwirkung einiger Antibiotika bei Vermischung mit dem Kunstharz Palacos. Chirurg 41:511
2. Dingeldein E, Wahlig H (1976) Gentamycinkonzentrationen in Körperflüssigkeiten von Patienten nach Implantation von Gentamycin-PMMA-Kugeln. Unfallchirurgie (Sonderheft) 1:8
3. Förster G v., Buchholz HW, Lodenkämper H (1987) Antibiotika und Knochenzement – die lokaltherapeutische Bedeutung. Aktuel Probl Chir Orthop 31:227
4. Härle A (1978) Die Behandlung der Osteomyelitis mit Gentamycin-PMMA. Orthop Prax 16:765
5. Härle A (1982) Die Behandlung infizierter Defekt-Pseudarthrosen mit Gentamycin-PMMA. Z Orthop 120:597
6. Härle A, Ritzerfeld W (1979) The release of gentamycin into wound secretions from polymethylmethacrylate beads. Arch Orthop Trauma Surg 95:65
7. Liewald F (1983) Freisetzung von Gentamycin aus Polymethylmethacrylat – In vitro und in vivo Untersuchungen –. Inaugural-Dissertation, WWU Münster
8. Wahlig H (1987) Über die Freisetzungskinetik von Antibiotika aus Knochenzementen – Ergebnisse vergleichender Untersuchungen in vitro und in vivo. Aktuel Probl Chir Orthop 31:221
9. Wahlig H, Dingeldein E (1980) Antibiotics and bone cement. Experimental and clinical long term observations. Acta Orthop Scand 51:49
10. Wahlig H, Dingeldein E, Bergmann R, Reuss K (1978) The release of gentamicin from polymethylmetacrylate beads. J Bone Joint Surg [Br] 60:270
11. Suezawa Y, Schreiber A (1987) Klinische Langzeitstudie über die Antibiotika-Beimischung zum Knochenzement. Aktuel Probl Chir Orthop 31:236

Die Behandlung der Knocheninfektion mit der Eigenblut-Antibiotika-Plombe

L. Faupel[1] und K. H. Schultheis[2]

Die adjuvante Antibiotikatherapie bei Knocheninfektionen wird in ihrer Wirkung unterschiedlich beurteilt [1, 2, 5, 6, 10]. Daß das Ziel der endgültigen Ausheilung eines chronischen Knocheninfektes bisher nicht erreicht ist, liegt in seiner spezifischen Pathomorphologie und Pathophysiologie [4, 7].

Sequestrierung, Thrombosierung im Bereich der Endstrombahn der Gefäße, Ausschaltung und bindegewebige Einkapselung des nekrotischen Knochens verhindern einen ausreichenden Spiegel bei systemischer Gabe von Antibiotika, während die vorhandenen Gewebenekrosen einen idealen Nährboden für die Keime liefern [6, 9].

Aus dieser Erkenntnis heraus widmete sich Winter [11] bereits 1951 der Antibiotikatherapie am Ort des Geschehens. Er wies erstmalig darauf hin, daß ein Gemisch von Eigenblut, Thrombin und Antibiotikum als Eigenblutplombe die antibakterielle Wirkung im Herd erhöht. Dieses einleuchtende Verfahren wurde an der Gießener Klinik aufgegriffen, modifiziert und klinisch angewandt.

In Tierversuchen bestimmten wir das Konzentrationsgefälle des Streptomycins aus der Eigenblutplombe zum peripheren Blut. Die verwendeten Plomben bestanden aus 3 ml Venenblut, 0,5 g Streptomycin und 1000 E Thrombin. Die Abb. 1 zeigt die Streptomycinkonzentration im peripheren Blut in Abhängigkeit von der Inkorporationszeit der Eigenblutplombe. Erst nach 130 h wird die hemmende Grenzkonzentration von 0,008 γ/ml des Bakterienstammes erreicht. Die Konzentration des Antibiotikums nach dieser Zeit im Blutkoagulum selbst ist wesentlich höher anzunehmen, wurde aber nicht bestimmt [3, 4, 8].

Eine in jüngster Zeit an der Gießener Klinik durchgeführte experimentelle Untersuchungsreihe mit den Trägersubstanzen Ethibloc°, Eigenblutplombe und Fibrinplombe bestätigt eine wirksame Antibiotikaabgabe aus der Eigenblut-Antibiotika-Plombe über 6 Tage.

Weiterhin interessierte bei den Tierexperimenten das Schicksal der Eigenblutplombe. Histologisch findet ein schrittweiser Umbau des Blutkoagulums statt. Nach 7 Wochen wird die Blutplombe von Granulationsgewebe ersetzt und in eine Bindegewebeplombe umgewandelt.

---

[1] Chefarzt der Chirurgischen Abteilung, Gertrudis-Hospital, Kuhstraße 23, D-4352 Westerhalt
[2] Allg. Chirurgie und Thoraxchirurgie, Städtisches Klinikum, Flurstr. 17, D-8500 Nürnberg

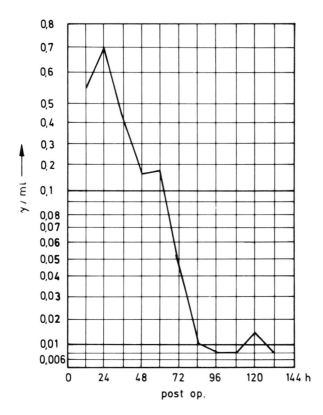

Abb. 1. Antibiotikaspiegel bei EAP im Blut

Parallel zu diesen Vorgängen bildet sich von der Peripherie her Knochengewebe, das zu der morphologisch 3. Form der Plombe, der *Knochenplombe* führt. Der Ablauf der Reparationsvorgänge korreliert mit den klinischen Röntgenbefunden, die eine langsam fortschreitende, schalenförmige zentripetale Auffüllung der Defekte mit neugebildetem Knochen erkennen lassen (Abb. 2).

Somit stellen die lokale, *bakteriostatische Depotwirkung* und die *knöcherne Defektausfüllung* die beiden hauptsächlichen Wirkungsmechanismen der Eigenblut-Antibiotika-Plombe dar. Ein Fremdkörperproblem wie bei anderen Trägern entfällt.

Bei der klinischen Anwendung der Eigenblut-Antibiotika-Plombe sind 3 wesentliche Gesichtspunkte zu beachten, um einen therapeutischen Erfolg zu erzielen: Erstens darf es sich nur um einen kleinen, unilokulären Knochenprozeß handeln. In weitverzweigten, ausgedehnten Fuchsbausystemen wird man keinen Erfolg mit der Eigenblutplombe haben.

Zweitens muß, und dies ist die wichtigste Forderung, der osteomyelitische Knochenherd kompromißlos bis in das gesunde Gewebe ausgeräumt werden.

Drittens muß eine absolute Eigenstabilität des Knochens bestehenbleiben. Ist eine Stabilität nur über ein Implantat zu erreichen, eignet sich die Anwendung der Blutplombe nicht mehr. Eine Ausnahme bildet inzwischen der Fixateur externe.

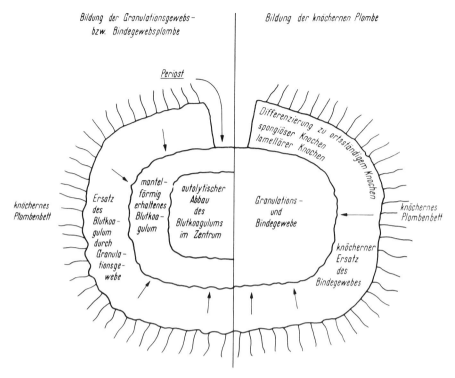

Abb. 2. Umwandlung der EAP in die Bindegewebeplombe und in die Knochenplombe

Die Eigenblutplombe wird aus 20 ml venösem Blut, je nach Austestung geeignetem Antibiotikum und aus einer Zugabe von 1000 E Thrombin hergestellt. Nach Einfüllen des Blutkoagulums in den Knochendefekt wird die Wunde primär verschlossen.

In den Jahren 1951–1969 wurden an der Gießener Unfallchirurgischen Klinik 319 Patienten mit einer chronischen Osteomyelitis behandelt. Hiervon implantierten wir 112 Patienten 149mal eine Eigenblut-Antibiotika-Plombe.

In 80% lagen die osteomyelitischen Herde in der unteren Extremität, in 16% waren die Knochen der Arme befallen. Die Keimaustestung ergab in 45% eine Mischflora, in je 16% Staphylococcus aureus und hämolysierende Staphylokokken und Enterokokken. Von den 112 mit der Eigenblut-Antibiotika-Plombe behandelten und nachuntersuchten Patienten wurden 74 symptomfrei. Dies entspricht einer Rezidivquote von 33,9% während der Beobachtungszeit von 9 Jahren (Tabelle 1).

Eine von uns 1980–1984 durchgeführte klinische Studie über Infektsanierung ergab ein ähnliches Resultat.

Bei 416 Patienten mit Knocheninfektionen wurden 1024 Sanierungsoperationen durchgeführt. Es kam nach durchschnittlich 6 Eingriffen in 84% zur Infektberuhigung. In diesem Kollektiv schlug der Therapieerfolg der Eigenblutplombe mit 48% zu Buche. Demgegenüber sahen wir bei der Septopalkette 32%, bei der Spül-Saug-Drainage 21% positive Heilausgänge.

Tabelle 1. Chronische Osteomyelitis in einem Zeitraum von 18 Jahren

319	Patienten (gesamt)
112	Patienten mit Eigenblut-Antibiotika-Plombe behandelt
	Bei
74	Patienten prompte Symptomfreiheit
33,9%	Rezidivquote

Bei diesen Ergebnissen darf jedoch nicht übersehen werden, daß der Erfolg oder Mißerfolg nicht nur an der jeweils angewandten Methode, sondern auch an der Schwere und Kompliziertheit der Knocheninfektion zu messen ist.

Literatur

1. Axhausen W (1966) „Antibiotische Plombierung" osteomyelitischer Knochenherde. Med Welt 5:1859
2. Axhausen W, Schweiberer L (1966) Die antibiotische Plombierung osteomyelitischer Knochenhöhlen unter zusätzlicher Verwendung der Kieler Knochenspanspongiosa und der antibiotischen Spüldrainage nach Willenegger. Zentralbl Chir 31:1105
3. Beneke G, Ecke H, Bikfalvi A (1964) Histologische Untersuchungen einiger mit Eigenblut-Antibiotika-Plomben behandelten chronischen Osteomyelitiden. Bruns Beitr 209:430
4. Bikfalvi A, Ecke H (1960) Die Behandlung der chronischen Osteomyelitis mit der Eigenblut-Antibiotika-Plombe. Bruns Beitr 201:190
5. Burri C (1979) Posttraumatische Osteitis. Huber, Bern
6. Burri C, Henkemeyer H, Muggler E (1976) Behandlung der chronischen posttraumatischen Osteitis. Unfallheilkunde 79:143
7. Heinemann G (1959) Beitrag zur Behandlung der chronischen Osteomyelitis. Chirurg 30:35
8. Heiss F, Ecke H, Bikfalvi A (1963) Tierexperimentelle Untersuchungen zum Wirkungsmechanismus der Eigenblut-Antibiotika-Plombe. Monatsschr Unfallheilkd 7:262
9. Stanek G, Bösch P, Weber P (1978) Vergleichende quantitative Untersuchungen des Wachstums von Staphylococcus aureus im Fibrin-Klebersystem und im Blutkoagulum. Zentralbl Bakteriol Mikrobiol Hyg [A] 240:441
10. Willenegger H, Roth W (1962) Die antibakterielle Spüldrainage chirurgischer Infektionen. Dtsch Med Wochenschr 87:1485
11. Winter L (1951) Management of chronic osteitis and osteomyelitis with a coagulum of autogenous blood penicillin and thrombin. J Int Chir 11:510
12. Winter L, Benedek T, Bagdy D (1953) Experimentelle und klinische Anwendung der aus Ringerplasma hergestellten Fibrinprodukte. Zentralbl Chir 78:469

Teil VI
Die infizierte Alloarthroplastik: Hüftgelenkprothesen

Die infizierte Totalprothese der Hüfte

R. Schneider[1]

Vom Eitertropfen bei der Fadenentfernung über das kleine bakterienhaltige Hämoserom, das nach der Entleerung in wenigen Tagen ausheilt, bis zum tiefen Infekt, dessen Heilung die Behandlung wesentlich verlängert oder das Endresultat beeinträchtigt, kennen wir eine Vielzahl von Erscheinungsformen des Infekts. Im Limmattalspital in Zürich hat eine Schwester mit dem Auftrag, sämtliche Operationswunden 3mal wöchentlich zu inspizieren, doppelt so viele Infekte registriert, wie in den Krankengeschichten festgehalten waren. Damit beweist die Infektstatistik eine mangelnde Beobachtungsgüte und Qualität der bakteriologischen Untersuchungstechnik. Diese entscheidet die früher so wichtige Frage: Septisch oder aseptisch? Dazu kommt, daß der Bakteriennachweis bei einer Prothesenlockerung ebensowenig einen Infekt beweist, wie derjenige anläßlich der Materialentfernung bei völlig reizlos geheilter Frakturosteosynthese. Der Bakteriologe kann zwischen Kontaminationskeimen und Infektkeimen nicht unterscheiden. Andrerseits kennen wir eitrige fistelnde oder nichtfistelnde Infekte mit typischem Röntgenbild, hoher Senkung und pathologisch-anatomisch nachgewiesener fibrinös-leukozytärer Entzündung, bei denen auch außerhalb einer antibiotischen Medikation keine Keime nachgewiesen werden können. Wir müssen davon ausgehen, daß eine bakterielle Wundkontamination nicht zu vermeiden ist. Die Haut läßt sich nicht vollständig sterilisieren. Der Messerwechsel nach dem Hautschnitt ist ebenso gerechtfertigt wie die peroperative Wundspülung. Um Infektstatistiken überhaupt vergleichen zu können, muß u. a. auch der Begriff „Infekt" definiert werden. Wir verstehen darunter eine bakteriell bedingte Komplikation, die eine längere Behandlungszeit erfordert oder das Endresultat beeinträchtigt.

Viele Faktoren sind verantwortlich, damit aus dem Kontaminationsstatus ein Infekt entsteht. Die wichtigsten für uns sind Gewebsnekrosen einschließlich Hämatomen und die Instabilität von Fremdkörpern.

Eine zentrale Bedeutung für Diagnostik und Therapie kommt der Gelenkspülung mittels Gelenkpunktion zu. Sie ist eine einfache, auch ambulant durchführbare Maßnahme, die viel häufiger zum Einsatz kommen sollte.

Die Technik ist einfach. Senkrecht unterhalb der Spina iliaca anterior superior wird auf Höhe der Symphyse mit feiner Nadel eine Anästhesiequaddel gesetzt

---

[1] Klinik Linde, Blumenrain 101, CH-2503 Biel

und mit einem feinen Stichskalpell eine kleine Inzision gesetzt. Mit langer feiner Nadel wird um ca. 20° schräg nach medial eingestochen, anästhesiert und der typische Metallkontakt am Prothesenhals gesucht. Die feine Nadel wird dann gegen eine 1,2-mm-Spinalkanüle ausgetauscht. Aspiration und Spülung mit Ringer-Lösung oder einer antiseptischen Lösung folgen. Wir bevorzugen Lavasept 1- bis 2‰ig. Nur ganz ausnahmsweise ist man auf die Hilfe eines Bildverstärkers angewiesen.

Unser Behandlungskonzept beim Vorliegen eines Infektes bei der Totalprothese der Hüfte ist das folgende:

Frühinfekt, stabile Prothese

Vorliegen eines Hämatoms

- Ausräumen des Hämatoms, Exzision nach Bedarf
- Gewebeentnahme und Blut mit Eiter zur Bakteriologie
- antiseptische Wundspülung
- Breitspektrumantibiotikum
- Redon-Drainage für 3 Tage
- anschließend alle 5-8 Tage Gelenkspülungen bis Bakteriologie negativ. Anschließend an die antiseptische Spülung evtl. Instillation von 5 ml 2%ige Taurolinlösung nach Aspiration der Spüllösung.
- Gezielte antibiotische Therapie während 1-2 Wochen nach dem Ergebnis der Resistenzprüfung.

Kein manifestes Hämatom, evtl. Fistel

- Gelenkspülung mit Ringer-Lösung, Bakteriologie, Spülung mit antiseptischer Lösung. Beim Vorliegen einer Fistel wird bei der ersten Spülung Indigokarmin instilliert. Blaufluß aus der Fistel, sofort oder in den nächsten Stunden, beweist die Kommunikation mit dem Gelenk. Normalerweise versiegen die Fisteln in wenigen Tagen.
- Antibiotische Therapie zuerst ungezielt, nach Identifikation und Resistenzprüfung gezielt für 1-2 Wochen, evtl. länger.
- Wiederholung der Spülungen alle 5-8 Tage nach bakteriologischem Befund und Aspekt der Spülflüssigkeit.

Spätinfekt, Prothese stabil oder instabil, evtl. Fistel

- Gelenkspülung mit Ringer-Lösung, Bakteriologie. Spülung mit antiseptischer Lösung. Indigokarmininstillation beim Vorliegen einer Fistel.
- Wiederholung der Spülung nach 5-8 Tagen.

- Gezielte antibiotische Therapie nach Vorliegen des bakteriologischen Befundes, sofern das Röntgenbild eine manifeste Instabilität ausschließen läßt. Periostale Reaktion und osteolytische Herde beweisen nicht eine Instabilität. Sie können sich nach der Spülbehandlung zurückbilden.
- Fortsetzung der Spülbehandlung bis zur Normalisierung von Blutsenkung, bakteriologischem Befund und Aspekt der Spülflüssigkeit. Spülungen in Abständen von 1-6 Wochen.
- Ergibt die Spülbehandlung keine klinische Heilung, besteht mit großer Wahrscheinlichkeit eine Instabilität. Damit ist die Indikation zum Prothesenersatz gegeben.
- Bei instabiler Prothese dient die Gelenkspülung der bakteriologischen Diagnose und der Desintoxikation ähnlich einer Abszeßeröffnung als Operationsvorbereitung. Es ist wichtig, daß die letzte Spülung zu Beginn der Ersatzoperation vorgenommen wird. Dabei dient die Instillation von Indigokarmin der Blaufärbung des Abszeßsystems. Diese Färbung erleichtert dessen Exzision. Fisteln werden nur kürettiert. Bei der Ersatzoperation sind die gleichen Regeln zu beachten wie bei aseptischen Lockerungen. Sicherung der Stabilität durch Metallarmierung der Pfanne, solide Verkeilung im Schaft, Auffüllen von Defekten im Beckenbereich mit homologen Transplantaten. Gezielte antibiotische Therapie mit Operationsbeginn für 2-3 Wochen.

Eine einzeitige Ersatzoperation sollte nur bei gutem Allgemeinzustand vorgenommen werden. Mißlingt eine einzeitige Ersatzoperation, was nach unserer Erfahrung in etwa 20% der Fälle zu erwarten ist, soll keine 2. einzeitige Ersatzoperation vorgenommen werden. Besonders ungünstig sind Pseudomonas- und Koliinfekte, nach Mitteilungen aus der Literatur jedoch nicht die Tuberkulose. Es gibt Patienten mit Infektrezidiv, die die Prothese behalten wollen, weil der Zustand befriedigender ist als ein Girdlestone-Zustand. Periodische Gelenkspülungen bringen dabei subjektive Erleichterung.

Selbstverständlich kann eine zweizeitige Ersatzoperation erwogen werden.

Die Anwendung von Lavasept in 1‰iger Lösung zur peroperativen Wundspülung sowie als 2‰ige Lösung zur Spülung von infizierten Totalprothesen durch Punktion erscheint gerechtfertigt und empfehlenswert. Unsere Erfahrung bezieht sich auf Spülungen und nicht auf die Instillation, ferner ausschließlich auf künstliche Gelenke. Wie für alle Antiseptika besteht auch für Lavasept eine Kontraindikation für die Spülung von intakten Gelenken. Wir betrachten Lavasept als Alternative zu den Jodophoren und verwenden es künftig als Standardmittel.

Ergebnisse

Beispiel 1: 55jährige Hausfrau mit akutem Frühinfekt einer Totalprothese der rechten Hüfte. Serratiaspezies. Schwere Adipositas. Reoperation mit Exzision und Spüldrainage ohne Erfolg. Reichlicher Eiterfluß aus der Fistel. Prothese instabil. Periostale Reaktion und osteolytische Kortikalisherde. Gelenkspülung

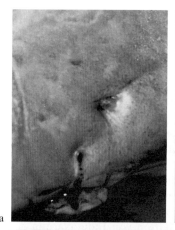
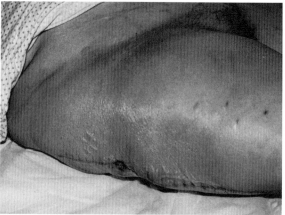
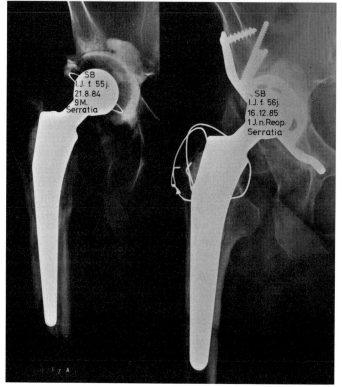

Abb. 1a–c.

mittels Punktion. Abfluß der Spülflüssigkeit und des Indigokarmins durch die Fistel (Abb. 1a). Einzeitige Ersatzoperation unter Moxalactam. Schnelle Schmerzfreiheit und Normalisierung der Blutsenkung. Gelenkspülung vor Spitalentlassung mit negativer Bakteriologie. Lange Flugreise nach Hause ohne antibiotischen Schutz. Das Reisetrauma löste ein tiefes Hämatom aus. Schmerzen und septischer Zustand. Rötung und Schwellung von der Crista iliaca bis zum Knie. Einlieferung notfallweise mit riesigem Abszeß ante perforationem (Abb. 1b). Notfallwundexzision und Drainage für 3 Tage, Moxalactam. Serratiaspezies wieder positiv. 8 Gelenkspülungen in 2 Monaten mit 2‰igem Lavasept. Normalisierung der Blutkörperchensenkung von 75 mm auf 3 mm. 3 Jahre später ist die Patientin schmerzfrei, die Blutsenkung normal, rezidivfrei (Abb. 1c).

Beispiel 2: 25jähriger Mann. Staphylococcus-aureus-Infekt einer zementfrei eingesetzten Mittelmeier-Prothese. Eintrittsbefund: Status nach wiederholten Eingriffen mit derben Narben. Starre Fistel in der Leiste mit schwerem Eiterfluß. 3 Verbandwechsel täglich seit 2 Jahren. Völlige Gehunfähigkeit. Schmerzhafte Gelenksteife. Einbruch der Keramikpfanne ins Becken, schwere Osteolyse und Pfannenhochstand (Abb. 2a).

Vorbehandlung: Gelenkspülungen mit 1‰igem Lavasept, Instillation von Indigokarmin. Kein systematisches Antibiotikum. Einzeitiger Pfannenersatz mit Stützschale und großer homologer Knochenplastik (2 Köpfe).

Fistel sofort geschlossen. Postoperativ keine Spülung mehr. Heimreise am 16. postoperativen Tag unter Bactrimmedikation für die Reise. Völlige Schmerzfreiheit. Nach 3 Jahren 10 kg Gewichtszunahme, Schmerzfreiheit. Radiologisch erscheint die große Plastik strukturiert eingebaut (?). Blutkörperchensenkung 5 mm. Flexionsumfang über 90°, kein Streckausfall. Rotationsumfang mit 70° annähernd normal. Gehfähigkeit angeblich unbegrenzt. Postoperativ keine Gelenkspülung mehr. Rezidivfrei seit 3 Jahren (Abb. 2b).

Eindrücklich ist die Narbensituation am 16. postoperativen Tag. Man sieht das narbige ehemalige Fistelgebiet in der Leiste (Abb. 2c). Die vorher steife Hüfte ist nach 19 Monaten wieder beweglich (Abb. 2d, e).

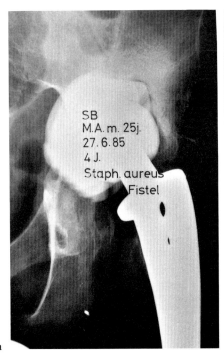
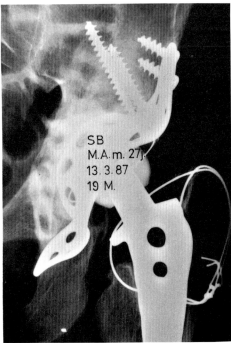

Abb. 2a, b.

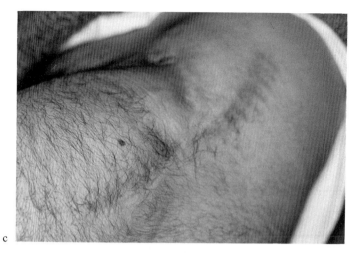

c

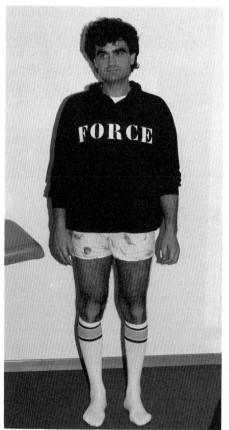

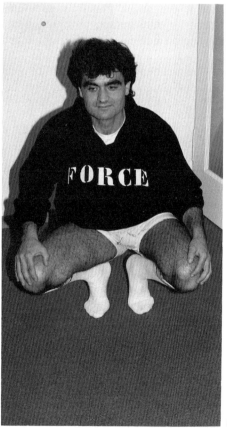

d

Abb. 2c–e.

e

Die stabile, zementfreie eingesetzte Mittelmeier-Schaftprothese wurde belassen. Beim Infekt können einwandfrei stabile Prothesenteile in situ verbleiben. Praktisch trifft dies fast nur für die Schaftprothese zu.

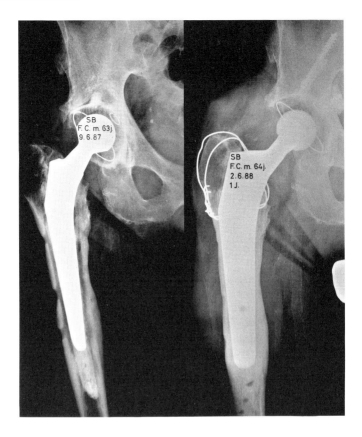

Abb. 3.

Beispiel 3: 63jähriger Mann mit instabiler infizierter Totalprothese der rechten Hüfte seit 3 Jahren. Reichlicher Fistelfluß. 7 bakteriologische Untersuchungen ohne Resultat. Schwere Osteolysen um die völlige instabile Prothese sowohl im Becken wie im Schaftbereich. 2 Gelenkspülungen mit 2‰iger Lavasept- und Indigokarmininstillation. Blutkörperchensenkung 49 mm. 3. Gelenkspülung zu Beginn der einzeitigen Ersatzoperation. Postoperativ sofort trockene Wundverhältnisse. Die Bakteriologie war auch bei uns negativ. Nach 1½ Jahren ist der Patient schmerzfrei und ohne Stock normal gehfähig, die Blutkörperchensenkung ist normalisiert. Rezidivfrei. Systematische Antibiotika: Rocephin (Abb. 3).

Infektstatistik

Die Statistik (Tabelle 1 und 2) beweist, daß die Girdlestone-Lösung die große Ausnahme geworden ist. Sie zeigt auf, daß in den letzten 8 Jahren durch bessere Vorbereitung (Gelenkspülung und Gelenkfärbung) und bessere Stabilisierungstechnik die Prognose der einzeitigen Ersatzoperation so gut geworden ist, daß diese in erster Linie zu erwägen ist.

Tabelle 1. Tiefe Infekte 1973–1987

Girdlestone primär		10
Girdlestone sekundär		12
Heilung durch Spülung		13
Einzeitige Ersatzoperationen	gut	44
	schlecht	15
Zweizeitige Ersatzoperationen	gut	2
	schlecht	2

Tabelle 2. Tiefe Infekte 1980–1987

Einzeitige Ersatzoperationen	gut	25
	schlecht	5
Heilung durch Spülung		13
Girdlestone primär		0
Girdlestone sekundär		2

Die einzeitige Ersatzoperation wurde schon 1972 von Buchholz u. Gartmann [1] empfohlen. 1982 berichteten Salvati et al. [2] von guten Resultaten nach 12jähriger Erfahrung.

Daß der Knochenzement bei korrekter Anwendung (Vermeiden dicker Schichten durch Plattenverkeilung, Sorge für Homogenität) sehr nützlich ist, beweist auch die Erfahrung bei septischen Fällen, bei welchen Mikrobewegungen nicht ertragen werden.

Von den 5 „schlechten" Resultaten einzeitiger Ersatzoperationen der letzten 8 Jahre haben nur 2 Patienten eine Girdlestone-Hüfte, die anderen sind mit zeitweisen ambulanten Gelenkspülungen so beschwerdearm, daß sie die Prothese behalten möchten.

Literatur

1. Buchholz HW, Gartmann HD (1972) Infektionsprophylaxe und operative Behandlung der schleichenden tiefen Infektion bei der totalen Endoprothese. Chirurg 43:446–453
2. Salvati EA, Salvat EA, Chekofsky KM, Braux BD (1982) Reimplantation in infection: a 12 year experience. Clin Orthop 170:62–75
3. Schneider R (1978) Die infizierte Totalprothese. Helv Chir Acta 45:553–566
4. Schneider R (1979) Infekt und Stabilität. Lokalbehandlung chirurgischer Infektionen. Huber, Bern Stuttgart Wien
5. Schneider R (1987) Die Totalprothese der Hüfte, 2. vollständig überarb erweit Aufl. Huber, Bern Stuttgart Toronto, S 184–232

Teil VII
Pro-contra-Runde

Ist die Girdlestone-Situation als Dauerzustand akzeptabel?
Pro-Argumentation

K. Klemm[1]

Wohl dem, dem es vergönnt ist, bis zum Lebensende über ungeschädigte und schmerzfreie Hüftgelenke zu verfügen. Sollte es jedoch zur Ausbildung einer genuinen oder posttraumatischen Koxarthrose kommen, die die Aktivität und Lebensfreude schmerzhaft einschränkt, ist für einen derart geschädigten Menschen die Implantation einer Totalendoprothese des Hüftgelenkes ein überaus segensreicher orthopädischer Eingriff.

Weltweit werden mehrere hunderttausend Totalendoprothesen pro Jahr implantiert, und in der Bundesrepublik zählt die Endoprothetik des Hüftgelenkes inzwischen zu den Routineeingriffen vieler Krankenhäuser der Grundversorgung.

Es gibt Hinweise dafür, daß der Prozentsatz der Lockerungen aus rein mechanischer Ursache und der tiefen Infektionen mit nachfolgender septischer Lockerung durch verbesserte Implantationstechniken und noch aufwendigere Verfahren zur Verbesserung der Asepsis und der Infektionsprophylaxe sinkt, aber absolut gesehen dürfte die Zahl dieser schwerwiegenden Komplikationen mit der Zunahme der Prothesenträger ständig zunehmen. Es gibt schon heute Kliniken, die bereits weit mehr Reinterventionen als Primärimplantationen vornehmen.

Die tiefe Infektion im Bereich einer Endoprothese erfordert zur Behandlung des chronischen Infektes den vollständigen Ausbau der Implantate einschließlich aller Knochenzementanteile. Die bei Entfernung der infizierten Endoprothese des Hüftgelenkes resultierende Resektionsarthroplastik ist entweder ein Zwischenstadium beim ein- oder zweizeitigen Prothesenaustausch oder kann im Sinne der Girdlestone-Arthroplastik auf Dauer belassen werden. Die Streitfrage dieser Pro-contra-Runde lautet: Kann der betroffene Patient die Girdlestone-Arthroplastik als Dauerzustand akzeptieren? Der Hinweis auf die Akzeptanz durch den Patienten erscheint mir wichtig, weil man aus zahlreichen Publikationen zu Wiederaufbautechniken von knöchernen Substanzdefekten bei mehrfachem Prothesenwechsel den Eindruck gewinnen muß, daß der behandelnde Chirurg die als schwere Verstümmelung empfundene Girdlestone-Arthroplastik selbst nicht akzeptieren kann und einen solchen Zustand als schwere Niederlage in seinem therapeutischen Tun empfindet. Dazu 2 Zitate: „Erstaunlich ist

---

[1] Berufsgenossenschaftliche Unfallklinik Frankfurt am Main (Ärztlicher Direktor: Prof. Dr. H. Contzen), Abteilung für Posttraumatische Osteomyelitis (Leitender Arzt: Dr. K. Klemm), Friedberger Landstraße 430, D-6000 Frankfurt/Main 60

jedoch gelegentlich, wie lange auch eine waghalsige Verbundkonstruktion halten kann." Und: „Je deutlicher die Amputation oder Exartikulation als Alternative zum Einsatz des Femurtotalersatzes steht, um so höher ist die emotionale Akzeptanz des Femurtotalersatzes durch den Patienten, besonders bei denen mit tiefer Infektion, auch wenn das funktionale Ergebnis zu wünschen übrig läßt."

Es ist keine Frage, daß eine fest verankerte und infektfreie Totalendoprothese des Hüftgelenkes hinsichtlich Funktion und Beschwerdefreiheit der Girdlestone-Hüfte deutlich überlegen ist, aber bei Eintritt einer tiefen Infektion mit daraus resultierender chronischer Fisteleiterung, Lockerung und ständigen Schmerzen bis zur Belastungsunfähigkeit des Beines sollte der Patient die Wahl haben zwischen einer Girdlestone-Arthroplastik auf Dauer oder einem Prothesenaustausch mit der Rückzugsmöglichkeit, daß bei evtl. erneutem Auftreten einer Infektion dann immer noch die Girdlestone-Arthroplastik verbleibt. Er sollte jedoch nicht vor die Alternative gestellt werden, wegen des inzwischen eingetretenen knöchernen Substanzdefektes dem Femurtotalersatz zustimmen zu müssen oder das Bein exartikulieren zu lassen.

Operatives Vorgehen bei der Girdlestone-Arthroplastik als Dauerzustand

2 Ziele müssen bei der Girdlestone-Arthroplastik als Dauerzustand erreicht werden:
1. Sichere Beseitigung der chronischen Infektion: Dafür müssen wie beim Prothesenaustausch die alloplastischen Implantate vollständig entfernt werden, wobei v. a. die radikale Entfernung des Knochenzementes bis zum kleinsten Partikel Schwierigkeiten bereiten kann. Zurückgebliebene Knochenzementreste führen früher oder später unweigerlich zum Infektrezidiv.
2. Gute Stabilität in der Resektionshüfte: Nur bei guter Stabilität ohne ausgeprägtes Teleskopphänomen bei Be- und Entlastung kann sicheres Gehen, funktionell günstige Beweglichkeit und weitestgehende Schmerzfreiheit erwartet werden, so daß der Patient diesen Zustand auch tatsächlich als Dauerzustand akzeptieren kann.

Um diese beiden Hauptziele zu erreichen, führen wir den Ausbau einer infizierten Totalendoprothese des Hüftgelenkes im Sinne einer Girdlestone-Arthroplastik auf Dauer wie folgt durch: Mit guter Stabilität und der Möglichkeit der Frühbelastung wird man dann rechnen können, wenn zur Entfernung der Endoprothese die Durchtrennung der Muskelansätze an der Trochanterspitze oder die Trochanterosteotomie zur Luxation des Prothesenkopfes aus der Kunstpfanne vermieden werden kann. Dies erfordert jedoch andererseits die ventrale Schlitzung des Oberschenkelschaftes über die gesamte Länge des Prothesenstieles, so daß dieser retrograd herausgehebelt und die Femurkomponente der Prothese ohne Luxation aus der Pfanne herausgezogen werden kann. Bei dieser ventralen Schlitzung bereitet die sorgfältige Entfernung des Knochenzementes keine Schwierigkeiten. Dieses Vorgehen muß jedoch mit dem Patienten vor der Operation eingehend besprochen werden, da die ventrale Schlitzung des Oberschenkelschaftes eine spätere Reimplantation einer Totalendoprothese praktisch unmöglich macht (Abb. 1).

Auch die anschließende Entfernung des Pfannenanteiles ist von diesem Zugang aus sehr gut möglich. Von großer Wichtigkeit ist die Mitentfernung der kragenknopfartigen Knochenzementdübel zur Verankerung der Pfanne am Becken, die beim Heraushebeln der Knochenzementauskleidung der Pfanne leicht abbrechen und übersehen werden können. Ein Infektrezidiv durch einen solchen Knochenzementrest erfordert immer eine aufwendige Reintervention.

Nach Entfernung der beiden Komponenten erlaubt die intraoperative Festigkeitsprüfung bereits eine Einschätzung der zu erwartenden Funktion. Bei bereits präoperativ vorhandenen periartikulären Verkalkungen bis hin zur Ankylose werden wegen der entfallenden Notwendigkeit zur Luxation des Prothesenkopfes bei dieser Technik die Stabilitätsverhältnisse in keiner Weise verändert.

Bei noch erhaltener Beweglichkeit in der Endoprothese, aber intakten Weichteilstrukturen resultiert aus der ersatzlosen Entfernung der Endoprothese ein Substanzdefekt mit Neigung zur Verkürzung bei Belastung. Bei dem von uns bevorzugten operativen Vorgehen trägt die Teleskopbeweglichkeit nur 2–3 cm.

Nach vollständiger Entfernung der Endoprothese und des Knochenzementes implantieren wir Gentamicin-PMMA-Ketten zur lokalantibiotischen Behandlung der infizierten Höhle. Eine lange Gentamicin-PMMA-Kette wird mit dem Applikator in die Markhöhle des Oberschenkelschaftes eingeschoben, eine weitere in die große Höhle im Pfannenbereich zusammen mit einer sterilen Gazetamponade eingelegt. Nach Einbringen einer Überlaufdrainage wird die Wunde über den versenkt implantierten Gentamicin-PMMA-Ketten und der Tamponade schichtweise verschlossen. Die Überlaufdrainage wird in einen Sekretbeutel abgeleitet (Abb. 2).

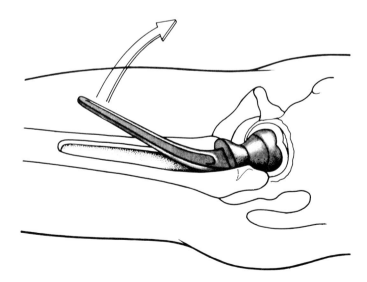

Abb. 1. Die ventrale Schlitzung des Oberschenkelschaftes ermöglicht retrograde Entfernung des Prothesenstieles ohne Durchtrennung der Muskulatur an der Spitze des Trochanter major

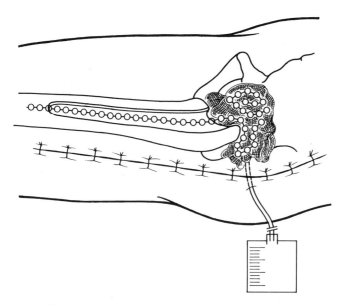

Abb. 2. Zur lokalen Infektbehandlung werden nach Entfernung beider Komponenten der Totalendoprothese 2 Gentamicin-PMMA-Ketten versenkt implantiert. Eine temporäre Tamponade verringert den postoperativen Blutverlust und verhindert schmerzhaften Kontakt zwischen Becken und Oberschenkelschaft. Ein Überlaufdrain wird in einen Sekretbeutel abgeleitet

Durch die temporäre Gazetamponade zusammen mit den Gentamicin-PMMA-Ketten wird der postoperative Blutverlust deutlich verringert, bei Vermeidung eines direkten Berührungskontaktes zwischen den beiden inkongruenten Knochenflächen von Oberschenkelstumpf und Becken sind die Patienten postoperativ weitgehend schmerzfrei und nach einer Woche sogar in der Lage, das Bein zu belasten und bei liegender Tamponade mit vorsichtigen Gehübungen zu beginnen (Abb. 3 und 4).

Die Entfernung der Tamponade und der Gentamicin-PMMA-Ketten erfordert einen kleineren 2. operativen Eingriff 2–3 Wochen später. Bei Empfindlichkeit der ursprünglichen Erreger auf Gentamicin wird ein Kontrollabstrich Sterilität ergeben.

Den Vorteilen dieser Operationstechnik hinsichtlich der sicheren Knochenzemententfernung und Stabilität der Girdlestone-Hüfte stehen jedoch auch Nachteile gegenüber. Durch die ventrale Schlitzung des Oberschenkelschaftes wird eine spätere Reimplantation einer Totalendoprothese praktisch unmöglich gemacht oder ist so problematisch, daß sich daraus gravierende neue Risiken für den Patienten ergeben. Die ventrale Schlitzung führt weiterhin zu einer Schwächung des Oberschenkelschaftes bis hin zur Fraktur. Gerade diese Komplikation kann jedoch für den Patienten von Vorteil sein, wenn bei der Fixateur-externe-Osteosynthese durch Varus- oder Valgusangulation eine bessere Abstützung erreicht wird.

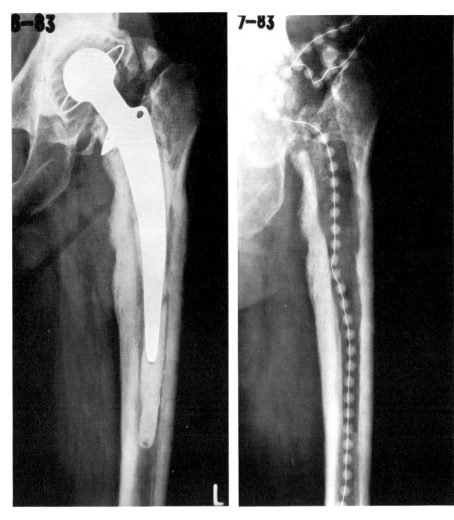

Abb. 3. Ein tiefer Infekt im Bereich einer Totalendoprothese des linken Hüftgelenkes hat zur Prothesenlockerung im Schaftbereich und reaktiver Knochenneubildung geführt

Abb. 4. Die ventrale Schlitzung des Oberschenkelschaftes ermöglicht retrograde Entfernung des Prothesenstieles. Zur lokalen Infektbehandlung werden Gentamicin-PMMA-Ketten temporär implantiert

Ergebnisse

Von 1979-1987 wurde bei 38 Patienten mit infizierten Totalendoprothesen des Hüftgelenkes 41mal eine Girdlestone-Arthroplastik durchgeführt, bei 3 Patienten beidseitig. Es handelte sich um 20 Männer und 18 Frauen. Zum Zeitpunkt der primären Totalendoprothese betrug das Durchschnittsalter 61,5 Jahre und zum Zeitpunkt der Girdlestone-Arthroplastik 67,2 Jahre (Tabelle 1). 18mal han-

Tabelle 1. Girdlestone-Arthroplastik als Dauerlösung bei infizierter TEP (n = 41 Girdlestone-Arthroplastiken)

Anzahl der Patienten	
mit einseitiger Girdlestone-Arthroplastik	35
mit doppelseitiger Girdlestone-Arthroplastik	3
Gesamt	38
Männer	20
Frauen	18
Gesamt	38
Durchschnittliches Alter zum Zeitpunkt der 1. TEP (27–79 Jahre)	61,6 Jahre
Durchschnittliches Alter zum Zeitpunkt der Girdlestone-Arthroplastik (38–84 Jahre)	67,2 Jahre

BUK FFM 1979–1987

delte es sich um eine Frühinfektion, 23mal um eine Spätinfektion. 32mal wurde eine einzementierte Totalendoprothese, 9mal eine zementfreie Prothese entfernt.

In 19 Fällen von infizierter Totalendoprothese wurde kein Austauschversuch unternommen, sondern bereits primär eine Girdlestone-Arthroplastik durchgeführt. 16mal erfolgte die Girdlestone-Arthroplastik nach dem 1. mißglückten Austausch, 4mal nach dem 2. Austausch und einmal nach dem 3. Austausch (Tabelle 2).

Obwohl die Girdlestone-Arthroplastik ein verstümmelnder Eingriff ist und man nach dem röntgenologisch erkennbaren Defektzustand als Unbefangener den Eindruck gewinnen muß, daß bei diesen Patienten erhebliche Beschwerden und Funktionseinschränkungen verbleiben müßten, ist das tatsächliche funktionelle Ergebnis und Beschwerdebild bei der Mehrzahl der Patienten erstaunlich gut. Wir konnten 27 Patienten – in 2 Fällen mit doppelseitiger Girdlestone-Arthroplastik – im Durchschnitt 37 Monate nach Operation nachuntersuchen. Bei 6 Patienten betrug die Beinverkürzung 1–3 cm, bei 16 Patienten 4–7 cm, bei den Patienten mit einer Beinverkürzung von 8–12 cm war immer ein ein- oder mehrfacher Austausch vorgenommen worden und dadurch Knochen am Oberschenkelschaft verlustig gegangen (Tabelle 3).

Von den 27 Patienten benutzten 12 beim Gehen auf der Straße 2 Unterarmgehstützen, 13 eine Gehstütze oder einen Gehstock, und 2 Patienten waren gehunfähig. Dazu gehörte eine Patientin mit doppelseitiger Girdlestone-Situation, die wegen schwerer chronischer Polyarthritis rheumatica bereits von Prothesenimplantation weitgehend gehunfähig war und aus ihren Prothesen niemals Nutzen ziehen konnte.

Tabelle 2. Girdlestone-Arthroplastik als Dauerlösung bei infizierter TEP (n = 41 Girdlestone-Arthroplastiken)

Frühinfektion	18
Spätinfektion	23
Gesamt	41
Zementfreie TEP	9
Einzementierte TEP	32
Gesamt	41
Girdlestone-Arthroplastik nach Infektion der primären TEP	19
Girdlestone-Arthroplastik nach Infektion der Austausch-TEP	
nach 1. Austausch	17 ⎫
nach 2. Austausch	4 ⎬ 22
nach 3. Austausch	1 ⎭
Gesamt	41

BUK FFM 1979–1987

Tabelle 3. Ergebnisse bei 25 Patienten mit einseitiger und bei 2 Patienten mit doppelseitiger Girdlestone-Arthroplastik (n = 27)

Schmerzlinderung (n = 29 Girdlestone-Arthroplastiken)	
Weitgehend schmerzfrei	22
Schmerzen bei Belastung	5
Schmerzen bei Ruhe	2
Gesamt	29
Stabilität (n = 29 Girdlestone-Arthroplastiken)	
Sehr gut	9
Gut (geringes Teleskopphänomen)	17
Schlecht (Schlottergelenk oder ausgeprägtes Teleskopphänomen)	3
Gesamt	29

BUK FFM 1979–1987

Mit das wichtigste Ergebnis ist die sehr geringe Infektrezidivrate. Alle 38 Patienten mit 41 Girdlestone-Arthroplastiken wurden im infektfreien Zustand nach Hause entlassen. Bei den nachuntersuchten 29 Patienten fanden wir 2mal eine erneute Fisteleiterung. Durch Entfernung jeweils eines übersehenen Knochenzementrestes konnte alsbaldige erneute Fistelfreiheit erreicht werden (Tabelle 4).

Tabelle 4. Ergebnisse bei 25 Patienten mit einseitiger und bei 2 Patienten mit doppelseitiger Girdlestone-Arthroplastik (n = 27)

Beinverkürzung (n = 29 Girdlestone-Arthroplastiken	
1– 3 cm	6
4– 7 cm	16
8–12 cm	7
Gesamt	29
Gehhilfen (n = 27 Patienten)	
2 Gehstützen	12
Eine Gehstütze oder Gehstock	13
Rollstuhl	2
Gesamt	27
Infektion (n = 29 Girdlestone-Arthroplastiken)	
Kein Rezidiv	27
Rezidiv	2
Gesamt	29

BUK FFM 1979–1987

Zusammenfassung

Vom ein- oder zweizeitigen Prothesenaustausch bei infizierten Endoprothesen des Hüftgelenkes gibt es sehr eindrucksvolle Fälle (s. Beitrag Härle, S. 177). Eine Girdlestone-Arthroplastik kann sich mit einer schmerzfreien und nicht-infizierten Endoprothese hinsichtlich der Funktion nicht messen. Die Girdlestone-Arthroplastik ist aber ein sehr sicheres Verfahren, hingegen hängen über den Patienten mit Prothesenaustausch gleich 2 Damoklesschwerter. Ein Reinfekt bedeutet unausweichlich die erneute Entfernung der infizierten Endoprothese entweder im Sinne eines abermaligen Prothesenaustausches oder vielleicht einer Girdlestone-Arthroplastik auf Dauer. Bei zu erwartender weitgehender Schädigung des tragenden Knochens wird die Verankerung einer neuen Prothese immer problematischer, so daß im Extremfall nur noch der Totalersatz des Femurs- oder die Exartikulation des Beines verbleibt, weil dann auch keine Girdlestone-Arthroplastik mehr möglich ist.

Aber selbst wenn es zu keinem Reinfekt kommt, bleibt immer noch das Risiko der mechanischen Lockerung, das Damoklesschwert über jedem Prothesenträger.

Wie so häufig liegt die bessere Lösung in einem sinnvollen Kompromiß, d.h. der Girdlestone-Arthroplastik, und nicht im technisch Möglichen. Wie lautete das Zitat? „Erstaunlich ist jedoch gelegentlich, wie lange auch eine waghalsige Verbundkonstruktion halten kann."

Ist die Girdlestone-Situation als Dauerzustand akzeptabel?
Kontra-Argumentation

A. Härle[1]

Bei der Girdlestone-Operation handelt es sich um ein Verfahren zur Therapie von Infektionen nach Hüfttotalendoprothesen, das seine Indikation in erster Linie aus dem schweren Schicksal der betroffenen Patienten mit erheblicher Funktionsstörung und Schmerzsymptomatik und der schwierigen Behandlungsproblematik ableitet [1, 4, 5, 14]. Wenn man aber die revolutionierenden Erfolge der Endoprothetik vor Augen hat, so kontrastiert das therapeutische Angebot nach Infektionen im Sinne einer Gelenkresektion mit einer durchschnittlichen Beinverkürzung von 4,5 cm dazu doch erheblich.

Ist diese völlige Abkehr von der bei der Prothesenversorgung von ärztlicher Seite an den Tag gelegten, optimistischen Grundhaltung wirklich unumgänglich? Sind die Chancen für eine Wiederherstellung des Funktionsgefüges *Hüftgelenk* bei einer Infektion nach TEP wirklich so schlecht oder ermangeln vielleicht die als aussichtslos beurteilten Replantationsverfahren einiger wichtiger Details bzw. werden sie nicht der vorliegenden Problematik entsprechend adäquat ausgeführt?

Die Verfechter des Girdlestone-Verfahrens erhielten starke Unterstützung durch die von Hunter u. Dandy [9] publizierte kanadische Gemeinschaftsstudie, die bei 135 Patienten mit infizierten Hüftgelenkprothesen in nur 17 Fällen, also 19% der zum Zeitpunkt der Nachuntersuchung noch lebenden Patienten, eine infektionsfreie Prothesenerhaltung auswies. Bei allen anderen Patienten war eine ersatzlose Prothesenentfernung durchgeführt worden. In ihrer Schlußfolgerung führen sie dann aus, daß aufgrund ihrer Untersuchung eine Reimplantation von Hüftprothesen nach Infektionen nicht zu empfehlen sei.

Diese in der Literatur umfangreichste Zusammenstellung bedarf aber einer detaillierten Erörterung und kann im Licht der neueren Erkenntnisse nicht unwidersprochen bleiben. Während Müller [12] schon 1974 ausführte, daß bei Frühinfektionen in ⅔ der Fälle die Infektion unter Prothesenerhaltung auszuheilen sei, manifestierten sich in der kanadischen Studie 68, d.h. 50% der Infektionen in den ersten 4 Wochen; um so mehr erstaunt das schlechte Gesamtergebnis.

Nach unserer Erfahrung sind die Frühinfektionen, d.h. der Beginn klinischer Infektionszeichen innerhalb der ersten 6 Wochen nach Protheseneinplantation, in der Regel langfristig unter Erhaltung von Implantat und damit auch der

[1] Orthopädische Universitätsklinik, Albert-Schweitzer-Str. 33, D-4400 Münster

Funktion zu beherrschen. Führt die erste Revision nicht zum angestrebten Erfolg, d. h. zu klinischer und labormedizinischer Beseitigung der Entzündungszeichen, so ist eine nochmalige Revision angezeigt. Dies soll am Beispiel eines 68jährigen Patienten dargestellt werden, bei dem am 14. postoperativen Tag eine Frühmanifestation auffällig war. Nach der ersten Revision trat nach 8 Tagen wieder eine Sekretion auf, die durch einen am Trochanter major gelegenen Herd verursacht war. Durch eine 2. sorgfältige Revision kam es zu einer dauerhaften Primärheilung mit Normalisierung der BSG [6, 16] und in der nun 10jährigen Nachbeobachtungszeit traten keine neuen Entzündungszeichen auf (Abb. 1). In unserem Behandlungskollektiv von 8 Patienten aus den letzten 10 Jahren konnten wir in allen Fällen eine langfristige Kontrolle der Frühinfektion erreichen, wobei dies sowohl für Erst- als auch für Reimplantationen gilt.

Bei der frühen Infektionsmanifestation gibt es daher nach unserer Auffassung keine Indikation für eine Resektionsarthroplastik, ohne daß ein Erhaltungsversuch unternommen worden wäre. Voraussetzung für ein erfolgreiches Verfahren ist das sorgfältige Debridement, eine exakte Positionierung der lokalantibiotisch wirksamen Partikel und eine penible Nachkontrolle anhand häufiger BSG-Werte, Keimbestimmungen und adäquater, systemischer Antibiotikatherapie. Wenn nicht sehr ungünstige Voraussetzungen vorliegen, wie immunologische Störungen, hoch- bzw. multiresistente Keime oder Zytostatikatherapie, bestehen bei der Frühmanifestation gute Chancen für einen langfristigen Therapieerfolg, der unter allen Umständen angestrebt werden sollte.

Läßt man also die Frühmanifestationen aus der Betrachtung heraus, so halbiert sich die kanadische Sammelstudie, obwohl natürlich nicht außer aucht gelassen werden darf, daß bei solch schlechten Ergebnissen der relativ leicht zu beherrschenden Frühinfektionen für die Spätmanifestationen auch keine Wunderdinge zu erwarten sind.

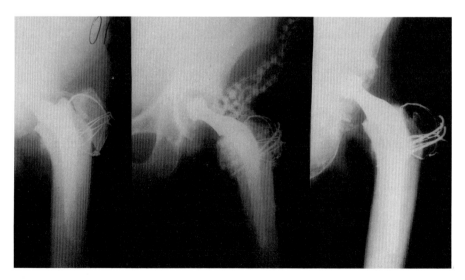

Abb. 1. Frühinfektion nach Hüft-TEP, die durch Débridement und lokalantibiotische Therapie mit Septopal unter Belassung der Prothese beherrscht werden konnte

Bei den Spätmanifestationen halte ich einen Sanierungsversuch unter Belassung des Implants für nicht angemessen, da die Erfolgschancen gering sind. Die zeitweilige Entfernung der Prothese, um bessere Voraussetzungen für die Infektionskontrolle zu haben, ist nun angezeigt. Buchholz [3] hat mit seinem Verfahren des einzeitigen Prothesenwechsel in einem großen Kollektiv die langfristigen Erfolge der Reimplantation in immerhin ca. 70% nachweisen können.

Diese Daten kontrastieren erheblich mit den Ergebnissen der Hunter-Studie. Nun ist aber der einzeitige Wechsel nicht das Verfahren mit der höchsten Erfolgsquote. Lindberg [10], der ursprünglich den einzeitigen Wechsel favorisierte, hat anhand einer Vergleichsstudie die Überlegenheit des zweizeitigen Wechsels herausgearbeitet. In einer nun 10jährigen Anwendung des zweizeitigen Prothesenwechsels in unserer Klinik haben wir über 80 Patienten behandelt. In der nachfolgenden Analyse sind nur die Patienten aufgeführt, bei denen mindestens 2 Jahre seit der Reimplantation vergangen sind. Wenn wir auch in den ersten Jahren unsere Erfahrungen machen mußten, so ergibt sich für das Gesamtkollektiv eine Reinfektionsquote von nur 12%, wobei außerdem durch nochmalige Revisionsoperationen bei 95% der Patienten unter dauerhafter Infektionskontrolle ein Prothesenerhalt zu erreichen war. In der 2. Hälfte des Beobachtungszeitraums hatten wir nur in einem Fall eine Reinfektion zu verzeichnen (Tabelle 1).

Voraussetzung für eine langfristige Beherrschung der Infektion nach Totalprothesenimplantation ist aber ein äußerst penibles Operationsverfahren mit entsprechendem Débridement, das neben der Prothesenexplantation, der Resektion entzündlich veränderter Kapsel- und Weichteilareale eine vollkommene Knochenzemententfernung beinhaltet [7, 8]. Hier ist ohne besondere technische Hilfsmittel, wie z.B. eines Kaltlichtstabes, eines angepaßten Meißelsets und v.a. ausreichend Geduld das Ziel nicht zu erreichen. Soll die Zementausräumung möglichst sorgfältig und radikal sein, so darf andererseits der schon meist stark ausgedünnte und vorgeschädigte kortikale Knochenköcher nicht noch zusätzlich oder unnötig geschwächt werden. Die Trochanterosteotomie ist in den meisten Fällen nicht zu umgehen; ein sorgfältiges Arbeiten erfordert Licht in dem engen Knochenkanal, das am besten mittels einer Kaltlichtleitung um den schattenwerfenden Kopf des Operateurs herumgeführt werden kann. Wer im Dunkeln herumstochert oder bohrt, steht auf verlorenem Boden, da der Knochenzement meist härter ist als die Kortikalis, und die Markraumbohrer eben in den Kno-

Tabelle 1. Behandlungsergebnisse nach Infektionen bei Hüfttotalendoprothesen (n = 76)

Fistelfrei	76	(100%)
mit TEP	72	(94,7%)
nach TEP-Entfernung	4	(5,3%)
Reinfektionen	9	(11,8%)
Frühinfektion	3	(3,9%) → 3 ausgeheilt
Spätinfektion	6	(7,9%) → 4 ausgeheilt nach 2. TEP-Wechsel
Unter TEP-Erhaltung nicht beherrscht	2	(2,6%)

chen ausweichen und randständige Knochenzementreste so oft nicht entfernt werden können.

Anterolaterale Femurfenestrationen beheben das Problem ebenfalls nicht, leisten dagegen nur Schaftsprengungen Vorschub und erschweren zusätzlich die spätere Reimplantation.

Die Problematik des Operateurs und die Lösungsmöglichkeit ist aus Abb. 2, zu ersehen. Bei ausgeschaltetem Kaltlichtstab ist nicht viel zu erkennen; erst bei

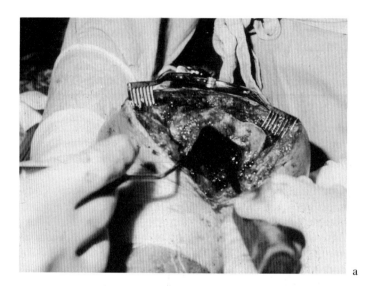

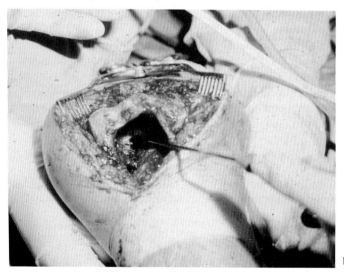

Abb. 2a, b. a Bei ausgeschaltetem Kaltlichtstab ist das Operationsfeld unsichtbar. **b** Mit eingeschaltetem Kaltlichtstab ist die interessierende Grenzschicht zwischen Spongiosa und Zement gut erkennbar

Ist die Girdlestone-Situation als Dauerzustand akzeptabel? Kontra-Argumentation 181

Ausleuchtung ist ein kontrolliertes Arbeiten möglich und die Knochen-Zement-Grenze auszumachen. Die Leistungsfähigkeit des optischen Instrumentariums, das neben abgewinkelten Kaltlichtstäben auch Kaltlichtspiegel umfaßt, zeigt Abb. 3; über eine Entfernung von mehr als 25 cm ist eine Ausleuchtung, farbtreue Beurteilung und Lokalisation möglich – der abgebildete Kinderkopf befindet sich am Röhrenboden und wurde vom Spiegel abfotografiert.

Bei diesen Details der Verfahrenstechnik und des Instrumentariums handelt es sich nicht um Spielereien, sondern um die unverzichtbaren Therapiekomponenten, die eine Infektsanierung nach Implantation von Septopalketten in die entsprechend vorbereiteten Knochenareale von Femur und Azetabulum erreichbar machen und so die Voraussetzung für eine langfristig erfolgreiche Reimplantation schaffen. Daß es auch kleinste Zementreste sein können, die für das Per-

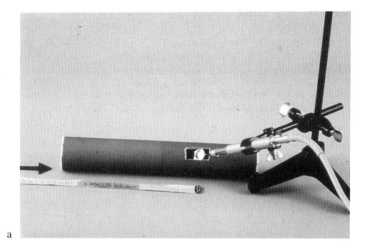

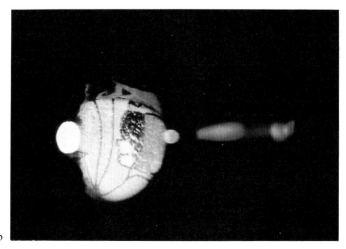

Abb. 3a, b. a Röhrenmodell mit seitlicher Fenestration. b Der Mädchenkopf befindet sich am Röhrenboden und ist vom Spiegel abphotographiert

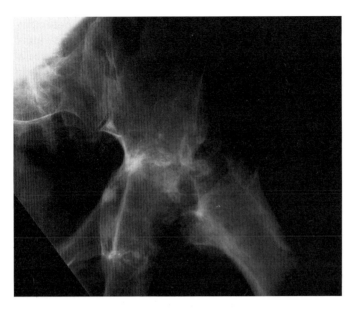

Abb. 4. Nach der Resektionsarthroplastik unterhalten kleine Zementreste im Pfannen- und Femurbereich die chronische Fisteleiterung

sistieren einer Infektion auch nach Girdlestone-Operation verantwortlich sind, ist aus Abb. 4 zu ersehen. Im Femurschaft und im unteren Azetabulumabschnitt sind kleine Zementreste zu vermuten, die bei der Operation dann auch vorgefunden wurden. Nach ihrer kompletten Entfernung war die Infektion beherrscht, die zuvor nach mehrfachen Revisionen und auch nach einer Resektionsarthroplastik fortbestanden hatte.

Daß der zweizeitige Wechsel bei infizierten Hüftendoprothesen in einem hohen Prozentsatz eine Infektionskontrolle bei gleichzeitiger Prothesenfunktion erreichbar macht, ist bei der diesjährigen AAOS in Atlanta von 3 amerikanischen Studien überzeugend nachgewiesen worden; so hat Salvati [17] in einer prospektiven Gemeinschaftsstudie von *Mayo-Klinik* und *Hospital For Special Surgery* bei Infektionen nach Hüftprothesen für den einzeitigen Wechsel eine Reinfektionsrate von 11% gefunden, für den zweizeitigen Wechsel mit temporärer Explantation und Septopaleinlage dagegen nur von 3,8% (Tabelle 2).

Diese Zusammenstellungen dürften beweisen, daß bei Anwendung eines adäquaten Therapieverfahrens, auch unter Prothesenerhalt bzw. Reimplantation,

Tabelle 2. Infektionsbeherrschung bei Reimplantation

	Einzeitig	Zweizeitig
Münster n: 76		94,7%
Mayo + special surgery n: 209	89%	96,2%

die Infektion in einem hohen Prozentsatz zu beherrschen ist, der für unser Kollektiv und das der amerikanischen Gemeinschaftsstudie sogar deutlich höher liegt als die von Bourne et al. [2] in seiner Sammelstatistik von 166 Girdlestone-Verfahren aus 5 Studien gefundene Infektionskontrolle von 85%. Damit ist die Begründung für den Einsatz der Resektionsarthroplastik, daß nur so eine langfristige Infektionskontrolle bzw. Schmerzabnahme möglich sei, nicht mehr überzeugend.

Wie verhält es sich nun mit den Ergebnissen nach der Resektionsarthroplastik, die von den meisten Anwendern als ermutigend dargestellt werden, weil das Girdlestone-Verfahren zur generellen Behandlung von infizierten Totalendoprothesen empfohlen werden könnte. Meist wird auf die Bewertung durch die Patienten hingewiesen, die mit dem Ergebnis zufrieden seien. Nun kann diese *Zufriedenheit* viel besagen und noch mehr verdecken; wenn jemand lange Zeit von eiternden Wunden und bei jedem Schritt von Schmerzen gequält ist, wenn keine Hilfe als die ersatzlose Prothesenentfernung in Aussicht gestellt wird, für denjenigen kann und ist der Zustand nach der Resektionsarthroplastik hinsichtlich der Schmerzen und Wundverhältnisse gebessert und damit vielleicht auch zufriedenstellend. Aber in diese Beurteilung fließt auch viel Erwartungsverhalten des Arztes ein, der sich der Patient nicht immer verschließen will. So wundern sich Petty u. Goldsmith [15] nach einer Bewertung von 21 Girdlestone-Patienten, warum in einer 9 Jahre früher in der gleichen Institution durchgeführten Analyse dieses Verfahren viel besser bewertet wurde als in ihrer Studie, und sie umschreiben diese Diskrepanz wie folgt: „The contrast between those results and the results of the present study is difficult to explain." Bleibt die Vermutung, daß entweder die früheren Untersucher die Bewertung positiver vornahmen oder die Patienten stellten später höhere Anforderungen. In seiner für die Girdlestone-Operation positiven Bewertung weist Bourne [2] auf die in 91% konstatierte Besserung bei den Schmerzen hin, wie dies auch die meisten anderen Girdlestone-Befürworter tun. Petty u. Goldsmith [15] fanden aber bei all ihren Patienten entweder ständige oder zumindest im Sitzen und Gehen auftretende Schmerzen. Während Campell et al. [4], Algren et al. [1], Mallory [11], Clegg [5] und Bourne et al. [2] in ca. 85% zufriedene Patienten ausmachen konnten, betrug dieser Prozentsatz bei Petty et al. [15] nur 15%. In einer interessanten Analyse stellten Müller u. Konermann [13] heraus, daß die Note befriedigend in der Beurteilung durch den Patienten mit der Dauer des Zustandes und dem Patientenalter ansteigt. Aber spielt hier wohl nicht auch Resignation mit? Schließlich sind die meisten Menschen im Grunde optimistisch eingestellt und bewerten ihre Lage in der Regel positiv, wenn sich daran nichts ändern läßt, und dies v.a. anderen gegenüber.

Die Funktion nach Girdlestone-Operationen ist nicht leicht zu bewerten, und die Studien basieren nicht auf übereinstimmenden Bewertungsverfahren. Ohne Gehhilfen kommt in allen aufgeführten Studien fast kein Patient zurecht, und das Gehvermögen ist bei genauer Betrachtung doch sehr eingeschränkt. Im Durchschnitt beträgt die Beinverkürzung etwa 4,5 cm, reicht aber bis 8 cm, und die verordneten Schuherhöhungen werden oft wegen des kosmetischen Aspekts oder auch der aus dem Gewicht resultierenden Belästigung nicht getragen. Nun mag dies alles wie eine zu pessimistische Beurteilung oder ein Plädoyer gegen die Resektionsarthroplastik klingen; oder handelt es sich nur um die traurige Wahrheit, daß der Patient nach fehlgeschlagener Totalendoprothesenversorgung eine sehr ausgeprägte Beeinträchtigung seiner Lebensqualität hinnehmen muß.

Wenn wir uns wertfrei der Problematik stellen, können wir wohl nicht von der Hand weisen, daß wir uns und den Patienten angesichts fehlender Alternativen immer wieder darin bestärken, daß dies eine zufriedenstellende Lösung des Problems sei. So wenig wie wir heute davon überzeugt sind, daß die Resektionsarthroplastik ein geeignetes Verfahren zur primären Behandlung der Koxarthrose darstellt, genauso wenig kann sie als ein befriedigendes Verfahren oder gar als Routinemethode nach fehlgeschlagener Totalendoprothesenimplantation angepriesen werden. Die Girdlestone-Situation ist in den meisten Fällen – wie die Amputation – das vom Therapeuten als letzte Möglichkeit eingesetzte Verfahren und im Grunde fast immer als ein Akt der Resignation zu verstehen.

Nun soll dies nicht besagen, daß man diese Operation heute dem Patienten nicht mehr zumuten kann; in einigen Fällen kann sie die beste von noch schlechteren Alternativen bedeuten. Doch darf man nicht außer acht lassen, daß auch die vorzeitige Resektionsarthroplastik ihre Schatten vorauswirft, da sie eine spätere Reimplantation wesentlich erschwert und in ihrem Funktionswert nachhaltig negativ beeinflußt.

In Bezug auf die heutige Bedeutung stellt die Girdlestone-Operation m. E. kein primär auszuwählendes Behandlungskonzept bei infizierten Totalendoprothesen dar, sondern eine letzte Alternative, die gleichzeitig die Grenzen der Endoprothetik dokumentiert und den Patienten nicht selten in die Resignation treibt. Eine Katastrophe ist deswegen die Girdlestone-Situation nicht in jedem Fall, und sie hat auch heute noch ihre Indikation. Bevor wir uns aber für dieses Verfahren entscheiden, sollten wir durch eine allgemeine Verfeinerung unserer Behandlungstaktik und unseres Instrumentariums um Therapiearten mit besseren Funktionsergebnissen bemüht sein und uns nicht ohne hinreichende Gründe mit diesem Verfahren zufrieden geben.

Literatur

1. Ahlgren SA, Gudmundsson G, Bartholdsson E (1980) Function after removal of a septic total hip prothesis: a survey of 27 Girdlestone hips. Acta Orthop Scand 51:541
2. Bourne RB, Hunter GA, Rorabeck CH, Macnab JJ (1984) A six-year follow-up of infected total hip replacements managed by girdlestone's arthroplasty. J Bone Joint Surg [Br] 66:340–343
3. Bucholz HW (1973) Tiefe Infektionen nach alloarthroplastischem Hüftgelenksersatz. Langenbecks Arch Chir 332:547
4. Campell A, Fitzgerald B, Fisher WD, Hamblen DL (1978) Girdlestone pseudarthrosis for failed total hip replacement. J Bone Joint Surg [Br] 60:441
5. Clegg J (1977) The results of the pseudoarthrosis after removal of an infected total hip prothesis. J Bone Joint Surg [Br] 59:298–301
6. Härle A (1979) Die Bedeutung des postoperativen Verlaufs der Blutsenkungsgeschwindigkeit. Orthop Prax 15:695
7. Härle A (1985) Die optisch kontrollierte Markausräumung bei der Osteomyelitis-Behandlung. Z Orthop 123:257

8. Härle A, Schilling W, Schulte W (1985) Die Behandlung von Infektionen bei Hüft-Totalendoprothesen. In: Bauer R, Kerschbaumer F (Hrsg) Koxarthrose. Medizin. Verlagsges., Uelzen
9. Hunter G, Dandy D (1977) The natural history of the patient with an infected total hip replacement. J Bone Joint Surg [Br] 59:293
10. Lindberg L (1987) Klinische Aspekte der Antibiotikabeigabe zu Knochenzementen. Aktuel Probl Chir Orthop 31:234
11. Mallory TH (1973) Sepsis in total hip replacement following pneumococcal pneumonia. J Bone Joint Surg [Am] 55:1753
12. Müller ME (1974) Preservation of septic total hip replacement versus Girdlestonew operations. In: Harris WH (ed) Proceed. Hip Soc. 1974. Mosby, St. Louis, p. 308
13. Müller RT, Konerman H (1987) Ergebnisse der Girdlestone-Hüfte nach Prothesenentfernung. Orthop Praxis 23:41 (Sonderheft, Süddeutsch Orthop Kongreß)
14. Parr PL, Croft C, Enneking WF (1971) Resection of the head and neck of the femur with and without angulation osteotomy. A follow-up study of thirty-eight patients. J Bone Joint Surg [Am] 53:935
15. Petty W, Goldsmith S (1980) Resection arthroplasty following infected total hip arthroplasty. J Bone Joint Surg [Am] 62:889-96
16. Riedl K, Reichelt A (1976) Klinische Untersuchungen bei Infektionen nach Implantationen von Hüftgelenkstotalendoprothesen. Orthop Prax 12:599
17. Salvati E (1988) Musculoskeletal infections: Hip endoprothrostesis. AAOS-Meeting, Atlanta

Teil VIII
Ergebnisse der TEP-Explantation und/oder des Prothesenwechsels

Septische Prothesenlockerungen der Hüfte –
Die Resektionshüfte als akzeptables Endergebnis?

M. A. Scherer[1], R. Ascherl[2], G. Lill[3], F. Lechner[3] und G. Blümel[1]

Einleitung

In der BRD werden pro Jahr etwa 30000 Hüftgelenktotalendoprothesen implantiert; die Schätzungen über die weltweite Implantationszahl pro Tag belaufen sich auf sich auf 1500–2000 [28]. Die Mehrzahl der septischen Lockerungen treten als Spätinfekte [3] auf: Buchholz beobachtete bei einem Behandlungskollektiv von 1161 HTEP der Jahre 1964–1968 bei einer primären Infektionsrate von 2,0% nach einer Beobachtungszeit von 17–21 Jahren eine Infektionsquote von 7,7%; im Krankengut von 3339 HTEP der Jahre 1972–1976 hingegen bei Verwendung von gentamicinhaltigem Knochenzement und einer primären Infektionsrate von 0,3% nach 9–13 Jahren eine Infektionsquote von 1,3% [5]. Die primäre Infektionsrate wird i. allg. mit 1–3,1% angegeben [13, 18, 25, 26]: sie läßt sich durch Verwendung der Reinraumtechnik auf unter 1% senken [8, 9, 18, 27]. Mit der Zahl der Revisionseingriffe steigt auch das Infektionsrisiko. Schneider [26, S. 174–212] gibt bei 290 Erstrevisionen wegen aseptischer Lockerung eine Infektionsrate von 4,1% an, was den 4,3% im Garmisch-Partenkirchener Krankengut völlig gleichkommt. 5% weisen nach der Zweitrevision Infektionssymptome auf, bereits 17,4% nach der Drittrevision und nach der 5. Revision ist ⅓ aller Patienten mit dieser schweren Komplikation belastet.

Bei der tiefen Infektion bieten sich 5 grundsätzliche Therapiealternativen an, wobei die konservative Behandlung mit teilweise ultrahohen systemischen Antibiotikagaben keine zufriedenstellenden Langzeitergebnisse erzielen konnte [20]. Auch das lokale Débridement unter Erhaltung der Implantate beim akuten Frühinfekt (postoperative Komplikation), hat schlechte Ergebnisse erbracht [26, S. 174–212]. Falls eine Monoinfektion mit grampositiven Keimen, die auf mehrere Antibiotika sensibel sind, und eine gute Durchblutung des Knochens besteht, der Knochen sich radiologisch und intraoperativ als gutes Lager erweist

---
[1] Institut für Experimentelle Chirurgie der TU München (Direktor: Prof. Dr. G. Blümel), Ismaninger Straße 22, D-8000 München 80
[2] Orthopädische Klinik und Poliklinik (Direktor: Prof. Dr. E. Hipp), Ismaninger Straße 22, D-8000 München 80
[3] Kreiskrankenhaus Garmisch-Partenkirchen (Direktor: Prof. Dr. F. Lechner), Auenstr. 6, D-8100 Garmisch-Partenkirchen

und keine Fistel vorliegt, halten Turner et al. [27] einen einzeitigen Prothesenwechsel [12] für statthaft. Der zweizeitige Prothesenwechsel, der sich in postprimär (3-6 Wochen) und sekundär (6-12 Monate oder später) unterteilen läßt, wird von vielen Autoren favorisiert [2, 11, 16, 24]. Die Resektionsarthroplastik wird als echte Alternative [21] bei besonders komplizierten Fällen [26, S. 174-212] oder als reine Rückzugsmöglichkeit [5] betrachtet.

Material und Methodik

Im Beobachtungszeitraum vom 01. 01. 1969 bis 31. 07. 1987 wurden am Kreiskrankenhaus Garmisch-Partenkirchen 9546 endoprothetische Hüftoperationen durchgeführt. 1285mal handelte es sich dabei um Revisionseingriffe. Nach mindestens 4jähriger Beobachtungszeit wurden 87 Patienten mit 95 septischen Lokkerungen von Hüftgelenksprothesen (7,6% aller Revisionseingriffe) in die retrospektive Studie aufgenommen. Das Durchschnittsalter der 46 Frauen lag mit 69,9 Jahren über dem der 41 Männer mit 64,6 Jahren. Der älteste Patient war 86, der jüngste 34 Jahre alt. Dem Eingriff war in 34 Fällen bereits die Revision einer oder beider Prothesenkomponenten vorausgegangen, 22 Patienten wiesen metallische Implantate anderer Lokalisation auf. Über einen dorsolateralen Zugang in Seitenlage wurde als Revisionsprothese beinahe ausschließlich der Weber-Huggler-Typ-II mit Refobacin-Palacos verwendet. Begleitend zur systemischen antibiotischen Behandlung – in der Regel mit Zephalosporinen als Breitbandantibiotikum – erfolgte in der Mehrzahl der Fälle eine lokale Antibiose: bis 1984 mit Refobacin-Palacosketten, danach mit aminoglykosidhaltigen Kollagenschwämmen. Alle Patienten werden so schnell wie möglich mobilisiert. Teilweise wurden die Patienten vorher zur Verringerung massiver, postoperativer Schmerzen und als Prophylaxe der Beinverkürzung mit einem Becken-Bein-Gips oder einer suprakondylären Drahtextension versorgt. Die retrospekive Datenerhebung erfolgte anhand der Operationssaalbücher, der Krankenblätter und Ambulanzkarten. Neben der Beurteilung der radiologischen Verläufe wurden die Patienten schriftlich oder telefonisch mittels eines Fragebogens interviewt, der in Anlehnung an Merle d'Aubigné u. Postel [19] und Charnley's Adaptation dieses Schemas [2] konzipiert wurde. Die abschließende Bewertung erfolgte mit der 4stufigen Gradeinteilung nach Turner et al. [27]: I = „gut"; II = „befriedigend"; III = „ausreichend"; IV = „schlecht".

Ergebnisse

Die Diagnose „Infektion" beruht vornehmlich auf dem klinischen Bild. Zur Diagnosesicherung sind präoperativ das Röntgenbild und die Blutsenkung heranzuziehen [2], der von Sanzén [24] sogar prognostische Aussagekraft zugeschrieben wird. Eine Fistel ist definitionsgemäß gleichbedeutend mit einer Infektion. Es ist unzulässig, bei deutlicher Klinik und gleichzeitigem negativem bakteriologischem Untersuchungsergebnis einen Infekt auszuschließen [26, S. 174–212]. Im Gegensatz zu Elson [10] halten wir eine routinemäßige präoperative Gewebsbiopsie im Falle eines kulturell negativen Gelenkpunktionsergebnisses nicht für erforderlich. Leukozytenszintigraphien helfen selten weiter.

18% der tiefen Infektionen in unserem Krankengut sind als perioperative Komplikationen mit einer Manifestation innerhalb der ersten 4 postoperativen Wochen anzusprechen. Weitere 25% fallen in die Kategorie der Frühinfektion, also 4 Wochen bis 6 Monate postoperativ. Mit über 57% nehmen die Spätinfektionen nach dem 6. postoperativen Monat den größten Raum ein, immerhin 27% der Spätinfektionen traten erst zwischen 7 und 14 Jahren postoperativ auf.

Die in 81% der Fälle positiven Kulturen weisen mit 21% einen hohen Anteil an Mischinfektionen auf. Bei den grampositiven Keimen steht Staphylococcus aureus im Vordergrund, die gramnegativen Keime führen Escherichia coli an (Tabelle 1).

Gegenüber dem bei der lokalen Antibiose im Zement oder in den Wirkstoffträgern (PMMA, Kollagen) verwendeten Aminoglykosid Gentamicin war Staphylococcus epidermidis, der jedoch eine untergeordnete Rolle spielt, in knapp 43% resistent. Von größerer Bedeutung ist die in rund ⅓ der Fälle fehlende Ansprechbarkeit von Streptokokken, Enterobacteroidaceae und Pseudomonaden. Escherichia coli, Proteus mirabilis und Klebsiellae wurden vom verwendeten Antibiotikum stets vollständig erfaßt. 19 Patienten (21,8%) weisen Infektionsherde auf: obere und untere Harnwegsinfektionen (n=5), Psoriasis (n=4), Infektionen im Zahn-Kiefer-Bereich, purulente Parotitiden, periphere Abszesse (je n=2), Osteomyelitis, Ulcus cruris venosum und eine Staphylokokkensepsis (je n=1). Komplizierende Grunderkrankungen, wie Diabetes mellitus (n=12), ein bekanntes Karzinom oder Zustand nach apoplektischem Insult (je n=3) und eine Leberzirrhose (n=1), schlossen ein einzeitiges Vorgehen beim Prothesenwechsel aus.

Tabelle 1. Keimnachweis und Resistenzlage gegenüber Gentamicin

Keimart	n	%	Resistenz %	n Testansätze
Straphylococcus aureus	34	41,0	24,1	83
Streptokokken	11	13,3	29,4	17
Enterobacter	10	12,0	39,1	23
Escherichia coli	9	10,8	0	13
Pseudomonas	7	8,5	30,8	13
Proteus	6	7,2	0	9
Straphylococcus epididermidis	3	3,6	42,8	7
Klebsiella	3	3,6	0	5
Gesamt	83	100	—	170

Therapeutisches Procedere

Die Abb. 1 gibt einen Überblick über die Verfahrenswahl bei den 87 angeführten Patienten. 2mal handelt es sich um Sonderfälle: Ein Patient verstarb präoperativ unter dem Bild einer akuten Sepsis, eine Patientin lehnte eine operative Vorgehensweise grundsätzlich ab. 10mal konnte gemäß der von Turner et al. [27] beschriebenen Kriterien ein einzeitiger Prothesenwechsel erfolgen. Ansonsten werden alle Patienten primär unter dem Aspekt der Zweizeitigkeit explantiert.

Die Reimplantation erfolgt jedoch nur an ausgewählten Patienten, die folgenden Anforderungen genügen müssen: Weder makroskopisch noch röntgenologisch dürfen Zeichen einer floriden Infektion erkennbar sein, eine Fistel darf nicht vorliegen. Bei normaler BKS muß der Gesamtstatus des Patienten, also das Operationsrisiko, im Verhältnis zum erwarteten Erfolg stehen und die Aktivitäten des Alltags deutlich erschwert sein. Letztendlich soll der Patient auch nach exakter, verständlicher Aufklärung weiterhin einen eindeutigen Wunsch zur Reimplantation zeigen. Dies war bis dato bei 32 Patienten durchschnittlich 15,4 Monate postoperativ der Fall, bei knapp 91% erfolgte die Reimplantation innerhalb der ersten beiden Jahre nach Explantation.

Die 3 Patientenkollektive mit einzeitiger Hüftgelenktotalendoprothesenrevision (n = 10), zweizeitiger Reimplantation (n = 32) und definitivem Resektionszustand (n = 43) lassen sich nur bedingt miteinander vergleichen. Der einzeitige Wechsel bleibt Sonderfällen vorbehalten; bei den zweizeitig reimplantierten Patienten handelt es sich durchschnittlich um leichtere Erkrankungsformen und jüngere Patienten mit weniger Voroperationen als in der Gruppe mit definitivem Resektionszustand.

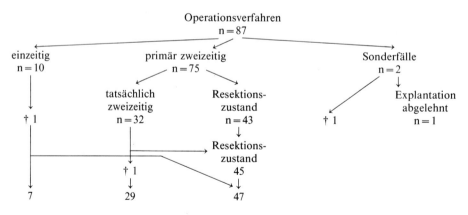

Abb. 1. Operative Strategie bei septischer HTEP-Lockerung

Einzeitige Wechseloperation

Die Ergebnisse beim einzeitigen Prothesenwechsel waren enttäuschend schlecht: In 30% trat ein Infektionsrezidiv auf, das 2mal mit einer sekundären Resektionshüfte erfolgreich therapiert wurde, die 3. Patientin verstarb im postoperativen Verlauf nach alio loco durchgeführter Explantation. 2 weitere operationsspezifische Komplikationen, nämlich eine proximale Femurfraktur, die mit Cerclagen versorgt werden mußte, eine Abduktorenparalyse und eine postoperative Luxation mit anhaltender Schmerzsymptomatik summieren sich zu einer Komplikationsrate von 50%. In der Gesamtbeurteilung nach Merle d'Aubigne u. Postel [19] und Turner et al. [27] finden sich keine guten, 20% zufriedenstellende und je 40% ausreichende und schlechte Ergebnisse.

Resektionszustand

Mit 6,6% Infektionsrezidiven und 6 operationsspezifischen Komplikationen – 3mal gelang die Zemententfernung nicht vollständig, eine Femurfraktur mit Cerclagenversorgung, eine Lungenembolie und ein postoperativer septischer Schock mit ARDS – zeigte die TEP-Explantation eine Gesamtkomplikationsrate von 14,6%. Die 30-Tage-Letalität beträgt 1,3%: Betroffen war eine 83jährige Patientin mit Adipositas, fistelndem Dekubitalgeschwür und Diabetes mellitus, Zustand nach operativer Versorgung einer Schenkelhalsfraktur mit Ender-Nägeln, Zustand nach Revision und HTEP-Implantation. Die Todesursache 14 Tage nach Explantation bei negativem intraoperativem Abstrich war ohne Obduktion nicht exakt zu eruieren. Beim 2. Todesfall handelt es sich um einen 86jährigen Patienten mit Spätinfekt, der 2 Monate postoperativ eine akute Cholezystitis entwickelte und 14 Tage nach Cholezystektomie verstarb. Gegenüber dem einzeitigen Wechsel war als statistisch signifikanter Nachteil eine quantitativ und qualitativ verstärkte periartikuläre Verkalkung, bewertet nach Arcq [1] zu verzeichnen. Die einzige periartikuläre Verkalkung in der Gruppe mit einzeitigem Wechsel war dem Schweregrad 3 zuzuordnen, wohingegen bei den Resektionshüften nur 62,5% ohne Verkalkungen blieben und 32,8% den Verkalkungsgraden 2 und 3 zuzuordnen waren. In der Gesamtbeurteilung verdienten 15% der Fälle die Bezeichnung gut, jeweils etwa ¼ der Patienten wurde als zufriedenstellend oder schlecht eingeordnet, 35,4% erreichten ein ausreichendes Ergebnis.

Zweizeitige Wechseloperation

Das Patientenkollektiv mit zweizeitiger Reimplantation ermöglicht eine Längsschnittuntersuchung, also einen intraindividuellen Vergleich zwischen Resektionszustand und Reimplantation. Sämtliche intraoperativ entnommenen Abstriche waren negativ, allerdings kam es bei 21,9% im postoperativen Verlauf zu einem Infektrezidiv, das in 5 Fällen bei liegendem Prothesenmaterial antibiotisch beherrscht werden konnte. 2 Patienten, die wieder explantiert werden mußten, ergeben eine Infektionsrate von 6,9%. Zusammen mit 10 operationsspezifi-

Tabelle 2. Intraindividueller Vergleich zwischen Resektionszustand und postoperativem Status nach zweizeitiger Reimplantation (berücksichtigt sind nur Patienten, die kein Infektionsrezidiv erlitten)

Beurteilung	Gehstrecke	Gehhilfen	Muskelkraft und Beweglichkeit	Einnahme von Schmerzmitteln	Schmerzgrade	Gesamtergebnis
Verbessert	37,5	56,2	31,2	12,0	26,3	40,9
Gleich	43,7	43,8	43,8	88,0	57,9	36,4
Verschlechtert	18,8	–	25,0	–	15,8	22,7

schen Komplikationen (31,3%) errechnet sich die Gesamtkomplikationsrate bei dem zweizeitigen Wechsel auf 53,1%. Als Spätkomplikationen sind 4 aseptische Lockerungen im Verlauf von 4 Jahren sowie eine weitere, symptomatische Lockerung zu verzeichnen. Tabelle 2 zeigt synoptisch die Veränderung des Patientenstatus nach Reimplantation.

Es sind hierbei die Patienten, die nach Reimplantation wieder Infektionszeichen zeigten, nicht mit einberechnet, die Darstellung ist also noch eher falschpositiv. In der subjektiven Einschätzung halten nur 30% der Patienten die Reimplantation für eine Verbesserung ihres Gesamtstatus. Die Gehstrecke nahm in 37,5% zu, der größte Fortschritt war naturgemäß durch die wieder angenäherte Beinlänge bei den Gehhilfen zu verzeichnen: 56,2% benötigten eine oder keine Gehhilfe mehr. Die Muskelkraft und Gelenkbeweglichkeit hingegen war nur in 31,2% verbessert, weniger Schmerzmittel brauchten gar nur 12%. Die Schmerzgrade verringerten sich nur bei ¼ der Patienten. In der Gesamteinschätzung verbesserten sich – wenn es zu keinem Infektionsrezidiv kam – durch die zweizeitige Reimplantation 40,9% der Patienten, 24,1% sind als gut zu bezeichnen, 31,0% als befriedigend. Mit 27,6% und 17,3% ist hier im Vergleich der 3 Patientenkollektive die geringste Fallzahl den ausreichenden und schlechten Ergebnissen zuzuordnen.

Diskussion

Die Grundkrankheit, die die Indikation für die Erstimplantation einer Hüftgelenktotalendoprothese darstellte, hat keinen statistisch signifikanten Einfluß auf die Infektionsrate. Die Häufigkeit von primär degenerativen Hüftgelenkveränderungen in diesem Krankengut liegt mit 70,6% im Bereich der Literaturangaben [2, 13, 18, 19, 24, 25].

Jüngere Arbeiten weisen auf eine Zunahme der Infektion durch Staphylokokkusspezies (staphylococcus epidermidis, Staphylococcus albus, koagulase-negative Staphylokokken) hin [2, 10, 17, 18]. In Übereinstimmung mit Schneider [26, S. 174–212], Salvati [22] und Buchholz [5] stellt bei uns Staphylococcus aureus den Haupterreger dar. Die teils deutliche Reduzierung sowohl primärer Infektionsraten wie auch der Rezidivhäufigkeit bei Revisionseingriffen ist gut dokumentiert. Die ermittelte Resistenzquote gegen Gentamicin zeigt immer noch eine befriedigende Sensibilität auf dieses Aminoglycosid. Saxer (zit. nach [26]) hat im Tierexperiment Prothesen direkt kontaminiert oder die Keime prothesenfern subkutan eingespritzt. Ein tiefer Infekt der Prothese ließ sich damit mit beinahe gleicher Häufigkeit erzielen (zit. nach [26]). Insbesondere bei Spätinfektionen ist der hämatogene Infektionsweg als ursächlich zu diskutieren. Auffallend ist der hohe Anteil von Patienten, die an einer Psoriasis leiden; eine fundierte Erklärung dafür können wir nicht geben. Camer [7] berichtete 1982 über eine Serie von 25 akuten Cholezystitiden nach Hüftoperationen. Obwohl bei dem oben angesprochenen Patienten der Manifestationszeitpunkt (2 Monate postoperativ) nicht typisch war (1 Woche postoperativ), spricht der fulminante Verlauf für eine akute „Streßgallenblase".

Bei der Beurteilung des Erfolgs verschiedener Operationsverfahren ist die Vergleichbarkeit, was z.B. das Patientenkollektiv, die technischen Voraussetzungen, die Zahl der Eingriffe oder den Beobachtungszeitraum angeht, vielfach nur ungenügend gegeben. Die Mitteilungen reichen von einer 33%igen [14] bis zu einer 100%igen [2] Erfolgsrate am selektierten Krankengut. Die Anzahl von Infektionsrezidiven nimmt nach eigener Erfahrung mit dem zeitlichen Abstand von der Operation zu. Tabelle 3 faßt die Ergebnisse einiger Studien zusammen.

Salvati et al. [23] publizierten eine unseren Ergebnissen vergleichbare Erfolgsrate von 89% bei den zweizeitigen Wechseloperationen. Das völlige Fehlen guter Resultate in der Gruppe mit einzeitiger Revision steht in krassem Gegensatz zum

Tabelle 3. Infektionsrezidive nach Revision wegen septischer HTEP-Lockerung (Literaturübersicht)

Autor	Jahr	n	Beobachtungszeit (Jahre)	Infektionsrezidiv (%)
Balderston et al. [2]	1987	12	0,5–11	15,0
Callaghan et al. [6]	1985	143	2 – 5	3,4
Elson [10]	1985	142	3 – 8	8,0
Kavanagh et al. [15]	1985	210	2 –10,5	1,0
Lindberg et al. [17]	1987	102	2 – 9	25,0
Pellicci et al. [20]	1982	139	5 –12,5	5,5

Tabelle 4. Gesamtergebnis und Komplikationsraten

	Resektionsarthroplastik (%)	Einzeitiger HTEP-Wechsel (%)	Zweizeitiger HTEP-Wechsel (%)
Gesamtergebnis			
Gut	15,4	0	24,1
Befriedigend	26,2	20,0	31,0
Ausreichend	35,4	40,0	27,6
Schlecht	23,0	40,0	17,3
Komplikationen			
Infektrezidiv	6,6	30,0	6,9
Allgemeine	14,6	50,0	53,1

77%igen Erfolg in der Serie von Buchholz et al. [4] oder gar zu den 91% bei Salvati et al. [23]. Obwohl die Fallzahl in diesem Bereich gering ist, leiten wir daraus einen eindeutigen Trend ab und sehen nur sehr selten die Indikation zum einzeitigen Wechsel gegeben.

Die zweizeitige Revision erbringt bei gleichem therapeutischem Erfolg (Infektsanierung) unzweifelhaft bessere Ergebnisse als der Resektionszustand (Tabelle 4). Allerdings wird das mit einem Zweiteingriff und einer 3,5fachen Komplikationsrate erkauft. Die erzielten Bewertungsscores weisen keinen so eindeutigen Unterschied auf, als daß es unserer Meinung nach gerechtfertigt wäre, den Resektionszustand grundsätzlich als schlechtes Ergebnis zu werten [4]. Mit Klemm [16] glauben wir, daß der definitive Resektionszustand unter bestimmten Voraussetzungen einen gleichberechtigten Platz und Stellenwert neben der Reimplantation hat.

Literatur

1. Arcq M (1973) Die paraartikulären Ossifikationen – eine Komplikation der Totalendoprothese des Hüftgelenkes. Arch Orthop Unfallchir 77:108–131
2. Balderston RA, Hiller WDB, Iannotti JP, Pickens GT, Booth RE, Glockmann SJ, Buckley RM, Rothman RH (1987) Treatment of the septic hip with total hip arthroplasty. Clin Orthop 221:231–237
3. Boitzy A, Zimmermann H (1969) Komplikationen bei Totalendoprothesen der Hüfte. Arch Orthop Unfallchir 66:192–200
4. Buchholz HW, Elson RA, Engelbrecht E, Lodenkämper H, Röttger J, Siegel A (1981) Management of deep infection of total hip replacement. J Bone Joint Surg [Br] 63:342–353
5. Buchholz HW (1987) Behandlung und Ergebnisse infizierter Hüftendoprothesen. In: Endo-Klinik Hamburg (Hrsg) Primär- und Revisionsalloarthroplastik Hüft- und Kniegelenk. Springer, Berlin Heidelberg New York Tokyo, S. 319–330
6. Callaghan JJ, Salvati EA, Pellicci PM, Wilson PD, Ranawat CS (1985) Results of revision for mechanical failure after cemented total hip replacement, 1979–1982. J Bone Joint Surg [Am] 67:1074–1085
7. Camer SJ (1982) Surgical complications in revision arthroplasty. In: Turner RH, Scheller AD (eds) Revision total hip arthroplasty. Grune & Stratton, New York, pp 315–328
8. Charnley J (1972) Postoperative infection after total hip replacement with special reference to air contamination in the operating room. Clin Orthop 87:167–187
9. Charnley J (1979) Low friction arthroplasty of the hip. Theory and practice. Springer, Berlin Heidelberg New York, pp 152–168
10. Elson RA (1987) Ergebnisse bei einzeitigen Austauschoperationen wegen tiefer Infektion. In: Endo-Klinik Hamburg (Hrsg) Primär- und Revisionsalloarthroplastik Hüft- und Kniegelenk. Springer, Berlin Heidelberg New York Tokyo, S 331–337
11. Fitzgerald RH (1987) The two-stage reconstruction of the infected THR. SICOT 87. Demeter, Gräfelfing, n 317, 159
12. Fremont-Smith P (1974) Sepsis and total hip replacement. In: The Hip: Proceedings of the Second Open Scientific Meeting of the Hip Society. Mosby, St. Louis, pp 301–304
13. Goodman SB, Schatzker J (1987) Intermediate results of a straight stem prosthesis in primary total hip arthroplasty. Clin Orthop 218:111–121
14. Hunter GA, Dandy D (1977) Diagnosis and natural history of the infected total hip replacement. In: The Hip: Proceedings of the fifth Open Scientific Meeting of The Hip Society. Mosby, St Louis, pp 176–191
15. Kavanagh BF, Ilstrup DM, Fitzgerald RH (1985) Revision total hip arthroplasty. J Bone Joint Surg [Am] 67:517–526

16. Klemm K (1987) Ablation of the infected hip prosthesis – The Girdlestone arthroplasty, SICOT 87. Demeter, Gräfelfing, n 319, 160
17. Lindberg L, Carlsson AS, Josefsson G, Sanzén L (1987) Behandlung und Ergebnisse infizierter totaler Hüftendoprothesen. In: Endo-Klinik Hamburg (Hrsg) Primär- und Revisionsalloarthroplastik, Hüft- und Kniegelenk. Springer, Berlin Heidelberg New York Tokio, S 339–344
18. Lynch M, Esser MP, Shelley P, Wroblewski BM (1987) Deep infection in Charnley low-friction arthroplasty. Comparison of plain and gentamicin-loaded cement. J Bone Joint Surg [Br] 69/3:355–360
19. Merle d'Aubigné R, Postel M (1954) Functional results of hip arthroplasty with acrylic prosthesis. J Bone Joint Surg [Am] 36/3:451–475
20. Pellicci PM, Wilson PD, Sledge CB, Salvati EA, Ranawat CS, Poss R (1982) Revision total hip arthroplasty. Clin Orthop 170:34–41
21. Postel M (1987) Die Behandlung der tiefen Infektion nach totalem Hüftgelenkersatz. In: Endo-Klinik Hamburg (Hrsg) Primär- und Revisionsalloarthroplastik Hüft- und Kniegelenk. Springer, Berlin Heidelberg New York Tokio, S. 345–348
22. Salvati EA (1987) Prophylactic antibiotics. SICOT 87. Demeter, Gräfelfing, n 316, 158
23. Salvati EA, Robinson RP, Zeng SM, Koslin BL, Brause BD, Wilson PD (1982) Infection rates after 3175 total hip and total knee replacements performed with and without a horizontal unidirectional filtered air flow system. J Bone Joint Surg [Am] 64/4:525–543
24. Sanzen L (1988) The erythrocyte sedimentation rate following exchange of infected hips. Acta Orthop Scand 52/2:148–150
25. Schaaf DB van der, Deutmann R, Mulder TJ (1988) Stanmore total hip replacement. J Bone Joint Surg [Br] 70/1:45–48
26. Schneider R (1982) Die Totalendoprothese der Hüfte. Huber, Bern Stuttgart Wien, S 88–94, 174–212
27. Turner RH, Miley GB, Fremont-Smith P (1982) Septic total hip replacement and revision arthroplasty. In: Turner RH, Scheller AD (eds) Revision total hip arthroplasty. Grune & Stratton, New York, pp 291–314
28. Weller S (1984) Hüftgelenksendoprothetik. Springer, Berlin Heidelberg New York, S. 209–215

Die Girdlestone-Situation: Eine „gangbare" Alternative bei infizierter Hüftgelenksendoprothese?

V. Ewerbeck[1], T. Leonhard[1] und A. Braun[2]

Kaum ein anderer Eingriff dokumentiert in ähnlich eindrucksvoller Weise das Scheitern eines gesamten Therapiekonzeptes wie die Operation nach Girdlestone und die daraus resultierenden Endzustände. So muß das in der Abb. 1 gezeigte Endresultat der Behandlung einer lateralen Schenkelhalsfraktur einer 44-jährigen Patientin schlichtweg als Katastrophe bezeichnet werden. Dieser

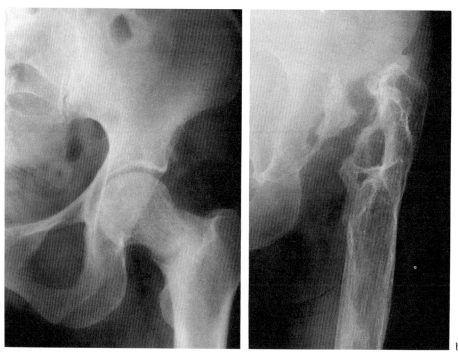

Abb. 1a, b. a 44-jährige Patientin, laterale Schenkelhalsfraktur. **b** Therapeutisches Endresultat nach zahlreichen operativen Eingriffen

---

[1] Stiftung Orthopädische Universitätsklinik Heidelberg (Direktor: Prof. Dr. H. Cotta), Schlierbacher Landstraße 200 a, D-6900 Heidelberg
[2] Vulpius-Klinik Bad Rappenau (Direktor: Prof. Dr. A. Braun), D-6927 Bad Rappenau

Einschätzung scheinen zahlreiche Publikationen zu widersprechen, die darüber berichten, daß ein Großteil der Patienten, deren lange Krankheitsgeschichte schließlich in einer Girdlestone-Situation mündete, im großen und ganzen zufrieden sein sollen [1, 2, 4, 5]. Ob diese Diskrepanz zwischen röntgenmorphologisch schlechtem Befund und dem Zufriedenheitsgefühl der Patienten ihre Ursache in einer akzeptablen Funktion hat, ist das Thema dieser retrospektiven klinischen Studie.

Da in erster Linie die funktionelle Nachuntersuchung von Bedeutung war, wurden 2 Patientenkollektive zusammengefaßt: Zum einen die Patienten, bei denen wegen einer infizierten Hüftgelenkendoprothese eine Girdlestone-Situation hergestellt werden mußte, und zum anderen diejenigen, bei denen unter aseptischen Bedingungen bei gelockerter Hüftendoprothese wegen fehlender Neuverankerungsmöglichkeiten ein solcher Eingriff erforderlich war. Es ergab sich eine Gesamtpatientenzahl von 94, von denen 77 ausgewertet werden konnten. Die Bewertung des funktionellen Ergebnisses erfolgte zwar nach einheitlichen Gesichtspunkten, dennoch ergaben sich einige Unterschiede. Die mittlere Dauer zwischen Einbau des Hüftgelenkersatzes und Entfernung des Implantates betrug in beiden Gruppen im Mittel 5 Jahre und 4 Monate, im Schnitt waren die Patienten bei Ausbau der Endoprothese 67 Jahre alt. Der Nachuntersuchungszeitraum umfaßte im Mittel 5 Jahre.

Die retrospektive Überprüfung der Operationsindikation der aseptisch entfernten Endoprothesen zeigte in 34% der Fälle eine Lockerung der Hüftgelenkpfanne, wobei eine Refixationsmöglichkeit nicht gegeben war, lediglich in 10% der Fälle war diese Situation ausschließlich im Femurschaft gegeben. In der Hälfte der Fälle waren Pfanne und Schaft betroffen. Bei den 24 septischen Implantaten mußte 11mal wegen eines Frühinfektes, 13mal wegen eines Spätinfektes revidiert werden. Die Entfernung einer Hüftgelenkendoprothese bei Frühinfekt wurde nur bei gleichzeitig vorhandener Lockerung durchgeführt.

Eingang in die Bewertung des Endresultates nach Entfernung eines infizierten Gelenkersatzes findet der verursachende Keim: Zu etwa gleichen Teilen waren Staphylococcus aureus, Staphylococcus epidermidis und Enterokokken Verursacher, etwas weniger häufig fand sich Pseudomonas. Knapp die Hälfte der Fälle war von einer Mischinfektion betroffen. In etwa ⅓ der Fälle ließ sich der Keim bereits mikroskopisch im Gelenkpunktat nachweisen. Die Kenntnis des verantwortlichen Keimes ist von Bedeutung für das Abschätzen des Risikos einer Neuimplantation von Fremdmaterial. Die operative Taktik ist standardisiert. Die Frage nach Art und Dauer der Antibiotikatherapie ist nach wie vor Anlaß kontroverser Diskussionen. Nachdem in den früheren Jahren eine topische Antibiotikaapplikation bei uns nicht erfolgte, sondern eine Keimverminderung durch Spül-Saug-Drainage erzielt wurde, legen wir in den letzten Jahren zunehmend PMMA-Ketten ein, die bis zum 14. Tag entfernt werden.

Parallel dazu werden systemisch für 6 Wochen testgerecht Antibiotika verordnet.

Um das Maß der zwangsläufig eintretenden Beinverkürzung gering zu halten, haben wir bisher für 3 Wochen eine Laschenextension angelegt oder die Distanz mit einem Fixateur externe gehalten. Bezüglich der resultierenden Beinverkürzung waren beide Methoden äquivalent. Die Mobilisierung der Patienten erfolgte nach weiteren 3 Wochen bei intermittierend durchgeführter Laschenextension. Inzwischen sind wir mit anderen Autoren [2] der Auffassung, daß beide Verfahren entbehrlich sind; das Ausmaß der Beinverkürzung unterscheidet sich nicht wesentlich von Kollektiven, bei denen keine Extension durchgeführt wurde.

Ergebnisse

Wichtigstes und entscheidendes Kriterium für die Beurteilung des Behandlungserfolges bei infizierten Hüftgelenkendoprothesen ist die Infektberuhigung: Durch die Entfernung des Implantates ließ sich eine Infektberuhigung in 92% der Fälle herstellen.

Das funktionelle Ergebnis läßt sich einigermaßen grob, aber zuverlässig daran abschätzen, ob und welche Gehhilfen benutzt werden. Faßt man das gesamte Patientenkollektiv zusammen (Tabelle 1), so zeigt sich, daß kein einziger Patient keine Gehhilfe benötigte. Lediglich 6% der Fälle kamen mit einem Gehstock aus, 11% mit einer Unterarmgehstütze. Die weit überwiegende Mehrzahl der Patienten (73%) benötigte 2 Unterarmgehstützen, 6% sogar 2 Achselstützen. 4% der Patienten waren an den Rollstuhl gebunden, d.h. überhaupt nicht gehfähig. Mit den genannten Gehhilfen waren folgende Gehstrecken möglich (Tabelle 2): Knapp ⅓ der Patienten war in der Lage, höchstens 100 m zu gehen, ein weiteres Drittel höchstens 500 m, 19% knapp 1 km, 13% zwischen 1 und 2 km und nur 8% über 2 km. Die Tatsache, daß etwa ⅔ der Patienten nur mit 2 Unterarmgehstützen gehen können, und das nur für maximal 500 m, reduziert den Optimismus bezüglich des funktionellen Ergebnisses einer Girdlestone-Operation erheblich.

Tabelle 1. Girdlestone-Hüften (n=77): erforderliche Gehhilfen

	%
Keine	0
1 Stock	6
1 Unterarmgehstütze	11
2 Unterarmgehstützen	73
2 Achselstützen	6
Rollstuhl	4

Tabelle 2. Girdlestone-Hüften: Gehstrecke

m	%
0–100	29
100–500	31
500–1000	19
1000–2000	13
über 2000	8

Die Girdlestone-Situation

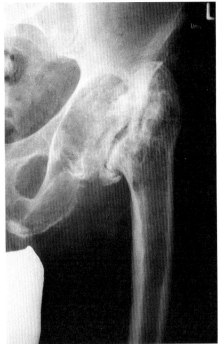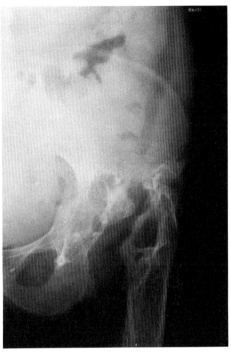

Abb. 2. a Stabile Girdlestone-Situation, kein Teleskopphänomen, Gehfähigkeit mit einer Unterarmgehstütze. **b** Instabile Girdlestone-Situation, ausgeprägtes Teleskopphänomen, Beinverkürzung 7 cm, Gehfähigkeit nur mit 2 Unterarmgehstützen

In die gleiche Richtung gehen folgende Ergebnisse: Für 20% der Patienten war selbständiges Anziehen von Schuhen und Strümpfen unmöglich, 14% waren nicht in der Lage, Treppen zu steigen, ¼ der Patienten war es nicht möglich, ein Bad zu nehmen. Die Hälfte der Patienten war außerstande, irgendeine körperliche Arbeit zu verrichten, die andere Hälfte der Patienten war leichter körperlicher Arbeit gewachsen.

Benötigte Gehilfen und Gehfähigkeit sind eine Funktion der Hüftstabilität, die wiederum abhängig ist von der biologischen Adaptation des Narbengewebes an die neuen anatomischen Verhältnisse.

Die Abb. 2 zeigt einen Patienten mit verhältnismäßig stabilen Verhältnissen, der mit einer Unterarmgehstütze zurechtkam, sowie im Gegensatz dazu eine Patientin mit erheblich ausgeprägtem Teleskopphänomen, so daß eine Beinverkürzung von 7 cm resultierte und das ständige Benutzen von 2 Unterarmgehstützen erforderlich war.

Das für den Patienten bedeutsamste Kriterium für den Erfolg der Operation ist neben der Infektberuhigung das Erzielen von Schmerzfreiheit [2, 3]. Im Gegensatz zu den Untersuchungsergebnissen anderer Autoren [4] sind hier die Unterschiede zwischen dem aseptischen und dem septischen Patientenkollektiv am deutlichsten (Tabelle 3): Schmerzfreiheit war in lediglich 31% der Fälle zu erzielen, wobei die überwiegende Mahrzahl dem septischen Patientengut angehörte.

Tabelle 3. Girdlestone-Hüften: Schmerzen

	%
Kein Schmerz	31 (6 aseptisch, 19 septisch)
Belastungsschmerz	51 (33 aseptisch, 4 septisch)
Ruheschmerz	18 (13 aseptisch, 1 septisch)

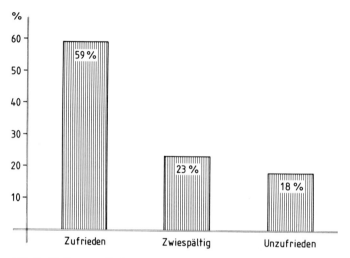

Abb. 3. Girdlestone-Hüften, subjektives Urteil (n = 77)

Belastungsabhängige Beschwerden hatte die Hälfte aller Patienten, bei 18% der Fälle lag Ruheschmerz vor. Es sei betont, daß von den 24 septischen Patienten 19 beschwerdefrei und 5 nicht beschwerdefrei waren. Im aseptischen Patientengut waren lediglich 6 beschwerdefrei und 46 nicht beschwerdefrei. Dies spiegelt sich im subjektiven Patientenurteil wider (Abb. 3): Zufrieden mit der jetzigen Situation waren 59% der Patienten, eine zwiespältige Beurteilung gaben 23% ab, unzufrieden waren 18% der Patienten, die identisch sind mit denen, die über Ruheschmerzen klagten. Daraus geht hervor, daß die überwiegende Mehrheit der Patienten mit dem Endresultat zumindest zufrieden, allenfalls zwiespältig eingestellt war. Weiterhin geht daraus hervor, daß die septischen Patienten wesentlich zufriedener waren als die aseptischen. Die Ursachen dafür sind unklar. Die unterschiedliche Beurteilung des Operationsergebnisses durch die septischen Patienten einerseits und die aseptischen Patienten andererseits erscheint erklärlich: Beide Gruppen haben in der Regel diverse Voroperationen hinter sich und sind zumindest erleichtert, daß ein mehr oder weniger stabiler Endzustand erreicht ist, der wenig Gefahren in sich birgt. Der septische Patient hat zusätzlich noch eine von ihm als lebensbedrohlich empfundene Infektion überstanden. Worauf der vergleichsweise hohe Anteil der schmerzfreien Patienten im septischen Patientengut beruht, ist nicht sicher. Möglicherweise spielt dabei das im Infektgebiet entstehende feste Narbengewebe eine Rolle [4].

Schlußfolgerungen

Bei infiziertem Implantat ist die Schaffung einer Girdlestone-Situation zwar ein zuverlässiger, jedoch kein absolut sicherer Weg zur Infektberuhigung. Wenn man sich dazu entschließt, das Implantat zu entfernen, ist es absolut notwendig, dies konsequent unter Einschluß auch der letzten Zementfragmente zu tun. Andernfalls können die langwierige Infektpersistenz und der fehlende Gebrauch der Extremität zu einer schließlich so hochgradigen Knochenatrophie führen, daß eine Frakturgefährdung resultiert. Zu diesem Zeitpunkt ist dann eine Prothesenneuimplantation ebenfalls nicht mehr möglich.

Auch bei großen Substanzverlusten sollte man die Girdlestone-Situation nicht zwangsläufig als Endresultat hinnehmen. Auch im Spontanverlauf kommt es, zumal unter „Induktion" von Fremdspongiosa, zu Reossifizierungen, die einer späteren Hüftgelenkneuimplantation den Boden bereiten können.

Auch wenn eine verhältnismäßig gute biologische Adaptation des Narbengewebes zwischen koxalem Femurende und Becken mit stabiler Hüftsituation besteht, sollte bei jugendlichen Patienten (Abb. 4) die Indikation zum alloarthroplastischen Hüftgelenkersatz großzügig gestellt werden, wenn ein besseres funktionelles Ergebnis gewünscht wird. Die räumliche Enge, die zunächst die Im-

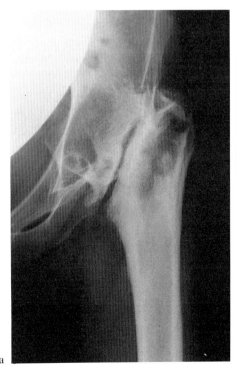
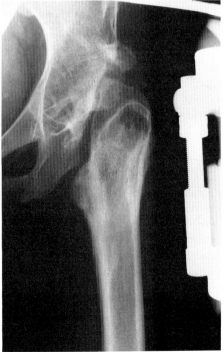

Abb. 4. a, b. 23jährige Patientin. **a** Zustand nach Kopf-Hals-Resektion im Kindesalter wegen einer Koxitis. **b** Zustand nach „Arthrolyse", Extension im Distraktionsgerät (Orthofix)

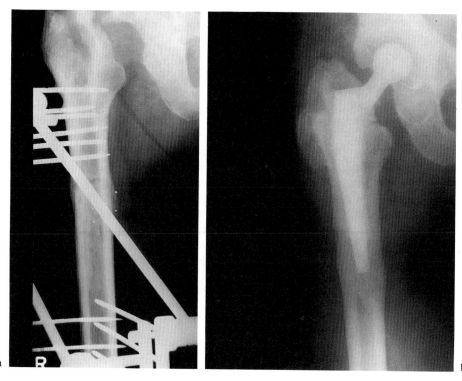

Abb. 5 a, b. 48jähriger Patient. **a** Femurschaftquerfraktur im proximalen Drittel als Komplikation eines septischen Prothesenausbaues. Stabilisierung der Fraktur durch Fixateur externe. **b** Zustand nach Neuimplantation einer zementierten Hüft-TEP. Komplikationsfreier Verlauf

plantation einer Endoprothese schwierig erscheinen läßt, kann u. a. durch Vorextension über ein Distraktionsgerät nach vorheriger Arthrolyse überwunden werden.

Auch Komplikationen bei Ausbau der Endoprothese auf septischem Gebiet müssen kein Hindernis für den späteren Einbau einer Endoprothese sein. Der in Abb. 5 dokumentierte Fall macht exemplarisch die Problematik des ehemals septischen Girdlestone-Patienten deutlich: Dieser Patient zählte zu der Gruppe, die trotz unbefriedigender Funktion mit dem Gesamtresultat der Girdlestone-Situation bei Infektberuhigung zufrieden war. Wegen der schlechten Funktion entschloß er sich schließlich doch, der Neuimplantation einer Gelenkprothese zuzustimmen. Die Tatsache, daß er sich selbst inzwischen als noch zufriedener bezeichnet, verdeutlicht die Relativität des Begriffs der Zufriedenheit.

Wenn man sich dazu entschließt, eine Girdlestone-Situation durch Neuimplantation einer Gelenkprothese rückgängig zu machen, sollte man dies nicht zu spät tun, da nicht nur für die betroffene Hüftregion, sondern regelmäßig auch für die Wirbelsäule Schaden droht (Abb. 6).

Die vorliegenden Untersuchungsergebnisse lassen für die Praxis keine verbindlichen Empfehlungen ableiten. Sie zeigen aber immerhin, daß die Girdlestone-Situation ultima ratio bleiben muß [6].

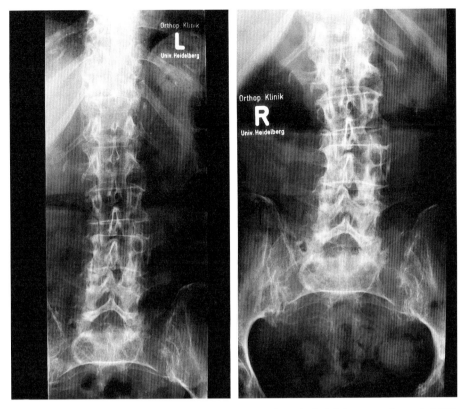

Abb. 6. 63jährige Patientin, nach Girdlestone-Situation innerhalb 3 Jahren zunehmende LWS-Beschwerden als Folge einer progredienten Seitausbiegung

Literatur

1. Boesch M, Gekeler J (1979) Die Resektionshüfte – Verlaufskontrollen und Ergebnisse. Z Orthop 117:448
2. Ekkernkamp A, Neumann K, Muhr G (1986) Resektionsarthroplastik nach Girdlestone bei infizierter Hüfttotalendoprothese (Spätergebnisse). In: Blauth W, Ulrich HW (Hrsg) Spätergebnisse in der Orthopädie. Springer, Berlin Heidelberg New York Tokyo
3. Leitz G (1979) Diskussionsbemerkung (auf Aufforderung). Z Orthop 117:449–453
4. Refior HJ, Wirth CJ, Schreiner B (1979) Erfahrungen mit dem Resektionszustand des Hüftgelenkes nach Entfernung des alloarthroplastischen Implantates. Z Orthop 117:724–730
5. Reichelt A (1979) Die Resektion des Schenkelhalses und die Resektions-Angulations-Osteotomie in der Behandlung der Koxarthrose. Z Orthop 117:446–447
6. Thielen E, Steinhäuser J (1979) Funktionelle Ergebnisse der sogenannten Gelenkruine nach notwendiger operativer Entfernung von Hüfttotalendoprothesen. Z Orthop 117:468–469

Die infizierte TEP am Hüftgelenk – Ergebnisse der TEP-Explantation und des Prothesenwechsels

Ch. Stahl[1], B. Maaz[1] und H. Gierse[1]

Einleitung

Die Therapie der infizierten TEP am Hüftgelenk darf als schwierig gelten. Buchholz [1] hat auf die Besonderheiten dieses tiefen Infektes hingewiesen. So erreichen systemisch applizierte Antibiotika den Infektionsherd schlecht, der sich zwischen den Fremdmaterialien und dem Knochen ansiedelt. Im übrigen besteht eine Affinität der Keime zu implantierten Kunststoffen. Durch generelle Verwendung von Gentamicin-Palacos ließ sich in der Endo-Klinik Hamburg die Infektionsquote bei den zementierten Totalendoprothesen auf 1,3% senken. Bei zementfreien Endoprothesen ist in unserem Hause eine Antibiotikaprophylaxe obligatorisch. Auffällig ist in den letzten Jahren ein Wechsel der Bakterienflora. So fand sich in vielen Problemfällen eine Mischflora des Staphylococcus aureus mit Staphylococcus epidermidis. Außerdem konnten Pseudomonas und Enterokokken gezüchtet werden. Ein nicht unbeträchtlicher Teil zeigte sog. sterile Infekte mit mangelnder Nachweisbarkeit von Bakterien bei allen klinischen Zeichen des Infektes mit Fistelbildung. Buchholz propagiert den primären TEP-Wechsel bei abgelaufenem Infekt. Dieser Primäraustausch war in 75,9% erfolgreich. Durch weitere Eingriffe konnten noch 18,9% erfolgreich angegangen werden. Der Mißerfolg wurde mit 5,2% angegeben. Die Resektionsarthroplastik wurde nur in sehr seltenen Ausnahmefällen in Hamburg durchgeführt. Die letzte Girdlestone-Hüfte kam deshalb 1985 zum Einsatz. Ein sog. zweizeitiger Austausch wird von Buchholz bei erheblicher Knochenzerstörung und schwer zu bekämpfenden Weichteilinfektionen befürwortet. Hierbei wird ein Platzhalter benutzt.

Elson [2] konnte ebenfalls durch Primärwechseloperationen in einem hohen Prozentsatz Erfolge verbuchen (77%) Die Untersuchung von Zementproben ergab jedoch eine Verminderung der Druck- und Bruchfestigkeit der antibiotikahaltigen Zemente. Eine Fistelung ohne Keimnachweis wird als tiefer Infekt bewertet und entsprechend behandelt. Elson weist auf den Vorteil des zweizeitigen Eingriffes hin, bei dem eine bessere Knochenbettregeneration möglich sein soll. Interessant sind die Untersuchungen von Lindberg et al. [3], welche eine multi-

---

[1] Orthopädische Fachklinik (Chefarzt: Dr. B. Maaz), Marienkrankenhaus, An St. Swidbert 17, D-4000 Düsseldorf 31

zentrische Studie von 110 Wechseloperationen bei 102 Patienten referieren. So zeigte sich röntgenologisch insgesamt eine Lockerungsrate von 41%. Eine Nachbeobachtungszeit von 5 Jahren und mehr war sogar mit einer röntgenologischen Lockerungsrate von 61% behaftet.

Postel [4] verwies auf die Wichtigkeit einer vollständigen TEP-Explantation bei aufgetretenem Infekt; auch bei Lockerung nur einer Komponente wurde eine Totalexplantation empfohlen. Auch bei größeren Pfannendefekten führte Postel eine Pfannenrekonstruktion mit homologer Spongiosa durch.

Eigene Ergebnisse

Vom 5. 1. 1976 bis 1. 12. 1987 (ausschließlich des Zeitraumes vom 5. 7. 1977 bis 7. 11. 1978) wurden in unserem Hause 77 Eingriffe an 52 Patienten vorgenommen. Hiervon entfielen 14 Eingriffe auf *primäre Wechseloperationen*. Eine dieser primär gewechselten TEP mußte bei persistierendem Infekt explantiert werden. Es erfolgte dann eine sog. Girdlestone-Hüfteinstellung. In 2 Fällen waren Weichteilrevisionen erforderlich mit nachfolgender Ausheilung des Infektes bei belassener TEP.

Reine *Wundrevisionen* mit oder ohne Spüldrainage und PMMA-Ketteneinlage führten wir 22mal durch. Hierbei handelt es sich zum überwiegenden Teil um Früheingriffe nach primärer TEP-Implantation innerhalb der ersten 2 Wochen. Von diesen 22 Patienten mußten 4 mehrfach nachoperiert werden. Das Endresultat war dann ebenfalls eine Girdlestone-Hüfteinstellung mit Sanierung des Infektes. Bei 3 Fällen führten wir innerhalb eines Zeitraumes von 1 ½ Jahren nach der letzten Wundrevision aufgrund der chronisch-persistierenden Infektion mit Lockerung der Prothesenanteile ebenfalls Girdlestone-Hüfteinstellungen durch. Interessanterweise blieben somit gut ⅔ der früh durchgeführten Wundrevisionen erfolgreich.

Primäre Explantationen bei länger bestehenden Infekten und Fistelbildung führten wir 15mal durch. Nur bei einer Patientin erfolgte eine *sekundäre Reimplantation* 14 Monate nach der Explantation der TEP und Knochenaufbau des proximalen Femurstumpfes. Zusammen mit den sekundären Girdlestone-Hüftstellungen kommen wir somit auf eine Gesamtzahl von 23 (Tabelle 1).

Tabelle 1. Durchgeführte Operationen bei der infizierten Totalendoprothese am Hüftgelenk vom 5. 1. 1976 bis 1. 12. 1987 (ausgenommen Zeitraum 5. 7. 1977 bis 7. 11. 1978)

Primäre Reimplantation	14 (1 sekundärer Ausbau erforderlich)
Sekundäre Reimplantation	1
Girdlestone-Hüfteinstellung	23
Wundrevisionen,	22
Mit PMMA-Ketteneinlage	(5)
Mit Spüldrainage	(14)

(4 sekundäre Girdlestone-Einstellungen wegen persistierender Infektneigung; 3 wegen Sekundärlockerung bis 1 1/2 Jahre nach dem Ersteingriff)

Diskussion

Unsere Ergebnisse zeigen, daß Frühinfekte innerhalb der ersten 14 Tage nicht in jedem Falle einen Prothesenausbau bzw. Prothesenwechsel erforderlich machen. In jedem Falle ist eine rasche operative Sanierung notwendig mit Anlage einer Durchlaufdrainage oder, je nach bakteriologischer Austestung, Einlage von PMMA-Ketten. Nur in ⅓ der Fälle mußte sekundär ein Prothesenausbau durchgeführt werden.

Als Spätinfekt sehen wir diejenigen tiefen Infekte an, welche sich außerhalb der 14-Tage-Frist bemerkbar machen. Hier sollte in jedem Falle eine komplette TEP-Explantation vorgenommen werden. Nach bakteriologischen Austestungen auf die Antibiotikaempfindlichkeit kann ein einzeitiger Prothesenwechsel vorgenommen werden. Dies haben wir bisher nur bei Ansprechbarkeit der Keime auf

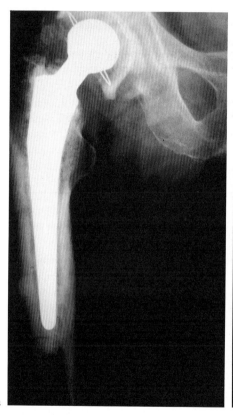 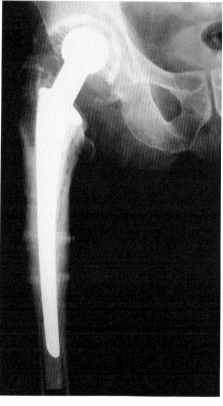

Abb. 1a,b. K.H., männlich, 6. 4. 1925. Primäre TEP-Implantation Juli 1985; schleichender Infekt mit Nachweis von Staphylococcus aureus nach intraartikulärer Punktion. **a** Röntgenaufnahme des rechten Hüftgelenks, a.-p. Strahlengang vom 17. 11. 1987. Steile Pfannenposition mit fehlender Verankerung am medialen Pfannenrand. Chronisch-osteomyelitische Veränderungen mit erheblicher sklerosierender Reaktion in Höhe des Schaftes. **b** Röntgenaufnahme des rechten Hüftgelenks, a.-p. Strahlengang vom 21. 12. 1987. Zustand nach primärem TEP-Wechsel mit Schaftfensterung

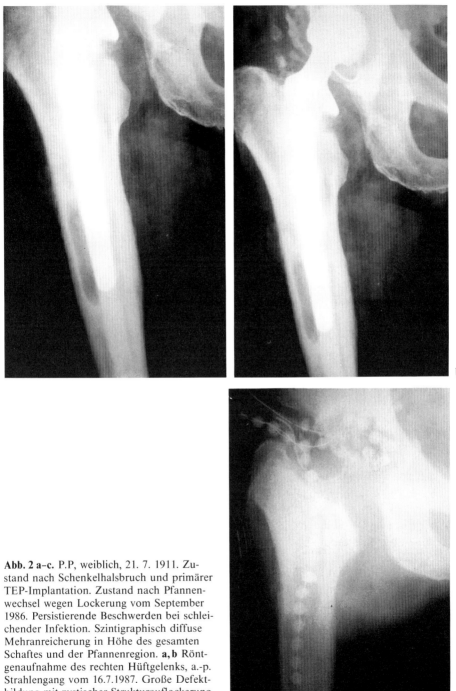

Abb. 2 a–c. P.P, weiblich, 21. 7. 1911. Zustand nach Schenkelhalsbruch und primärer TEP-Implantation. Zustand nach Pfannenwechsel wegen Lockerung vom September 1986. Persistierende Beschwerden bei schleichender Infektion. Szintigraphisch diffuse Mehranreicherung in Höhe des gesamten Schaftes und der Pfannenregion. **a, b** Röntgenaufnahme des rechten Hüftgelenks, a.-p. Strahlengang vom 16.7.1987. Große Defektbildung mit zystischer Strukturauflockerung an der außenseitigen Prothesenspitze. **c** Zustand nach Girdlestone-Hüfteinstellung vom 7. 8. 1987 mit PMMA-Ketteneinlage.

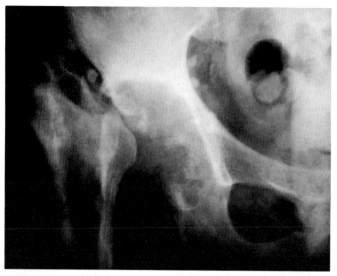

Abb. 2d. Röntgenaufnahme des rechten Hüftgelenks, a.-p. Strahlengang vom 17. 9. 1987. Ausheilung des Infektes nach Entfernung der PMMA-Kette

Gentamicin für sinnvoll gehalten. Nichtkonfektionierte Zumischungen von anderen Antibiotika wagten wir bisher nicht einzusetzen. Die hohe Lockerungsrate, welche von Lindberg et al. [3] angegeben wird, scheint unsere Skepsis zu bestätigen.

Bei fehlender Empfindlichkeit führten wir deshalb einen totalen Prothesenausbau durch mit Anlage einer sog. Girdlestone-Hüfte. So wurde in allen weiteren Fällen eine komplette Ausheilung des Infektes erreicht. Manchmal waren noch zusätzliche Weichteileingriffe sekundär notwendig geworden. Fehlschläge bei der infizierten TEP hinsichtlich der Infektsanierung traten in unserem Patientengut nicht auf. Grundsätzlich kann 6 Monate nach Infektausheilung eine Reimplantation der TEP erwogen werden. Von unseren 24 Patienten mit Girdlestone-Hüfteinstellung äußerten nur 4 den Wunsch auf eine erneute TEP-Implantation. Die übrigen waren mit dem Operationsergebnis relativ beschwerdefrei. Als lästig empfunden wurde nur die Notwendigkeit einer Stockhilfe sowie des Schuhausgleiches aufgrund der Beinverkürzung. Nach entsprechender ausführlicher Aufklärung hinsichtlich eines erneuten Infektrezidives und der Problematik einer frühen Auslockerung im Rahmen einer aseptischen Lockerung bei größerer Defektbildung im Pfannenbereich sahen 3 von 4 Patienten, welche eine Reimplantation anfänglich begrüßten, von erneuten Eingriffen ab.

Nur einmal wurde in unserem Hause eine sekundäre TEP-Implantation nach Girdlestone-Hüfteinstellung durchgeführt. Ein zweizeitiger Eingriff kann auch bei Wunsch des Patienten problematisch sein, da der Oberschenkelstumpf proximalisiert ist mit Abstützung des Trochanter minor in Höhe der Pfanne. Hier sollte präoperativ eine Extensionsphase vorgeschaltet werden oder an die Implantation eines Platzhalters, wie von Buchholz [1] angegeben, gedacht werden. Diskussionswürdig ist der Vorschlag von Postel [4], auch bei großen Pfannendefekten einen Wechsel mit Anlagerung von homologer Spongiosa durchzuführen.

Die infizierte TEP am Hüftgelenk

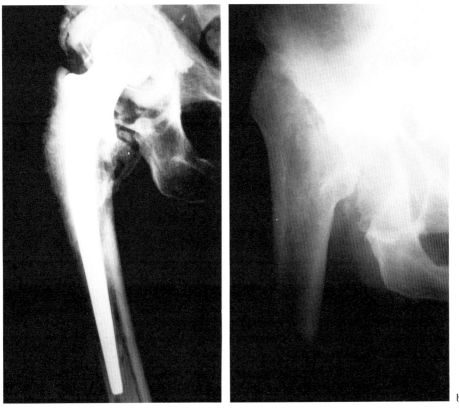

Abb. 3a, b. B.H., männlich, 14. 1. 1908. Primäre TEP-Implantation von 1973. Seit Januar 1986 auftretende Schmerzen. Seit März 1986 Fistelbildung. Auswärtige, mehrfache Weichteilvoroperationen. **a** Röntgenaufnahme des rechten Hüftgelenkes, a.-p. Strahlengang vom 26. 8. 1986. Lockerung der Pfanne mit großer Pfannendefektbildung und varische Abkippung des Schaftes. **b** Röntgenaufnahme des rechten Hüftgelenkes, a.-p. Strahlengang vom 7. 10. 1986. Zustand nach primärer TEP-Explantation. Abstützung des Trochanter minor am Pfannenerker. Große Pfannendefektbildung

Zusammenfassung

Aufgrund unserer Ergebnisse empfehlen wir bei Frühinfekten bis zum 14. postoperativen Tage eine rasche Wundrevision, möglichst mit Einlage von PMMA-Ketten und lokaler Nekrosen- und Abszeßausräumung. Alternativ kommt eine Durchlaufdrainage in Betracht. Spätinfekte nach dem 14. postoperativen Tage sollten mit einer totalen Explantation der Prothese behandelt werden. Eine primäre Reimplantation führen wir bei Gentamicinempfindlichkeit der Erreger durch. Zusätzlich sollte je nach Weichteilsituation eine PMMA-Ketteneinlage erwogen werden. Voraussetzung ist eine gute Pfannensituation. Bei längerfristigen Infekten mit größeren Pfannendefekten empfehlen wir eine primäre Girdlestone-Hüfteinstellung. Die Notwendigkeit der ausführlichen Spongiosaplastik im infizierten Gewebe erscheint uns problematisch. Auch wenn sich der Infekt sanieren läßt, ist mit hochprozentigen sekundären aseptischen Auslockerungen zu rechnen. Diese Eingriffe sind im höheren Lebensalter (Großteil der Patienten) sehr problematisch.

Literatur

1. Buchholz HW (1987) Behandlung und Ergebnisse infizierter Hüftendoprothesen. In: Primär- und Revisions-Alloarthroplastik Hüft- und Kniegelenk. 10 Jahre Endo-Klinik Hamburg. Springer Berlin Heidelberg New York Tokyo
2. Elson RA (1987) Ergebnisse bei einzeitigen Austauschoperationen wegen tiefer Infektion. In: Primär- und Revisions-Alloarthroplastik Hüft- und Kniegelenk. 10 Jahre Endo-Klinik Hamburg. Springer Berlin Heidelberg New York Tokyo
3. Lindberg L, Carlsson AS, Josefsson G, Sanzen L (1987) Behandlung und Ergebnisse infizierter totaler Hüftendoprothesen. In: Primär- und Revisions-Alloarthroplastik Hüft- und Kniegelenk. 10 Jahre Endo-Klinik Hamburg. Springer Berlin Heidelberg New York Tokyo
4. Postel M (1987) Die Behandlung der tiefen Infektion nach totalem Hüftgelenksersatz. In: Primär- und Revisions-Alloarthroplastik Hüft- und Kniegelenk. 10 Jahre Endo-Klinik Hamburg. Springer Berlin Heidelberg New York Tokyo

Endoprothesenwechsel vs. Girdlestone-Resektionshüfte – Vergleichende Betrachtungen

C. Lütten[1], H. Lorenz und W. Thomas

Das Hauptproblem nach endoprothetischer Versorgung stellt die postoperative Lockerung des Kunstgelenkes dar. Hierbei sind im wesentlichen die aseptische, die septische und die durch Material- oder Knochenbruch verursachte Lockerung zu nennen. Als Therapiemöglichkeit bei der aseptischen Lockerung sowie der Lockerung durch Material- oder Knochenfraktur ist der einzeitige Endoprothesenwechsel die Therapie der Wahl. Bei der septischen Prothesenlockerung gilt als vordringliches Ziel die postoperative Infektberuhigung. Diese ist durch die Endoprothesenexplantation sowie Durchführung einer Girdlestone-Resektion mit hoher Wahrscheinlichkeit zu erreichen. Bourne [1] gab eine Infektberuhigung von 97% bei 33 Girdlestone-Resektionshüften an. Von Nachteil ist nach einer derartigen Operation das unbefriedigende funktionelle Resultat.

Bourne [1] führte 33 derartige Operationen nach einer infizierten Hüftendoprothese durch und kamen bei einem durchschnittlichen Nachuntersuchungszeitraum von 6,2 Jahren zu folgenden Resultaten: Es resultierte eine durchschnittliche Beinlängenverkürzung von 4 cm, alle Patienten hatten ein positives Trendelenburg-Phänomen mit Schwierigkeiten beim Gehen mit Belastungsermüdung; 42% waren befriedigend in ihrer funktionellen Gehfähigkeit, 85% bedurften Gehstützen und 10% waren an einen Rollstuhl gebunden.

Chamay et al. [4] fanden bei 36 durchgeführten Girdlestone-Resektionshüften mit einem durchschnittlichen Nachuntersuchungszeitraum von 6 Jahren ähnliche Resultate:

55% der Patienten konnten gut mit einem Stock gehen, 31% war das Gehen nur mit 2 Gehstöcken möglich; 14% waren auf fremde Hilfe beim Gehen angewiesen; 31% konnten ohne Schmerzen gehen; 55% hatten Schmerzen nach längerer Belastung und zeigten deutliche Ermüdungserscheinungen; 14% klagten über konstante Schmerzen.

Material und Methode

Wir überblicken in unserem Krankengut lediglich 5 Patienten, die sich einer Girdlestone-Hüftresektion nach infektiöser Endoprothesenlockerung unterzo-

---

[1] I. Orthopädische Klinik, Allgemeines Krankenhaus Barmbek, Rübenkamp 148, D-2000 Hamburg 60

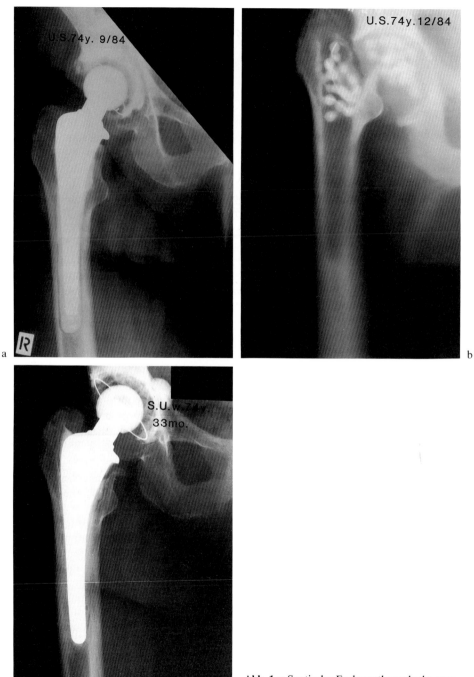

Abb. 1. a Septische Endoprothesenlockerung 2 Jahre postoperativ. **b** Sine-Sine-Plastik mit PMMA-Ketten. **c** 33 Monate nach Reimplantation

gen. Alle Patienten konnten bei einem positiven Trendelenburg-Phänomen mit einem Gehstock gehen. Über Schmerzen nach längerer Belastung klagten jedoch alle Patienten, und es resultierte eine postoperative Beinlängenverkürzung von durchschnittlich 4 cm. Von diesen 5 Patienten verweigerten 3 einen weiteren operativen Eingriff und tolerierten das unbefriedigende Behandlungsresultat; die beiden anderen Patienten seien exemplarisch vorgestellt:

Beispiel 1. Bei einer 74jährigen Patientin wurde bei einer septischen Endoprothesenlockerung (Abb. 1 a) nach zementierter Hüftendoprothesenimplantation 2 Jahre postoperativ eine Explantation sowie Einlage von PMMA-Ketten mit Herstellung einer Sine-Sine-Plastik für 7 Wochen durchgeführt (Abb. 1 b). 7 Wochen postoperativ erfolgte die Implantation einer mit Refobacin-Palocos-Zement fixierten Hüftendoprothese. 33 Monate nach Reimplantation zeigte sich eine Blutkörperchensenkungsgeschwindigkeit von 8/14 mm mit radiologischen Zeichen einer Resorptionssaumbildung im a.-p.-Röntgenbild medial/lateral des proximalen Prothesenschaftes sowie im Stielspitzenbereich ohne Hinweis für eine septische Lockerung (Abb. 1 c). Die Patientin zeigt ein beschwerdefreies Gangbild mit einer Beweglichkeit von Extension/Flexion/0/0/90, Abduktion/Adduktion 20/0/20 und Außenrotation/Innenrotation von 20/0/0.

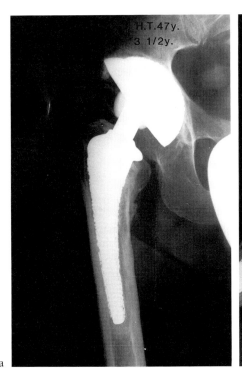 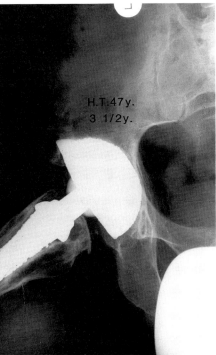

Abb. 2. a, b 3 1/2 Jahre nach Reimplantation

Beispiel 2. Einem 47jährigen Patienten wurde 1 Jahr nach Explantation einer infizierten zementierten Hüftendoprothese eine zementlose Hüftendoprothese implantiert. Der Patient ist 3½ Jahre postoperativ beschwerdefrei, die Beweglichkeit beträgt Extension/Flexion 0/0/90, Abduktion/ Adduktion 20/0/10, Außenrotation/Innenrotation 20/0/20. Nur bei längeren Strecken benutzt der Patient einen Stock als Gehhilfe. Das radiologische Ergebnis zeigt eine gute Einheilung mit funktioneller knöcherner Reaktion sowohl im Pfannen- als auch im Stielbereich (Abb. 2).

Diskussion

Wir überschauen 32 Revisionseingriffe bei gelockerten Hüftendoprothesen in einem Operationszeitraum zwischen 1983 und 1986. Es wurden ausschließlich zementlose Endoprothesen mit metallspongiöser Oberfläche implantiert, wobei die knöchernen Defekte mit einem autologen oder homologen Spongiosa-Sulmycin-Verbund (resorbierbarer antibiotikahaltiger Kollagenschwamm) aufgefüllt werden. Es konnten alle Patienten bei einem maximalen Nachuntersuchungszeitraum von 40 Monaten beobachtet werden. Die Altersverteilung lag bei den weiblichen Patienten durchschnittlich bei 53 Jahren, bei den männlichen durchschnittlich bei 59 Jahren. Es wurden 14 Frauen und 18 Männer mit einer Seitenverteilung von 19 rechten und 13 linken Hüften operiert. Darunter waren präoperativ 29 (91%) aseptische Lockerungen, 2 (6%) septische Lockerungen und eine (3%) traumatische Lockerung. 7 Patienten (25%) zeigten eine Stiellockerung, 4 Patienten (14%) eine Pfannenlockerung und 17 Patienten (61%) eine Stiel- und Pfannenlockerung. Davon waren 26 (81%) primäre Wechseloperationen, 2 (6,2%) sekundäre und 4 (12,2%) tertiäre Wechseloperationen. Die präoperative Implantatdauer betrug zwischen 1 und 15 Jahren (Durchschnittswert 7 Jahre). Nach dem postoperativen Nachuntersuchungsschema nach Merle d'Aubigne fanden wir 8 (25%) sehr gute, 18 (56,3%) gute und 6 (18,7%) befriedigende Resultate. Diese Ergebnisse decken sich weitgehend mit den Nachuntersuchungsergebnissen nach primärer Hüftgelenkendoprothesenimplantation.

Aus den angeführten Ergebnissen folgern wir, daß die aseptischen und traumatischen Endoprothesenlockerungen durch einen einseitigen Endoprothesenwechsel therapiert werden sollten. Vordringliches Ziel bei der Behandlung der aseptischen Endoprothesenlockerung sollte zunächst die Infektberuhigung sein. Buchholz et al. [2] berichten über gute Resultate nach Wechseloperationen infizierter Hüftendoprothesen, wobei die Reimplantation ohne Explantationsintervall mit antibiotikahaltigem Zement durchgeführt wurde. Andere Autoren bevorzugen jedoch die Intervallimplantation mit einem kurzen Intervall [5], da man mit einer lokalen und systemischen Antibiotikatherapie nach ca. 6 Wochen eine Infektausheilung erreicht hat und somit die Voraussetzung für eine Reimplantation geschaffen ist. Den endgültigen Zeitpunkt zur Intervallimplantation bestimmt jedoch letztendlich die Klinik und die radiologische Diagnostik. Untersuchungen von Mc Killop et al. [6] und Merkel et al. [7] zeigen, daß die Galliumszintigraphie in Kombination mit einer Technetiumszintigraphie die beste kli-

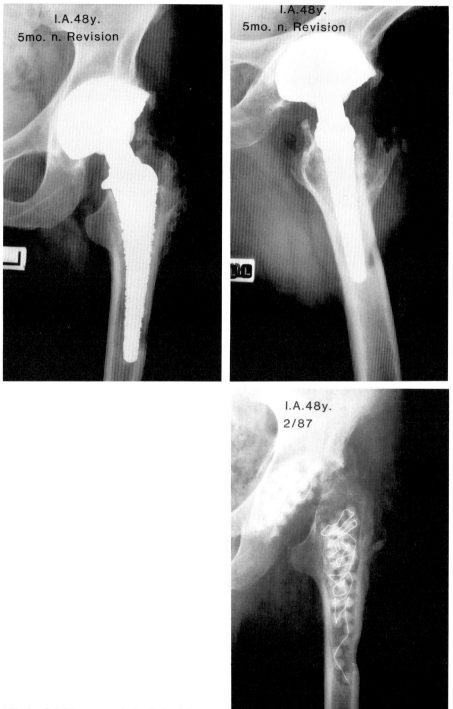

Abb. 3. a, b 5 Monate nach der 2. Revision.
c Zustand nach Explantation mit PMMA-Kettenimplantation

nisch anwendbare Methode ist, um zum einen zwischen aseptischer und septischer Endoprothesenlockerung zu unterscheiden, und zum anderen den Nachweis der Infektberuhigung zu erbringen.

Wir bevorzugen ebenfalls bei der Therapie der septischen Endoprothesenlockerung die Intervallimplantation nach folgender präoperativer Diagnostik: Stellt sich der Verdacht einer septischen Endoprothesenlockerung zumeist aus den nativradiologischen Bildern sowie dem klinischen und laborchemischen Bild (Canner et al. [3] fanden bei 52 Patienten mit septischer Endoprothesenlockerung bei 54% eine Blutkörperchensenkungsgeschwindigkeit von mehr als 30 mm in der ersten Stunde, bei 44% Fieber und bei 15% eine Leukozytose), führen wir eine 99 m Tc-Szintigraphie mit Früh- und Spätszintigramm durch. Zeigt diese Untersuchung keinen eindeutigen Hinweis für eine Unterscheidung zwischen septischer und aseptischer Endoprothesenlockerung, schließen wir eine galliumszintigraphische Untersuchung an. Bei dem Nachweis einer septischen Endoprothesenlockerung kam ein Behandlungsregime zur Anwendung, welches sich aus folgenden Schritten zusammensetzt:

1. Explantation der Endoprothese, ausgiebige Wundrevision, Implantation von Refobacinpalacos-Ketten (in letzter Zeit ersetzt durch resorbierbaren antibiotikahaltigen Kollagenschwamm: Sulmycin Implant) sowohl im Pfannen- als auch im Schaftbereich, Belassen des Zustandes im Sinne einer Sine-Sine-Plastik (Abb. 3).
2. Nach einem ca. 6wöchigen Intervall mit reduzierter Belastung im sog. funktionellen Gang an Unterarmgehstützen und einer systemischen Antibiotikatherapie nach dem intraoperativ abgenommenen Abstrich Durchführung einer Technetium- und evtl. zusätzlich einer Galliumszintigraphie zum Nachweis der Infektberuhigung. Dann Durchführung einer Endoprothesenimplantation als Zementlosversion mit metallspongiöser Oberflächenstruktur (Abb. 4).

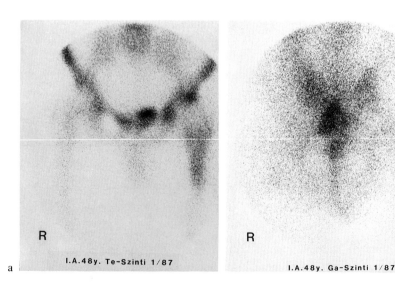

Abb. 4. a, b Technetium und Galliumszintigraphie im Explantationsintervall

Das Resultat 7 Monate nach der Reimplantation nach obigem Schema zeigt einen Patienten (Abb. 5) mit einer BSG von 5/15 mm/h bei normalem Blutbild, unauffälliger Elektrophorese sowie einer unauffälligen Technetium- und Galliumszintigraphie. Der Patient geht an einem Gehstock mit Beschwerden nach längerer Belastung bei reizlosen Narbenverhältnissen und einer Beweglichkeit

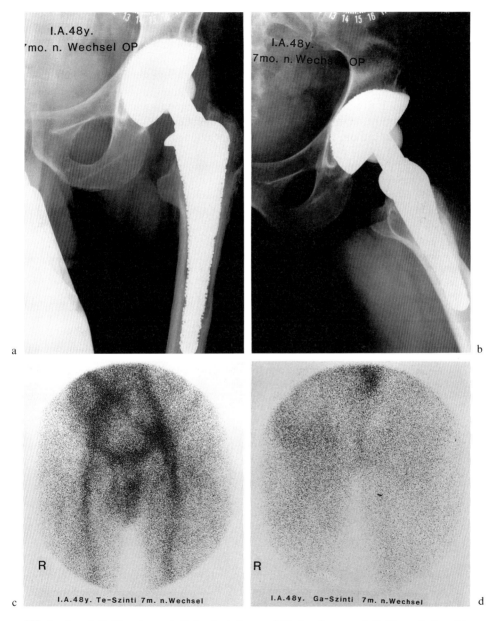

Abb. 5 a–d. a,b 7 Monate nach Reimplantation. **c,d** Technetium- und Galliumszintigraphie 7 Monate nach Reimplantation

von Extension/Flexion 0/0/85, Abduktion/Adduktion 40/0/10 und Außenrotation/Innenrotation 20/0/10.

Zusammenfassung

Die Girdlestone-Resektionshüfte bei Endoprothesenlockerung ist durch die Fortschritte bei den Endoprothesenwechseloperationen ersetzt worden. Aseptische und traumatische Endoprothesenlockerungen sollten durch einen einzeitigen Endoprothesenwechsel therapiert werden. Die ausgezeichneten Nachuntersuchungsergebnisse, die mit denen der Primärimplantationen zu vergleichen sind, bestätigen dieses Vorgehen. Zur Gewährleistung der Infektberuhigung aseptischer Endoprothesenlockerungen dient die Girdlestone-Hüftresektion als Intervallzustand bis die Endoprothesenreimplantation möglich ist.

Literatur

1. Bourne RB A six-year follow-up of infected total hip replacements managed by Girdlestone's arthrosplasty. J Bone Joint Surg [Br] 66 3:340–343
2. Buchholz HW, Engelbrecht E, Röttger J, Siegel A (1976) Erkenntnisse nach Wechsel von über 400 infizierten Hüftendoprothesen. Orthop Praxis 12:1117–1121
3. Canner GC, Steinberg ME, Hebbenstall RB, Balderston R (1984) The infected hip after total hip arthroplasty. J Bone Joint Surg [Am] 66 9:1393–1399
4. Chamay A Die Hüftresektion nach Girdlestone. Klinische und elektromyokinesigraphische Studie. Clin Orthop 221:231–237
5. Insall JN, Thompson FN, Brause BD (1983) Two-Stage reimplantation for the salvage of infected total knee arthroplasty. J Bone Joint Surg [Am] 65:1087–1098
6. McKillop JH, Cuthbert GF, Gray HW, Mckay I, Sturrock RD (1982) A comparison of Gallium-67 citrate scintigraphy and Indium-111 labeled leukocyte imaging for the diagnosis of prosthetic joint infection – preliminary results. Nucl Med Biol 877–880
7. Merkel KD, Brown ML, DeWanjee MK, Fitzgerald RA (1986) Sequential Technetium-99 m HMDP-Gallium-67 citrate imaging for the evaluation of infection in the painful prothesis, J Nuc Med 27:1413–1417
8. Thomas W, Lütten C (1987) Metallspongiöse Oberflächenstrukturen zur Fixation von Hüftendoprothesen bei Revisionseingriffen. 2. Garmisch-Patenkirchener Endoprothetik-Symposium März 1987 (im Druck)

Analyse verschiedener operativer Vorgehensweisen bei infizierten Hüfttotalendoprothesen

R. Ketterl[1], B. Stübinger[1], T. Beckurts[1] und B. Claudi[1]

Einleitung

Beim alloarthroplastischen Hüftgelenkersatz stellt die Infektion die ernsteste Komplikation hinsichtlich Morbidität, Mortalität und Behandlungskosten dar. Die Häufigkeit von Infektionen nach Erstimplantation einer TEP des Hüftgelenkes wird zwischen 1 und 2% angegeben [3, 6, 16, 19]. Eine wesentlich höhere Infektionsrate ist nach Revisions- oder Austauschoperationen des Kunstgelenkes nachzuweisen [11, 17].

Die vorgeschlagenen therapeutischen Richtlinien im Falle einer infizierten Hüft-TEP reichen von der einzeitigen Austauschoperation bis hin zur Schaffung einer Girdlestone-Resektionshüfte. Die Resektionsarthroplastik ist nach Literaturangaben das häufigste angewandte Verfahren. Dadurch kann eine Infektbeherrschung sowie eine Minderung der oft deutlichen Schmerzen erreicht werden. Es verbleibt jedoch ein Verlust an Stabilität und Belastbarkeit der betroffenen Hüfte, was zur Unzufriedenheit der Patienten mit der eingetretenen Situation und zu einer Verlagerung der Schmerzsymptomatik führt [1, 2, 14]. Wir betrachten daher die Schaffung einer Girdlestone-Resektionshüfte nur als Ausnahmeindikation. Ein schmerzfreies, stabiles und funktionsfähiges Gelenk kann nur durch die Reimplantation einer TEP erreicht werden [10–13]. Buchholz et al. [4] berichteten, daß durch eine einzeitige Austauschoperation die Infektion in 77% der Fälle erfolgreich behandelt werden konnte und die Betroffenen sofort ein gutes funktionelles Resultat erreichten. Durch zusätzliche Austauschoperationen war die Erhöhung der Erfolgsrate auf 90% möglich. Ähnliche Ergebnisse werden von Carlson et al. [5] berichtet. An unserer Klinik konnten wir diese exzellenten Therapieergebnisse nicht erzielen, weshalb wir ein zweizeitiges Vorgehen mit einer Reimplantation einer Hüfttotalendoprothese so früh wie möglich bevorzugen. Durch die frühe Reimplantation nach Infektberuhigung kann die Immobilisationsdauer der Patienten verkürzt und dadurch die Risiken für die oft alten und mit einer Reihe von Risikofaktoren behafteten Patienten reduziert werden.

---

[1] Chirurgische Klinik am Klinikum Rechts der Isar der TUM (Dir.: Prof. Dr. J. R. Siewert), Ismaninger Str. 22, D-8000 München 80

Durch die Analyse von verschiedenen Vorgehensweisen bei infizierter TEP hinsichtlich Infektionsbeherrschung und Komplikationen führten wir eine kritische Bewertung des an unserer Klinik bevorzugten zweizeitigen Vorgehens mit frühzeitiger Reimplantation durch.

Patienten und Methoden

In einer retrospektiven Studie wurden 207 Patienten mit infizierten Hüfttotalendoprothesen, die von Januar 1976 bis Dezember 1986 an unserer Klinik operativ behandelt wurden, hinsichtlich des therapeutischen Erfolges sowie der funktionellen und radiologischen Spätresultate ausgewertet. Es handelte sich um 121 Frauen und 86 Männer mit einem Durchschnittsalter von 69,2 Jahren. In 21 Fällen führten wir eine einzeitige Austauschoperation durch. Bei 113 Patienten erfolgte ein zweizeitiger Prothesenwechsel mit frühzeitiger Reimplantation (bis zu 4 Wochen nach Entfernung der infizierten und gelockerten Hüfttotalendoprothese sowie nach Débridement; durchschnittliche Zeitdauer bis zur Reimplantation 2,1 Wochen). Ein zweizeitiges Vorgehen mit Reimplantation nach mehr als 4 Wochen (durchschnittliches Intervall 12,7 Wochen) war bei 48 Patienten ausgeführt worden, während in 25 Fällen eine Reimplantation nicht mehr durchgeführt werden konnte (Tabelle 1).

Für die Nachuntersuchungen wurde ein Bewertungsschlüssel nach Pellicci et al. [18] angewandt. Der durchschnittliche Untersuchungszeitraum betrug 42 Monate nach der jeweiligen Operation. Bei diesem Bewertungsschlüssel werden funktionelle und radiologische Kriterien herangezogen, wobei für jeden Parameter eine maximale Punktzahl von 10 erreicht werden kann:

Tabelle 1. Verschiedene Operationstechniken bei 207 Patienten mit infizierter Hüfttotalendoprothese

	Januar 1976 bis Dezember 1981	Januar 1982 bis Dezember 1986	Gesamt n	%	Zeitintervall bis Reimplantation
Einzeitiger Prothesenaustausch	8	13	21	10,1	
Zweizeitiger Prothesenwechsel mit früher Reimplanation	29	84	113	54,6	2,1 Wochen
Zweizeitiger Prothesenwechsel mit später Reimplantation	28	20	48	23,2	12,7 Wochen
Girdlestone-Resektionshüfte	17	8	25	12,1	
Gesamt	82	125	207	100,0	

- Gehfähigkeit,
- Gelenkbeweglichkeit,
- Muskeltonus und -führung,
- Schmerz,
- Röntgenbefund am Acetabulum,
- Röntgenbefund am Femurschaft.

Die einzelnen erreichten Punktzahlen werden addiert und als Gesamtergebnis wie folgt bewertet:
- exzellent 51-60 Punkte
- gut 41-50 Punkte
- zufriedenstellend 31-40 Punkte
- schlecht 30 oder weniger Punkte

In der Nachuntersuchung konnten 14 Patienten mit einzeitiger Austauschoperation, 81 Patienten mit zweizeitigem Wechsel und früher Reimplantation, sowie 32 Patienten mit zweizeitigem Vorgehen und verzögerter Reimplantation eingeschlossen werden.

Ergebnisse

Die 3 Untersuchungsgruppen waren hinsichtlich Alter, Geschlechtsverteilung und begleitenden Erkrankungen nicht unterschiedlich, wie aus der Tabelle 2 hervorgeht.

Die durchschnittliche Krankenhausaufenthaltsdauer betrug 31 Tage in der Gruppe mit einzeitigem Prothesenaustausch und damit ähnlich lang für die Gruppe mit zweizeitigem Prothesenwechsel und früher Reimplantation (37 Tage). Im Gegensatz dazu war beim zweizeitigem Vorgehen mit verzögerter Reimplantation ein mit 65 Tagen deutlich längerer Krankenhausaufenthalt not-

Tabelle 2. Alter- und Geschlechtsverteilung sowie durchschnittliche Anzahl von Begleiterkrankungen

	Durchschnittliches Alter	Frauen/ Männer	Durchschnittliche Anzahl von Begleiterkrankungen
Einzeitiger Prothesenaustausch	70,5 J.	12/9	2,4
Zweizeitiger Prothesenwechsel mit früher Reimplantation	68,7 J.	63/50	2,3
Zweizeitiger Prothesenwechsel mit verzögerter Reimplantation	70,2 J.	29/19	2,6

wendig. Die Unterteilung der Patientengruppen in die Zeiträume 1976-1981 und 1982-1986 ergab, daß die Behandlungsdauer in der 2. Therapiephase um 3-6 Tage verkürzt werden konnte (Abb. 1). Die Mortalitätsrate war bei den Patienten mit einzeitigem Prothesenaustausch mit 9%, bei den Patienten mit zweizeitigem Vorgehen und verzögerter Reimplantation mit 12% ausgesprochen hoch. Die Ergebnisse beim zweizeitigen Vorgehen und früher Reimplantation waren deutlich besser. In der 2. Behandlungsperiode von 1982-1986 konnte in allen Behandlungsgruppen eine geringere Mortalitätsrate gefunden werden, was wir auf die Verbesserungen der Behandlungsmöglichkeiten v. a. auch in der Intensivmedizin zurückführen (Abb. 1).

Eines der wichtigsten Kriterien für die Beurteilung des Behandlungserfolges bei infizierten Hüfttotalendoprothesen ist die Reinfektionsrate. Während nahezu bei ⅓ der Patienten mit einzeitigem Prothesenaustausch eine Reinfektion aufgetreten war, konnte diese Rate auf lediglich 10% in den beiden Gruppen mit zweizeitigem Prothesenwechsel reduziert werden. Wiederum zeigte sich in allen Behandlungsgruppen ein besseres Ergebnis in der Behandlungsperiode 1982-1986. Das von uns bevorzugte operative Vorgehen mit zweizeitigem Wechsel und früher Reimplantation war im Zeitraum 1982-1986 lediglich mit einer Reinfektionsrate von 6% behaftet (Abb. 1).

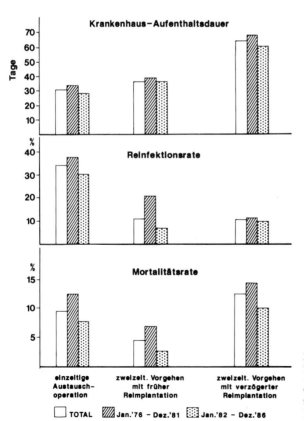

Abb. 1. Krankenhausaufenthaltsdauer, Mortalitäts- und Reinfektionsrate der verschiedenen angewandten Operationsverfahren bei infizierten Hüfttotalendoprothesen

Tabelle 3. Funktionelle und radiologische Spätresultate nach dem Bewertungsschema von Pellicci

	Exzellent (%)	Gut (%)	Begriedigend (%)	Schlecht (%)
Einzeitiger Prothesenaustausch	7,1	35,7	35,7	21,1
Zweizeitiger Prothesenaustausch mit früher Reimplantation	11,1	39,5	34,6	14,8
Zweizeitiger Prothesenaustausch mit später Reimplantation	9,4	34,4	37,5	18,7

Die funktionellen und radiologischen Spätresultate zeigten keine signifikanten Unterschiede zwischen den einzelnen Behandlungsgruppen. Es war jedoch ein Trend zu besseren Resultaten in der Gruppe mit zweizeitigem Vorgehen und früher Reimplantation zu erkennen (Tabelle 3).

Bevorzugtes Behandlungskonzept an unserer Klinik: In einem ersten operativen Schritt wird das gesamte gelockerte und infizierte Prothesenmaterial (Abb. 2) entfernt. Gleichzeitig erfolgt ein ausgiebiges Débridement aller infizierten und avital erscheinenden Knochen- und Weichteilstrukturen. Eine ausgiebige Spü-

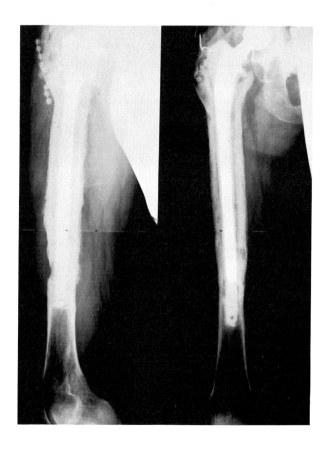

Abb. 2. Infizierte und gelockerte zementierte Langschaftprothese bei einem 43jährigen Patienten nach bereits einmal erfolgtem Prothesenwechsel. Deutliche Lockerungszeichen und Osteolysen

lung unter Zuhilfenahme der Jetlavage erfolgt als zusätzliche Maßnahme zur Keimreduktion. In die entstandenen Hohlräume werden Gentamicin-PMMA-Kugelketten eingelegt, die neben der lokalen Antibiotikawirksamkeit v. a. im Sinne von Platzhaltern fungieren. Eine Ruhigstellung erfolgt mittels Femurkondylendrahtextension (Abb. 3).

Unter engmaschiger Kontrolle des Blutbildes sowie der Blutkörperchensenkungsgeschwindigkeit und des klinischen Befundes wird der Zeitpunkt der Infektberuhigung abgewartet und eine frühzeitige Reimplantation einer Hüfttotalendoprothese angestrebt. Dies erfolgt in der Regel 7–14 Tage nach der Entfernung der infizierten TEP.

Die Schaffung eines neuen stabilen Kunstgelenkes erfordert den Einsatz von speziellen Implantaten, die teils zementiert oder zementlos oder auch in Kombination beider Fixierungsmöglichkeiten (Abb. 4) eingesetzt werden können.

Ist nach Ablauf von 10–14 Tagen keine Infektberuhigung nachweisbar, so wird ein erneutes Débridement, wenn erforderlich auch mehrmals, angeschlossen.

Eine antibiotische Therapie wird an unserer Klinik systemisch durchgeführt und erstreckt sich über den perioperativen Zeitraum von jeweils 1 Woche.

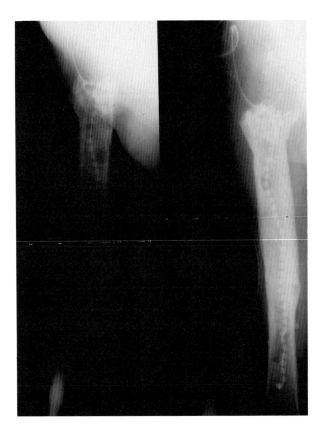

Abb. 3. Zustand nach Entfernung des infizierten Prothesenmaterials sowie ausgiebigem Débridement. Auffüllung der Hohlräume mit Gentamicin-PMMA-Kugelketten

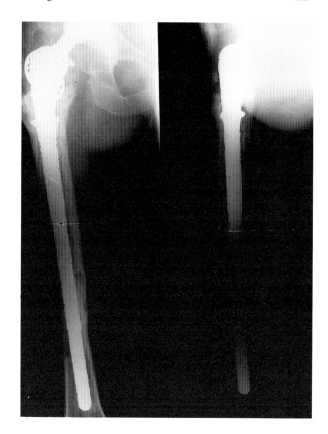

Abb. 4. Neuimplantation einer nicht-zementierten Spezialprothese und zementierter Hüftpfanne einschließlich Hintergrundpfanne 2 Wochen nach Entfernung des infizierten Prothesenmaterials

Diskussion

Die bis zum Prothesenmaterial reichende tiefe Infektion nach alloarthroplastischem Hüftgelenkersatz erfordert die Entfernung des infizierten Fremdmaterials wie auch das radikale Débridement infizierter und schlecht vaskularisierter Knochen- und Weichteilstrukturen. Prothesenkomponenten, die noch fest verankert und schwierig zu entfernen sind, können belassen werden, so z.B. der fest verankerte Prothesenschaft einer zementlosen TEP (Abb. 5 und 6).

Wir benützen Gentamicin-PMMA-Kugelketten zum Auffüllen der Hohlräume nach Entfernung des infizierten Prothesenmaterials und nach Débridement. Neben der hohen lokalen Antibiotikakonzentration erfüllen die Kugelketten v.a. ihre Funktion als Platzhalter für die spätere Implantation einer Prothese.

Für die Rekonstruktion großer Knochendefekte am Acetabulum und am Femur verwenden wir autologe Spongiosa oder autolog/allogene Spongiosa im Verhältnis 1:1. Der Nutzen von Spongiosaanlagerungen bei der Hüftendoprothetik mit Knochendefekt wurde auch von anderen Autoren beschrieben [15, 21].

Aufgrund der aufgezeigten Ergebnisse ergibt sich ein deutlicher Vorteil für die zweizeitige Austauschoperation mit frühzeitiger Reimplantation. Dieses Vorge-

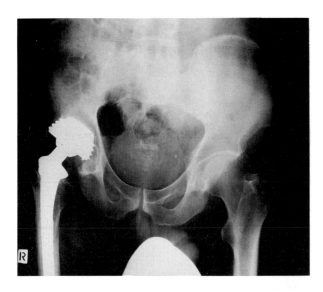

Abb. 5. Infizierte zementlose TEP bei einem 63jährigen Patienten. Deutliche Lockerungszeichen der Schraubpfanne

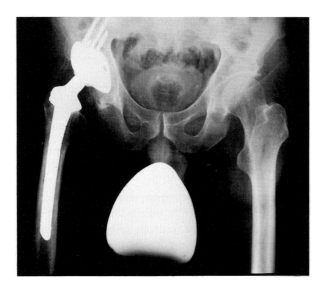

Abb. 6. Neuimplantation einer Hintergrundpfanne und zementierter Hüftpfanne. Aufbau des Knochendefektes am Acetabulum mit autologer Spongiosa 1 Woche nach Entfernen der Schraubpfanne. Der festverankerte zementlose Prothesenschaft wurde nicht gewechselt

hen verbindet eine niedrige Reinfektionsrate mit einem akzeptablen Operationsrisiko bei kurzer Immobilisationsdauer der Patienten. Dieses Vorgehen wird an unserer Klinik bis auf Ausnahmefälle durchgeführt, zumal in der Literatur von keinem besserem Gesamtergebnis berichtet wurde [4, 5, 10, 13]. Die Vorteile dieses Vorgehens sind darin begründet, daß eine Neuimplantation einer Hüfttotalendoprothese zum Zeitpunkt einer Infektberuhigung ausgeführt wird und andererseits eine lange Immobilisationsdauer wie beim zweizeitigen Vorgehen mit verzögerter Reimplantation verhindert wird. Der Zeitpunkt der Neuimplantation einer TEP wird durch klinische und blutchemische Untersuchungen bestimmt.

Die engmaschige Kontrolle der Leukozyten sowie der BKS hat sich als verwertbarer Indikator für die Infektaktivität bewährt [8, 10].

Literatur

1. Bittar ES, Petty W (1982) Girdlestone arthroplasty for infected total hip arthroplasty. Clin Orthop Relat Res 170:83-87
2. Bourne RB, Hunter GA, Rorabeck CH, Macnab JJ (1984) A six-year follow-up of infected total hip replacements managed by Girdlestone's arthroplasty. J Bone Joint Surg [Br] 66:340-343
3. Buchholz HW, Noack G (1973) Results of the total hip prothesis design „St. George". Clin Orthop 95:201-210
4. Buchholz HW, Elson RA, Engelbrecht E, Lodenkämper H, Röttger J, Siegel A (1981) Management of deep infection of total hip replacement. J Bone Joint Surg [Br] 63:342-353
5. Carlsson AS, Josefsson G, Lindberg L (1978) Revision with gentamycin-impregnated cement for deep infections in total hip arthroplasties. J Bone Joint Surg [Am] 60:1059-1064
6. Charnley J (1972) Postoperative infection after total hip replacement with special reference to air contamination in the operating room. Clin Orthop 87:167-187
7. Clegg J (1977) The results of the pseudarthrosis after removal of an infected total hip prothesis. J Bone Joint Surg [Br] 59:198-301
8. Forster IW, Craword R (1982) Sedimentation rate in infected and uninfected total hip arthroplasty. Clin Orthop 168:48-52
9. Hughes PW, Salvati EA, Wilson PD, Blumenfeld EL (1979) Treatment of subacute sepsis of the hip by antibiotics and joint replacement. Criteria for diagnosis with evaluation of twenty-six cases. Clin Orthop 141:143-157
10. Hunter GA (1979) The results of reinsertion of a total hip prothesis after sepsis. J Bone Joint Surg [Br] 61:422-423
11. Hunter GA, Welsh RP, Cameron HU (1979) The results of revision of total hip arthroplasty. J Bone Joint Surg [Br] 419-421
12. Inman RD, Gallegos KV, Brause BD, Redecha PD, Christian CL (1984) Clinical and microbial features of prothesis joint infection. Am J Med 77:47-53
13. James ETR, Hunter GA, Cameron HU (1982) Total hip revision arthroplasty. Clin Orthop 170:88-94
14. Mc Gann W, Mankin HJ, Harris WH (1986) Massive allografting for severe failed total hip replacement. J Bone Joint Surg [Am] 68:4-12
15. Mac ElWaine JP, Colville J (1984) Excision arthroplasty for infected total hip replacements. J Bone Joint Surg [Br] 66:168-171
16. Melton LJ, Staffer RN, Chao EYS, Elstrup DM (1982) N Engl J Med 307:1242-1245
17. Pellicci PM, Wilson PD, Sledge CB, Salvati EA, Ranawal CS, Poss R (1981) Results of revision total hip replacement. In: The hip. Proceedings of the Ninth Open Scientific Meeting of the Hip Society. St. Louis 1981, pp 57-68
18. Pellicci PM, Wilson PD, Sledge CB, Salvati EA, Ranawal CS, Poss R, Callaghan JJ (1985) Long-term results of revision total hip replacement. J Bone Joint Surg [Am] 67:513-516
19. Salvati EA, Robinson RP, Zeno SM, Koslin BL, Brause BD, Wilson PD (1982) Infections rate after 3175 total hip and knee replacements performed with and without a horizontal unidirectional filtered air-flow system. J Bone Joint Surg [Am] 64:525-535
20. Salvati EA, Chekofsky KM, Brause BD, Wilson PD (1982) Reimplantation in infection. A 12-year experience. Clin Orthop 170:62-75
21. Trancik TM, Stulberg BN, Wilde AH, Feiglin DH (1986) Allograft reconstruction of the acetabulum during revision total hip arthroplasty. J Bone Joint Surg [Am] 68:527-533

Septischer Prothesenwechsel am Hüftgelenk – Ergebnisse nach ein- und zweizeitigem Vorgehen

F. Dinkelaker[1], R. Rahmanzadeh[1] und G. Haimerl[1]

Durch die von Jahr zu Jahr angestiegene Zahl von Prothesenimplantationen am Hüftgelenk im letzten Jahrzehnt hat auch die Zahl der erforderlichen Prothesenwechseloperationen zugenommen. Diese Entwicklung läßt sich auch in unserem eigenem Krankengut aufzeigen (Tabelle 1 und 2).

Während bis 1984 die jährlichen Operationszahlen bei insgesamt steigender Tendenz keine größeren Schwankungen aufwiesen, kam es seit 1985 zu einer starken Zunahme. Im hier noch nicht erfaßten Krankengut des Jahres 1988 setzt sich diese Tendenz fort. Entsprechend steigt auch die Zahl der septischen Prothesenwechseloperationen an. Die Art des Vorgehens beim septischen Prothe-

Tabelle 1. Septischer Prothesenwechsel am Hüftgelenk, Ergebnisse nach ein- und zweizeitigem Vorgehen

Septischer Prothesenwechsel 1975–1987	Insgesamt 27 Patienten
Davon bis 1984	15
1985	6
1986	3
1987	3

Tabelle 2. Septischer Prothesenwechsel am Hüftgelenk, Ergebnisse nach ein- und zweizeitigem Vorgehen

Septischer Prothesenwechsel	Insgesamt 27 Patienten
Davon einzeitig	12 Patienten
Davon zweizeitig	15 Patienten
Primär posttraumatische Situation	16 Patienten
Durchschnittsalter	73 Jahre
Ältester Patient	85 Jahre
Jüngster Patient	53 Jahre

---

[1] Abt. für Unfall- und Wiederherstellungschirurgie (Leiter: Prof. Dr. R. Rahmanzadeh), Universitätsklinikum Steglitz, Hindenburgdamm 30, D-1000 Berlin 45

senwechsel gewinnt angesichts dieser Steigerung erhöhte Bedeutung. Ziel dieses Beitrages ist aber nicht die bis heute kontrovers geführte Diskussion der Operationstaktik, sondern die Dokumentation unserer Ergebnisse, wobei nur auf die Hauptziele bei einer septischen Prothesenwechseloperation, d.h. Infektsanierung bei Gehfähigkeit mit festsitzender Prothese eingegangen wird (Tabelle 3 und 4).

Auffallend war, daß bei 16 von insgesamt 27 Patienten primär eine Verletzung zur Implantation einer Prothese geführt hatte. In über der Hälfte der Fälle kam der Patient erst zur Wechseloperation erstmals in unsere Behandlung.

Die niedrige Patientenzahl, die unterschiedlichen Bedingungen, Operationsarten und Lokalbefunde lassen bei einer orientierenden retrospektiven Untersuchung keine dezidierten Aussagen über ein zu wählendes Verfahren zu. Dennoch ist festzustellen, daß in unserem Bereich die Ergebnisse nach zweizeitigem Wechsel günstiger ausfallen. Unabhängig von den jetzt erstellten Untersuchungsergebnissen wurde an unserer Klinik die einzeitige Wechseloperation weitgehend aufgegeben (Tabelle 5 und 6). Von den 12 einzeitigen Wechselpatienten stammen 10 aus den Jahren bis 1984, ein Patient aus dem Jahr 1986 verstarb zwischenzeitlich, bei einem Patienten mit einzeitigem Wechsel bei vorbestehender fraglich septischer Lockerung bestand eine Leberzirrhose mit vorangegangener langjähriger Kortisonmedikation. Hier hat der „harmlose" intraoperative Befund zu einem einzeitigen Wechsel geführt.

Tabelle 3. Septischer Prothesenwechsel am Hüftgelenk, Ergebnisse nach ein- und zweizeitigem Vorgehen

Septische Wechseloperation als Erstoperation nach Erstimplantation einer Prothese	3 mal
Vorhergegangene aseptische Wechseloperation	6 mal
Vorhergegangene septische Wechseloperation oder positiver Keimnachweis bei Revisionen, Drainagen u.ä.	15 mal
Vorhergegangene aseptische Wechseloperationen mit anschließenden Komplikationen (z.B. Fraktur) und anschließendem Infekt	3 mal

Tabelle 4. Septischer Prothesenwechsel am Hüftgelenk, Ergebnisse nach ein- und zweizeitigem Vorgehen

Intervall zwischen Erstimplantation einer Prothese und septischer Wechseloperation	Im Durchschnitt 30 Monate
Längster Abstand	8 Jahre
Kürzester Abstand	2 Monate
Durchschnittliche Zahl der vorhergegangenen Operationen am Hüftgelenk vor septischer Wechseloperation: (primäre Osteosynthese nach Fraktur, Umstellungs- und Korrekturosteotomien, Prothesenerstimplantation, aseptischer Prothesenwechsel, Revisionen, Hämatomausräumungen, Fistelrevisionen)	6

Tabelle 5. Septischer Prothesenwechsel am Hüftgelenk, Ergebnisse nach ein- und zweizeitigem Vorgehen. Ergebnisse nach Hauptkriterien Infektsanierung, Gehfähigkeit und festsitzende Prothese in bezug auf ein-/zweizeitigen Wechsel

	Einzeitig (12 Pat.)	Zweizeitig (15 Pat.)
Kriterien erfüllt	4 Pat.	10 Pat.
Erneute Lockerung ohne Infektzeichen		1 Pat.
Erneute Lockerung mit Fistelung	2 Pat.	1 Pat.
Nicht bekannt	1 Pat.	3 Pat.
Verstorben	3 Pat.	
Dauer-„Girdlestone"	1 Pat.	
Exartikulation	1 Pat.	

Tabelle 6. Septischer Prothesenwechsel am Hüftgelenk, Ergebnisse nach ein- und zweizeitigem Vorgehen. Ergebnisse nach Hauptkriterien Infektsanierung, Gehfähigkeit und festsitzende Prothese (Durchschnittlicher Nachuntersuchungszeitraum 3 Jahre)

Kriterien erfüllt	14
Vor Nachuntersuchung verstorben	3
Dauer „Girdlestone"-Situation	1
Exartikulation	1
Nicht bekannt	4
Erneute Lockerung mit/ohne Infektzeichen	4
Gesamt	27

Abschließend 2 kurze Fallberichte, die die Schwierigkeiten und Probleme bei den meisten dieser Operationen deutlich machen.

Beispiel 1: 52jähriger Patient; mit 48 Jahren in einer anderen Klinik bei Coxa valga und Koxarthrose links Einsetzen einer Wagner-Kappe links. Mit 51 Jahren Varisationsosteotomie rechts. Mit 52 Jahren bei klinisch und röntgenologisch gelockerter Pfanne Einsetzen einer Totalendoprothese links im Haus (zementierte Geradschaftlateralisationsprothese, Typ Müller mit Pfannendachschale). Wegen überschießender Ossifikation innerhalb von 18 Monaten 2malige operative Ausräumung und entsprechende medikamentöse Therapie. Beim 2. Mal Auftreten eines frühen postoperativen tiefen Infektes, deshalb nach 2 Wochen Revision des linken Hüftgelenkes mit Einlage von Kugelketten. Im intraoperativen Wundabstrich positiver Keimnachweis (Streptokokken der Gruppe B). Bei persistierendem Infekt Explantation nach 3 Monaten mit Débridement und erneuter Einlage von Kugelketten. Nach 6 Monaten und klinisch abgeheiltem Infekt Neuimplantation einer Prothese, zementfrei (Modell Isoelastic) mit erneuter Abtragung von Ossifikationen. Intraoperativer Wundabstrich negativ. Danach störungsfreier Verlauf. Nach 2 Jahren klinisch und röntgenologisch kein Hinweis auf Infekt, bei Nachuntersuchung flüssiges Gangbild ohne Gehhilfe. Subjektiv links beschwerdefrei, objektiv geringgradige Einschränkung der Drehfähigkeit links, fährt Fahrrad.

Septischer Prothesenwechsel am Hüftgelenk

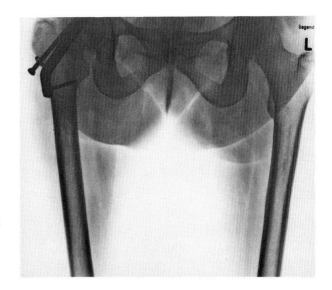

Abb. 1. Röntgenverlauf Fall 2, Zustand nach Winkelplatte mit gelockerter Schraube und abgerutschtem Hüftkopf

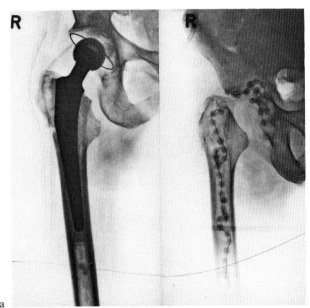

Abb. 2a, b. Röntgenverlauf Fall 2. **a** Zustand nach TEP rechts, zementiert. **b** Zustand nach Explantation und Débridement mit eingelegten Kugelketten

Beispiel 2: 57jährige Patientin mit rheumatoider Arthritis seit 30 Jahren. Nach Sturz mediale Schenkelhalsfraktur rechts. In einer anderen Klinik Versorgung mit Winkelplatte und zusätzlichen Zugschrauben. 4 Monate später erstmalig in unserer Klinik mit Geh- und Ruheschmerzen im rechten Hüftgelenk; röntgenologisch gelockerte Platte und abgerutschter Hüftkopf. Einsetzen einer Prothese nach Materialentfernung in einer Sitzung (zementierte Geradschaftsprothese

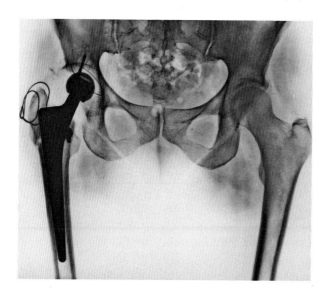

Abb. 3. Röntgenverlauf Fall 2, Zustand nach Neuimplantation einer TEP, zementfrei

Typ Müller). Früh postoperativ Zeichen eines tiefen Wundinfektes mit positivem Abstrich (Staphylococcusaureus). Revision nach 10 Tagen, Ausräumung eines infizierten Hämatoms. 4 Wochen später bei nicht abgeheiltem Infekt Explantation der Prothese, Débridement, Einlage von Kugelketten. Wiederum 4 Wochen später Einsetzen einer neuen Prothese zementfrei (Pfanne Typ Morscher; Schaft, Typ Spotorno). Danach unauffälliger Verlauf, bei Nachuntersuchung nach 1 Jahr klinisch und röntgenologisch kein Hinweis auf Infekt oder Lockerung, flüssiges Gangbild ohne Gehhilfe bei nicht eingeschränkter Beweglichkeit (Abb. 1–3).

Teil IX
Die infizierte Alloarthroplastik II: Kniegelenkendoprothesen

Das Schicksal der infizierten Kniegelenkendoprothese unter Berücksichtigung der zementlosen Reimplantation mit dem Fibrin-Gentamicin-Spongiosa-Verbund

A. Braun[1], J. Papp[1] und E. Neusel[2]

Implantatlockerungen und Infektionen sind die häufigsten Komplikationen nach Endoprothesen. Die Infekthäufigkeit nach Hüftendoprothesen liegt bei ca. 1%, nach Knieendoprothesen bei ca. 4–5%.

Unterstellt man, daß in der Bundesrepublik jährlich 7000 Knieendoprothesen implantiert werden, so muß man sich bei einer Infektionsrate von 4% mit 280 tiefen Infektionen pro Jahr am Kniegelenk auseinandersetzen. Diese erschreckend hohe Zahl verpflichtet den Operateur nicht nur, den Patienten auf das Risiko hinzuweisen, sondern auch auf die teilweise erheblichen therapeutischen Probleme vorbereitet zu sein [3].

In der Systematik der infizierten Kniegelenkendoprothesen unterscheiden wir den *primären Weichteilinfekt* oder nach Wundheilung den *primär tiefen Infekt*.

Lassen sich bei einem *primären Weichteilinfekt* pathogene Keime nachweisen, müssen wir klinisch prüfen, ob es sich um einen Infekt *ohne* Eröffnung der Gelenkkapsel oder um einen Infekt *mit* Eröffnung der Gelenkkapsel handelt. Bei einem primär tiefen Infekt unterscheiden wir den *Sofort-* und *Frühinfekt* bis zur 12. postoperativen Woche oder den *Spätinfekt* nach der 12. postoperativen Woche. Diese Einteilung hat sich hinsichtlich des therapeutischen Vorgehens bewährt.

Beim *primären oberflächlichen Weichteilinfekt* muß durch sofortige Entfernung von Hautfäden und gezielte Antibiotikatherapie nach Keim- und Resistenzbestimmung eine Infektausbreitung verhindert werden. Häufig läßt sich durch eine Sekundärnaht bei spannungsfreier Adaptation eine rasche Wundheilung erzielen.

Der *primär tiefe Weichteilinfekt* ist Ausdruck einer massiven, die Gelenkkapsel überschreitenden Wundheilungsstörung. Unter Antibiotikaschutz müssen die Gewebenekrosen abgetragen werden, durch haut- und muskelplastische Maßnahmen muß die Knieendoprothese mit vitalem Weichteilgewebe gedeckt werden. Brückenlappenplastik, M.-gastrocnemius-medialis-Transposition oder freie myokutane Lappentransplantation können erforderlich werden. Als adjuvante lokale Therapieverfahren werden Spül-Saug-Drainage und Gentamicin-PMMA-

---
[1] Vulpius-Klinik, D-6927 Bad Rappenau
[2] Stiftung Orthopädische Universitätsklinik Heidelberg (Direktor: Prof. Dr. H. Cotta), Schlierbacher Landstraße 200a, D-6900 Heidelberg

Kugelketten alternativ eingesetzt. Eine vorübergehende Gelenkimmobilisation erscheint sinnvoll.

Gelingt eine gute Weichteildeckung, ist ein Erhaltungsversuch der Prothese anzustreben. Mißlingt sie, geht ein primär tiefer Weichteilinfekt häufig in einen Spätinfekt mit all seinen therapeutischen Problemen über.

Bei *primär tiefem Infekt* unterscheiden wir Früh- und Spätinfekt. Beim primär tiefen Frühinfekt ist mit dem Nachweis von lokalen und allgemeinen Entzündungszeichen die sofortige Revision angezeigt. Der Erhaltungsversuch der Endoprothese ist anzustreben, dazu ist meist ein ausgiebiges Weichteildébridement sowie eine systemische Antibiotikatherapie über 12 Wochen durchzuführen. Wir bevorzugen die Spül-Saug-Drainage für 2–5 Tage postoperativ.

Bei *Spätinfektionen* nach Knieendoprothesen sind verschiedene Therapieverfahren angegeben worden. Vergleicht man die Ergebnisse der Weltliteratur, so haben *Endoprothesenausbau* und *spätere Reimplantation* sowie *Arthrodese,* insbesondere nach Gelenkflächenersatzendoprothesen, höchste Erfolgsraten.

Zahlreiche Modalitäten, wie Allgemeinzustand, bilateraler Befall und Funktion benachbarter Gelenke, Weichteilverhältnisse, Knochensubstanzverlust, Prothesenart und Keimart, fordern ein individuelles therapeutisches Vorgehen.

Wenn möglich, sollte die spätinfizierte Knieendoprothese mit Zementkomplex ausgebaut werden. In gleicher Sitzung erfolgen Débridement des Knochens, Einlagerung von Gentamicin-PMMA-Kugelketten sowie Immobilisation im Fixateur externe. Nach 6 Wochen erfolgt die Prothesenreimplantation; dabei hat sich die zementfreie Reimplantation mit dem Fibrin-Getamicin-Spongiosa-Verbund bewährt [2]. Dazu wird bei einer primär fest implantierten Knieendoprothese der periprothetische Knochendefekt mit einer Mischung aus autogenem bzw. allogenem Knochen, exogenem Fibrin sowie einem Aminoglykosidantibiotikum aufgefüllt. Dabei fördert der in der Knochenmühle gemahlene und mechanisch entfettete Knochen die knöcherne Regeneration, exogenes Fibrin ermöglicht während der Vernetzung eine Modellierbarkeit und Haftung der Knochensubstanz und dient darüber hinaus als Trägersubstanz für das lokal applizierte Antibiotikum (Braun 1986). Die Verlaufsbeobachtung zeigt, daß mit dieser Technik Knochensubstanz zurückgewonnen werden kann, die neben dem Vorteil der zementfreien Implantation auch günstigere Möglichkeiten für Rückzugsoperationen im Sinne einer Arthrodese gibt.

Entscheidet man sich zur Arthrodese, kann nach unserer Erfahrung diese nach Prothesenausbau primär durchgeführt werden. Bei großem Substanzverlust des Knochens mit häufig nur punktuellem Knochenkontakt sollte ein dreidimensionaler Fixateur externe verwendet werden. Führt man eine interne Stabilisierung der Arthrodese durch, sollte das zweizeitige Vorgehen bevorzugt werden. Nach Prothesenausbau und Débridement wird der Knochendefekt mit Gentamicin-PMMA-Kugelketten aufgefüllt und für 6 Wochen im Fixateur externe immobilisiert. Danach kann unter Verwendung von autogenem und allogenem Knochen mit Fibrin-Antibiotika-Spongiosa-Verbund die Arthrodese durchgeführt werden.

Unsere Therapieergebnisse bei 30 infizierten Kniegelenkendoprothesen von 1974–1986 sind in Tabelle 1 dargestellt.

Tabelle 1. Infektberuhigung nach teilweise mehrfach behandelter infizierter Kniegelenkendoprothese

n	Infizierte Kniegelenkendoprothesen	Infektberuhigung	Spätinfekt mit Infektberuhigung	Persistierende Infektion
30	1974–1986			
6	Primärer Weichteilinfekt	4	2	—
14	Primärer tiefer Frühinfekt	10	4	—
10	Primärer tiefer Spätinfekt	7	—	3

Das Schicksal einer infizierten Knieendoprothese ist im Frühstadium günstiger als im Spätstadium. Neben der lokalen und systemischen Antibiotikatherapie sowie der vorübergehenden Immobilisation ist die oft mehrfache individuelle chirurgische Therapie wichtigstes Behandlungsprinzip.

Literatur

1. Braun A (1986) Herstellung und Anwendung des Fibrin-Antibioticum-Verbundes. In: Reifferscheid M (Hrsg) Neue Techniken in der operativen Medizin. Springer, Berlin Heidelberg New York Tokyo, S 98–106
2. Braun A, Neusel E (1987) Die Therapie der infizierten Kniegelenkendoprothese unter Berücksichtigung der zementlosen Reimplantation mit dem Fibrin-Gentamicin-Spongiosa-Verbund. In: Endo-Klinik Hamburg (Hrsg) Primär- und Revisionsalloarthroplastik. Springer, Berlin Heidelberg New York Tokyo, S 352–355
3. Braun A, Neusel E (1988) Das Schicksal der infizierten Knieendoprothese. In: Cotta H, Braun A (Hrsg) Knochen- und Gelenkinfektionen. Springer, Berlin Heidelberg New York Tokyo, S 186–212

Die infizierte Kniegelenkprothese

H. G. Hermichen[1] und S. Weller[1]

Von 1980–1986 wurden an der Berufsgenossenschaftlichen Unfallklinik Tübingen 39 Patienten mit infizierten Kniegelenkprothesen behandelt. Bei der überwiegenden Mehrzahl handelte es sich um Totalprothesen. Nur in einem Fall war zuvor eine sog. Schlittenprothese implantiert worden.

Mehrfache Revisionen im Sinne der Frühintervention mit Spül-Saug-Drainagen bzw. Septopalketteneinlage konnten in keinem Fall eine dauerhafte Infektsanierung gewährleisten. Erst der Ausbau der Prothese mit nachfolgender Arthrodese des Kniegelenkes führte zur Infektsanierung.

Die technische Durchführung der Kniegelenkarthrodese nach Ausbau der Prothese ist schwierig. Die knöcherne Durchbauung ist fast immer verzögert. Gelegentlich muß in 2. Sitzung eine zusätzliche Spongiosaplastik angelegt werden, um eine dauerhafte, fistelfreie und belastbare Situation zu schaffen. Mit 3 Ausnahmen konnten alle Arthrodesen zur knöchernen Heilung gebracht werden. In einem Fall war wegen Nichtbeherrschung des Infektes die Oberschenkelamputation erforderlich. Die Beinverkürzung nach Arthrodese ist abhängig vom ursprünglich verwendeten Prothesentyp und weist v. a. bei den Scharnierprothesen ein erhebliches, funktionell ungünstiges Ausmaß auf.

Einleitung

Infektionen in der Endoprothetik sind stets ernstzunehmende Komplikationen, da eine dauerhafte Infektsanierung außerordentlich schwierig, für Patienten und Arzt aufwendig und in der Langzeitprognose ungewiß ist. Dies trifft insbesondere für Infekte nach Implantation einer Kniegelenkendoprothese zu [2].

Patientengut

Zu unterscheiden ist zwischen Früh- und Spätinfekten sowie zwischen oberflächlichen und tiefen Infektionen. Die *oberflächliche Infektion* entwickelt sich

---

[1] Berufsgenossenschaftliche Unfallklinik Tübingen (Ärztl. Direktor: Prof. Dr. S. Weller), Rosenauer Weg 95, D-7400 Tübingen

häufig aus einem postoperativen Hämatom und kann in günstig verlaufenden Fällen bei rechtzeitiger operativer Intervention auf die epifaszialen Gewebe und die sonstigen Weichteile beschränkt bleiben und damit auch ausheilen. Fast immer ist eine oberflächliche Infektion auch eine „*Sofortinfektion*", während der sog. *Frühinfekt,* Wochen bis Monate nach der Implantation, meist eine tiefe Infektion darstellt. Als *Spätinfekt* wird die Entzündung später als ein Jahr nach der Implantation bezeichnet. Auch hier handelt es immer um tiefe, die Prothese und den Knochen befallende Infektionen, die damit das eigentliche Hauptproblem bei der Infektsanierung sind [1].

Im eigenen Patientengut in den Jahren 1980-1986 traten bei 4 Patienten postoperativ revisionspflichtige Hämatome auf, von denen 2 einen positiven Keimnachweis ergaben. Die notfallmäßige Revision führte stets zu einer breiten Eröffnung der gesamten Operationswunde mit anschließendem sorgfältigem Débridement sowie einer begleitenden systemischen antibiotischen Behandlung. Diese Patienten waren nach der Revision bis jetzt rezidivfrei, die Prothese konnte erhalten bleiben. 39 Patienten (34 Frauen, 5 Männer) wurden mit einem tiefen Infekt behandelt. Hierbei handelte es sich zunächst um 3 Patienten mit sog. Frühinfektion im Mittel 7 Monate nach der Implantation in unserem Hause. Die übrigen 36 Patienten wurden von außerhalb zugewiesen. Bei diesen Patienten handelte es sich um Spätinfekte, d.h. 12 Monate oder später nach Implantation, die teilweise von der klinischen Symptomatik schon Monate bestanden. So wiesen 21 Patienten persistierende Fisteln auf, ein chronisches Kniegelenkempyem war obligat. Erhebliche Osteolysen und Knochendefekte waren die Regel. Das Zeitintervall zwischen operativer Revision und Aufnahme lag zwischen 13 und 49 Monaten nach der Erstimplantation, im Mittel bei 27 Monaten. Das Lebensalter von zwischen 62 und 82 Jahren, im Durchschnitt 71 Jahren, zeigt bereits die Problematik, dem alten Menschen zahlreiche weitere Eingriffe wegen des Protheseninfektes zumuten zu müssen. Die primäre Kniegelenkarthrose sowie die rheumatoide Arthritis (PCP) waren die häufigsten Grunderkrankungen.

Technik

Das Hauptziel der Behandlung beim Infekt einer Kniegelenkendoprothese stellt die Schaffung einer dauerhaft belastbaren fistel- und infektfreien Extremität dar. Für uns ist die Arthrodese des Kniegelenkes nach Ausbau der Prothese die Methode der Wahl. In der Literatur werden übereinstimmend die Probleme einer Wechseloperation geschildert. Einige Autoren geben recht ermutigende Ergebnisse unter Verwendung eines speziell präparierten antibiotikahaltigen Knochenzementes an. Zweifellos ist beim Gelingen dieser Maßnahme der Zustand des Patienten besser als mit einer Kniegelenkarthrodese. Letztere ist aber das risikoärmere Verfahren und kann den meist hochbetagten, multimorbiden Patienten eine dauerhafte Endlösung gewährleisten (Abb. 1).

Die technische Durchführung der Arthrodese ist meist recht schwierig. Es handelt sich jedoch fast immer um einen planbaren Wahleingriff. Beim akuten Empyem kann die notfallmäßige Revision mit Spül-Saug-Drainage den definitiven Eingriff vorbereiten.

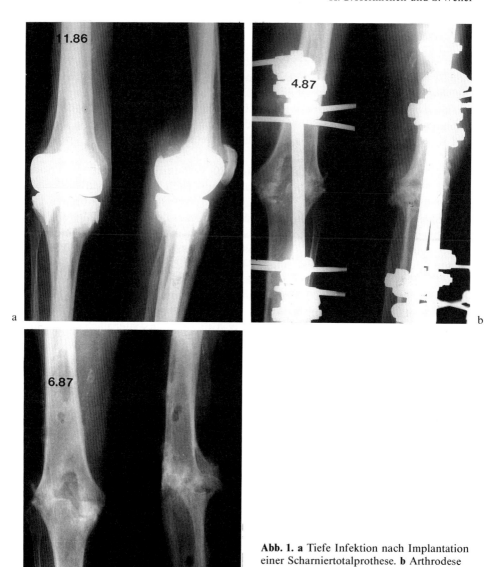

Abb. 1. a Tiefe Infektion nach Implantation einer Scharniertotalprothese. **b** Arthrodese nach Prothesen- und Zemententfernung mit Fixateur externe. **c** Knöcherne Fusion der Arthrodese in korrekter Stellung, volle Belastbarkeit

Die Entfernung der nicht immer lockeren Prothese kann insbesondere bei selten verwandten Scharnierprothesenmodellen mit langen Schäften erhebliche Schwierigkeiten verursachen. Es empfiehlt sich daher, sich bereits präoperativ mit dem implantierten Prothesenmodell vertraut zu machen und vor allem die Verriegelung der Prothesenkomponenten zu kennen, um sich auch instrumentell vorbereiten zu können. Häufig findet sich ein durch Metallose stark entzündlich verändertes Granulationsgewebe, welches großzügig reseziert werden sollte. Die möglichst restlose Entfernung des Knochenzementes ist ein weiterer wichtiger Schritt, der intraoperativ zu Problemen führen kann. Der meist osteoporotisch veränderte Knochen erlaubt keine brüsken Manipulationen. Das Anlegen eines Knochenfensters führt zu neuen Defekten und sollte nur dann vorgenommen werden, wenn der Zement anders nicht entfernbar ist. Die Schaffung von gut durchbluteten Resektionsflächen unter Beachtung der korrekten Einstellung der eigentlichen Arthrodese ist der nächste Schritt. Hier wird häufig eine nicht unerhebliche Beinverkürzung in Kauf zu nehmen sein. Auch hier sind die Scharnierprothesen ungünstiger. Bei den kondylären Prothesentypen sind gute Resektionsflächen noch im spongiösen Knochen sehr viel leichter zu erreichen.

Bei schweren Infektionen mit Eiteransammlung in der Markhöhle kann die temporäre Implantation von Septopalketten sinnvoll sein. Auf Dauer gesehen müssen unseres Erachtens diese Ketten nach einigen Wochen wieder entfernt werden. Mehrfach kam es nach Monaten zum erneuten Aufflackern des Infektes, jetzt ausgelöst durch die ausgebrannten und dann als Fremdkörper wirkenden Septopalketten.

Abhängig von der Qualität der knöchernen Resektionsflächen sowie von der Ausdehnung des Infektes muß entschieden werden, ob eine primäre Spongiosaplastik angelegt werden muß. Ein zweizeitiges Vorgehen in Form kleinerer Schritte mit sekundärer Spongiosaplastik erscheint aufwendiger, scheint aber das sicherere Verfahren zu sein. Ein schematisiertes Procedere ist in diesen Fällen nicht am Platze, eine auf den Einzelfall abgestimmte Entscheidung ist vorzuziehen.

Die Stabilisierung der Arthrodese erfolgt in typischer Weise mit einem zeltförmigen Fixateur externe. In der Regel werden je 2 Steinmann-Nägel im Femur und in der Tibia verankert. Zusätzliche Stabilität geben 2 Schanz-Schrauben in der Frontalebene. Diese Konstruktion ist nicht aufwendig. Durch die Kompression der Arthrodese über die Fixateurstangen können noch geringe Achskorrekturen vorgenommen werden. Eine zusätzliche Gipsruhigstellung ist nicht erforderlich. Die Patienten können einige Tage nach der Operation bei guten Weichteilverhältnissen unter Teilbelastung aufstehen und gehen. Die Vollbelastung wird abhängig vom knöchernen Durchbau nach ca. 4 Wochen erlaubt. Die Patienten werden während des stationären Aufenthaltes angehalten und unterwiesen, ihren Fixateur selbst zu pflegen. Ist dieses möglich, können einsichtige Kranke bei liegendem Fixateur nach Hause entlassen werden. Sie stellen sich nur zu Röntgenkontrollen ambulant vor. Peinlich genau muß auf mögliche Infekte an den Eintrittsstellen der Schrauben und Nägel des Fixateur geachtet werden. Ein frühzeitiges Umsetzen ist nicht selten erforderlich und sollte nicht herausgezögert werden. Gerade die Steinmann-Nägel am medialen Femur sind hier oft gefährdet.

Komplikationen

Intraoperativ kam es 2mal zu Femurschaftfrakturen, die bei der Entfernung der Zementanteile auftraten. Diese Frakturen heilten unter Ruhigstellung mit Einschluß des Fixateursystems sowie einer zusätzlichen Schraubenosteosynthese aus und verzögerten den Heilverlauf nicht. Postoperative Durchblutungsstörungen wurden nicht gesehen. Einmal kam es zu einer Haut-Weichteilnekrose im Bereich der Tuberositas tibiae, die mittels eines Gastroknemiusschwenklappens saniert werden konnte.

Ergebnisse

Bei 36 der 39 Patienten kam es zu einer sicheren knöchernen Fusion der Arthrodese bei gleichzeitiger Infektsanierung mit Fistelfreiheit. Bei 2 Patienten resultierte eine Pseudarthrose, wobei beide Patienten eine chronische Fistelung aufwiesen. In diesen beiden Fällen war es nicht gelungen, trotz der oben beschriebenen Maßnahmen eine dauerhafte Infektheilung zu erzielen. Bei einem dieser Patienten war eine ausgiebige homologe Spongiosaplastik angelegt worden, die dann im weiteren Verlauf Ausgangspunkt der persistierenden Fistelung war. Eine homologe Spongiosaplastik ist daher in diesen Fällen mit schlechtem Wirtslager unter Infektbedingungen nicht sinnvoll und daher abzulehnen.

In einem besonders ungünstig verlaufenden Fall bei einer Patientin mit schwerster chronischer Polyarthritis kam es nach Ausheilung der Arthrodese zu einer suprakondylären Femurfraktur mit erneutem Aufflackern des Infektes. Eine Plattenosteosynthese mit mehrfachen Spongiosaplastiken führte wegen der schlechten Knochenqualität und des sehr hinfälligen Allgemeinzustandes der chronischen Rheumatikerin nicht zur Ausheilung. Wegen der Gefahr des Übergreifens der Infektion auf die gleichseitig bislang infektfrei und reizlos einliegende Hüftgelenkendoprothese mußte die Oberschenkelamputation vorgenommen werden.

Die durchschnittliche Ausheilungszeit bis zur knöchernen Durchbauung der Arthrodese betrug im Mittel 19 Wochen. Hierzu waren im Durchschnitt 2,6 Operationen pro Patient im Gesamtkollektiv erforderlich. Umsetzungen von Steinmann-Nägeln wurden hier mitgezählt.

Die durchschnittliche Beinverkürzung betrug im Mittel 3,6 cm, wobei hier wiederum die Patienten mit Scharnierprothesen relativ ungünstiger abschnitten. Ein Schuhausgleich wurde bei allen Patienten vorgenommen, wobei eine Verkürzung von 1 cm bei versteiftem Kniegelenk als günstig für das Durchschwingen des Beines beim Gehen betrachtet wird.

Bei verzögerter knöcherner Durchbauung hat sich ein nicht aufwendiger Oberschenkelschienenschellenapparat mit am Schuh einsteckbarer Schiene bewährt, der von den oft auch recht ängstlichen Patienten ohne Probleme noch einige Wochen nach Entfernung des Fixateurs getragen wird. In 5 Fällen wurde dieses Hilfsmittel verordnet und im Mittel noch 2,5 Monate getragen (Abb. 2). Die beiden Patienten mit Pseudarthrosen wurden ebenfalls mit diesem Apparat versorgt. Damit konnte zumindest die Gehfähigkeit der Patienten erreicht werden. Welche anderen Möglichkeiten bieten sich an? Unseres Erachtens sollte wenn immer möglich versucht werden, eine stabile Arthrodese mit belastbarer Extremität zu erzielen. Die zur Verfügung stehenden Alternativen sind insgesamt

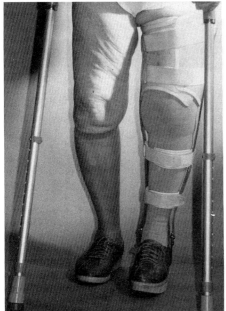 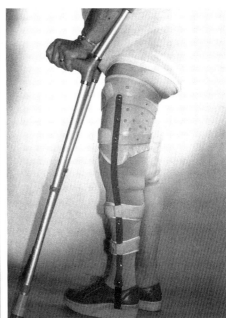

Abb. 2. a, b Oberschenkelschienenschellenapparat mit am Schuh einsteckbarer Schiene. **a** Ansicht von vorne, **b** von der Seite

gesehen zu ungünstig, um sie zur Regel bei diesen schwer geplagten und meist betagten Patienten werden zu lassen. Dies bedeutet nicht, daß eine Wechseloperation bei infizierter Kniegelenkprothese von uns kategorisch abgelehnt wird. Bislang sahen wir in unserem Patientengut jedoch noch keinen Fall, bei dem dieser Wechsel erfolgversprechend gewesen wäre. Eine besondere Beachtung verdienen hier die Weichteile. Erhebliche Weichteil- und Hautprobleme waren bei unseren Patienten die Regel. Eine unter Infektbedingungen ausgetauschte Prothese am Kniegelenk bietet bei weitem nicht das Bewegungsausmaß wie ein komplikationsloses Implantat [3]. Die Schäden an Muskulatur und Bandstrukturen sind oft weitgehend. Auch dies muß bei der Indikationsstellung mit Berücksichtigung finden, so daß auch hier u. E. die stabile Arthrodese oft vorteilhafter sein kann als eine nicht voll belastbare, nur wenig bewegliche Knieprothese nach Wechseloperation [4, 5].

Literatur

1. Buchholz HW, Elson RA, Heinert K (1984) Antibiotic-loaded acrylic cement: Current concepts. Clin Orthop 190:196
2. Foerster G von, Wessendorf C (1987) Behandlung und Ergebnisse von infizierten Kniegelenkendoprothesen. Primär- und Revisionsalloarthroplastik Hüft- und Kniegelenk. Springer, Berlin Heidelberg New York Tokyo

3. Johnson DP, Bannister GC (1982) The outcome of infected arthroplasty of the knee. J Bone Joint Surg [Br] 68:289–291
4. Knutson K, Lindstrand A, Lidgren L (1985) Arthrodesis for failed knee arthroplasty. A report of 20 cases. J Bone Joint Surg [Br] 67:47
5. Woods GW, Lionberger DR, Tullos HS (1983) Failed total knee arthroplasty. Revision and arthrodesis for infection and noninfectious complications. Clin Orthop 173:184

Die Behandlung von Infektionen nach Knietotalendoprothese unter besonderer Berücksichtigung der Kniearthrodese

P. Wuisman[1], A. Härle[1], J. Polster[1] und D. Bettin[1]

Einleitung

Die chirurgische Behandlung infizierter Kniegelenkprothesen ist schwierig und bedeutet für jeden operativ tätigen Orthopäden oder Chirurgen eine Herausforderung. In der Regel besteht nach der Entfernung einer infizierten Kniegelenkprothese eine Kombination aus großem Knochendistanzdefekt mit meistens nicht mehr tragfähiger papierdünner Kortikalishülse in Verbindung mit Durchblutungsstörungen und/oder Weichteildefekt. Ziel der Behandlung dieser Patienten ist, eine Amputation zu vermeiden und die selbständige Gehfähigkeit und die damit verbundene Lebensqualität zu erhalten.

Als Ursache für ein mögliches Fehlschlagen einer Kniegelenkarthroplastik sind u.a. Patienten- und Prothesenauswahl, Operationstechnik und Operationszeit sowie vorangegangene Operationseingriffe und Schwierigkeiten bezüglich der Weichteildecken anzusehen. Zur Behandlung dieser infizierten Gelenkimplantate stehen theoretisch mehrere Alternativen zur Verfügung. So berichteten Insall u. Dethmers [2] über eine Sammelstudie von fast 3000 Kniegelenkarthroplastiken. Dabei traten tiefe Infektionen bei 140 Patienten auf. Bei 49 Patienten (35%) wurde keine Therapie durchgeführt, ein Austausch bei 11 Patienten (8%), eine Arthrodese bei 65 Patienten (46%) und eine Amputation bei 7 Patienten (5%); 9 Patienten (7%) verstarben.

Während bei der Hüfte die Reimplantation und die Resektionsarthroplastik konkurrieren, besteht am Kniegelenk aus anatomisch-biomechanischen Gründen ein anderes Behandlungsspektrum.

Eine dem Girdlestone-Verfahren entsprechende Resektionsplastik ist hier keine Lösung. Die Reimplantation von Knietotalendoprothesen ist zwar theoretisch möglich, führt klinisch aber meistens zu unbefriedigenden Ergebnissen. Der alternative Wiederaufbau der großen Knochendefekte in Femur und Tibia durch Knochentransplantation und nachfolgende Versorgung mit einer Art von Oberflächenersatz ist zwar prinzipiell möglich, erfordert aber große Knochenbanken, denen unter dem Gesichtspunkt der zunehmenden Aids-Problematik

---

[1] Orthopädische Universitäts-Klinik Münster, (Direktor: Prof. Dr. med. H. H. Matthiaß), Albert-Schweitzer-Str. 33, D-4400 Münster

neue Schwierigkeiten erwachsen. Im Gegensatz zu der Hüfte ist die Arthrodese am Knie funktionell gut und die Therapie der Wahl, wobei aber wegen der schlechten knöchernen Verhältnisse ebenfalls Probleme auftreten können. Wir möchten daher über die Erfahrungen von 2 Arthrodesetechniken berichten, die bei 15 Patienten mit einer infizierten Kniegelenkprothese durchgeführt wurden. Dabei haben wir ein Arthrodeseimplantat bei 10 Patienten und eine Arthrodese mit antibiotikahaltigen Osteosyntheseplatten bei 7 Patienten angewandt.

Das Kniearthrodeseimplantat

Das Arthrodeseimplantat haben wir in der Regel bei Patienten mit einer infizierten Knietotalendoprothese angewandt, wobei nach Ausbau des Implantates ein großer Knochendistanzdefekt vorhanden war mit nicht mehr tragfähiger, papierdünner Kortikalishülse. Daneben bestanden oft Durchblutungsstörungen und Weichteildefekte. Behandlungszeit war, mit Hilfe dieses Arthrodeseimplantates die Amputation zu vermeiden und die selbständige Gehfähigkeit und die damit verbundene Lebensqualität zu erhalten.

Dabei sollte das Kniearthrodeseimplantat eine schnelle Vollbelastung des Beines und damit die Steh- und Gehfähigkeit des Patienten ermöglichen. Durch Überbrückung des Knochendefektes sollte außerdem die ursprüngliche Beinlänge des Patienten zumindest annähernd rekonstruierbar sein.

Insgesamt wurden 10 Kniearthrodeseimplantate eingesetzt. Das Patientenkollektiv besteht aus 8 Patienten nach totalendoprothetischer Versorgung des Kniegelenkes, und bei 2 Patienten wurde eine Palliativoperation wegen Knochentumor vorgenommen. Die bisherigen Erfahrungen nach einer Nachbeobachtungszeit von 3 Monaten – 6 Jahren weisen gute langfristige Belastbarkeit auf. Mittlerweile sind 3 Patienten verstorben: 2 an Herzversagen und einer an Bronchopneumonie, alle 3 unabhängig von der Versorgung mit dem Kniearthrodeseimplantat. 4 von 6 Patienten haben eine stabile belastbare Arthrodese. Komplikationen im Sinne einer Implantatlockerung mit Rotationsinstabilität sowie ein Fistelrezidiv als auch eine Unterschenkelrotationsfehlstellung von 15° traten jeweils bei einem Patienten auf. Dabei muß erwähnt werden, daß der 1. Entwurf des Arthrodeseimplantates ohne Rotationssicherungsstift, implantiert wurde. Nach Änderung der Konstruktion und Einführung des Sicherungsstiftes gegen die Rotation trat keine Rotationsinstabilität mehr auf. Bei einem 2. Patienten trat ein Fistelrezidiv bei einer Arthropathia tabica auf, wobei das Arthrodeseimplantat belassen werden konnte und der Patient weiter das versteifte Bein belasten konnte.

Schließlich wurde bei einem 3. Patienten eine Unterschenkelinnenrotationsfehlstellung von 15° festgestellt. Bei allen Patienten war das Bein sofort belastungsstabil, die Patienten konnten in Abhängigkeit vom Allgemeinzustand ab dem 1. postoperativen Tag mobilisiert werden.

Beispiel: 77jährige Patientin, die im Alter von 72 Jahren eine Guepar-Prothese erhält (Abb. 1). Ca. 3 Jahre nach Implantation der Guepar-Prothese erlitt die Pa-

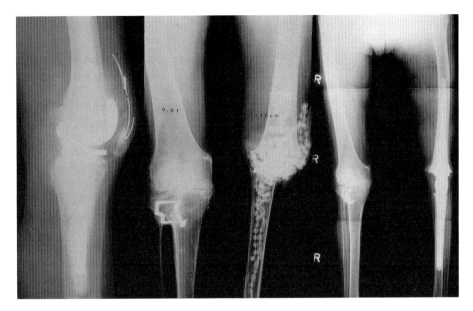

Abb. 1. H. M., weiblich, 77 Jahre alt, Knietotalendoprothese links

tientin einen spontanen Quadrizepssehnenriß. Es erfolgte eine Rekonstruktion des Streckapparates mit Fascia lata und Drahtcerclage. 2 Jahre nach der Rekonstruktion des Streckapparates kam die Patientin mit einer blanden Infektion der Totalendoprothese bei Ruptur des Cerclagedrahtes zur stationären Aufnahme. Es erfolgte Explantation der Endoprothese, Infektsanierung und Defektauffüllung mit PMMA-Ketten. In einer 2. Sitzung wurde ein Kniearthrodeseimplantat eingebracht und eine primäre Stabilisierung erreicht. Die Patientin konnte bereits am 1. postoperativen Tag mobilisiert werden. Die Achsstandaufnahme zeigte die biomechanische Situation bei einer Beinverkürzung von 1,8 cm (Abb. 1).

Die antibiotikahaltigen Osteosyntheseplatten

Herkömmliche Arthrodesen nach Knietotalendoprothesen führen wegen der mangelhaften Knochensubstanz in einem beträchtlichen Anteil nicht zur knöchernen Konsolidierung. Bei der langen Erfordernis einer äußeren Fixation treten nicht selten Pininfektionen auf, die sich in die Markhöhle ausbreiten können und zum Verfahrenswechel oder zu septischer Revision Veranlassung geben können.

Um die Vorteile der biologischen Arthrodese zu nützen, gleichzeitig die Fixationsprobleme und Reinfektionsgefahren zu minimieren, haben wir bisher bei 7 Patienten eine andere Art der Arthrodese bei infizierten Kniegelenkprothesen mit antibiotikahaltigen Platten und Knochentransplantationen durchgeführt. Auch hier war das Ziel eine stabile, gehfähige und schmerzfreie Arthrodese. In der Literatur wird v. a. über Arthrodesetechniken mit einem Fixateur externe berichtet; v. a. Hinged-Prothesen führen nicht unbedingt immer zu einer erfolgreichen Arthrodese [1, 3]. Wir konnten bei allen 7 Patienten einen stabilen, belastbaren Durchbau der Arthrodese in durchschnittlich 6 Monaten erreichen. Bei einigen Patienten mußten wir nach der Explantation und PMMA-Ketteneinlage mehrfach vorgehen, weil klinisch und labormäßig doch keine ausreichende Infektbeherrschung vorlag. Nach der definitiven Versorgung mit antibiotikafreisetzenden Osteosyntheseplatten traten keine Komplikationen auf. Anhand von 2 weiteren Beispielen erläutern wir das chirurgische Vorgehen.

Die 1. Patientin wurde wegen einer Hüftgelenkarthrose links 1979 und wegen einer Kniegelenkarthrose links 1980 mit jeweils einer Hüft- bzw. Kniegelenktotalendoprothese versorgt.

Im Mai 1986 klagte die Patientin über Schmerzen im linken Kniegelenk. Bei der klinischen Untersuchung wurde eine Weichteilgeschwulst festgestellt, die nicht überwärmt war. Klinische Anzeichen für eine Entzündung ergaben sich nicht.

Die Röntgenaufnahmen des Kniegelenkes zeigten eine Osteolyse des Tibiaplateaus (Abb. 2), die Hüftendoprothese saß reizlos. Wegen des Verdachtes auf einen Weichteiltumor wurde zuerst eine Probeentnahme aus dem Weichteiltumor durchgeführt. Die Probeexzision erbrachte Hinweise auf eine Tbc. Es wurde daher die Totalendoprothese explantiert und ein sorgfältiges Débridement von Knochen- und Weichteilanteilen durchgeführt. Danach wurden sowohl der distale Oberschenkelanteil als auch der proximale Tibianteil mit Gentamicinketten aufgefüllt. Begonnen wurde mit einer Dreierkombination von Tuberkulostatika. Trotz der sorgfältigen operativen Ausräumung mußten wir noch einmal eine erweiterte Ausräumung, v.a. an der dorsalen Seite der proximalen Tibia, durchführen. Nach komplikationslosem Heilverlauf und Normalisierung der Blutkörperchensenkungsgeschwindigkeit wurden dann 2 Monate später die PMMA-Ketten entfernt und eine Arthrodese mit antibiotikahaltigen Platten durchgeführt. Bei der Kontrolluntersuchung im Mai 1988 war die Arthrodese

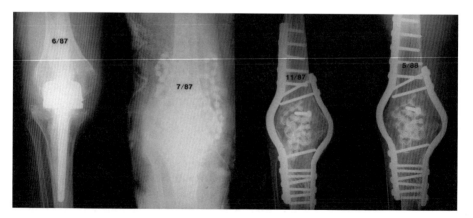

Abb. 2. T. E., weiblich, 61 Jahre alt, Knietotalendoprothese links

fest durchbaut (Abb. 2). Die Patientin hatte keinerlei Beschwerden, und das betroffene Bein war belastungsstabil.

Ein anderes Beispiel stellt die nun 75jährige Patientin dar, die sich bei uns zur Weiterbehandlung vorstellte, nachdem auswärts eine infizierte Totalendoprothese ausgebaut und eine Arthrodese mit einem Fixateur externe versucht worden war. Es fanden sich noch schwere Weichteilinfektionen im früheren Gelenkbereich und ausgeprägte „pin-track-infections" im Bereich des Steinmann-Nagels (Abb. 3).

Auch hier haben wir eine zweizeitige Operation durchgeführt. Bei der 1. Operation haben wir sämtliches Material entfernt, ein sorgfältiges Débridement von Weichteil- und Knochengewebe durchgeführt und anschließend PMMA-Ketten eingelagert. Nach der Operation wurden gezielt Antibiotika gegeben. Bei der ausgedehnten Knochen- und Weichteilinfektion benötigten wir zur Infektsanierung und Schaffung eines guten Weichteilmantels 2 Eingriffe, die dann zu einer BSG-Normalisierung führten. Etwa 1 Monat nach dem 2. Eingriff konnten wir dann die definitive Versorgung mit antibiotikahaltigen Platten und Knochentransplantationen durchführen (Abb. 3). Bei der Kontrolluntersuchung im Februar 1988 lief die Patientin schmerzfrei. Röntgenologisch zeigte sich eine stabil durchbaute Arthrodese.

Zusammenfassung

Austauschoperationen von infizierten Knieendoprothesen sind nur in wenigen Fällen möglich und erfordern zumeist Sondermodelle. Mit einem Arthrodeseimplantat kann bei großen Substanzdefekten nach Knieendoprothesenausbau eine

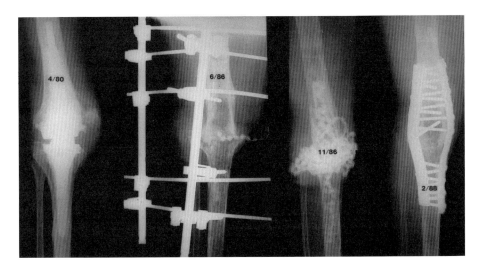

Abb. 3. S. M., weiblich, 75 Jahre alt, Knietotalendoprothese rechts

schnelle primäre Stabilität und Belastbarkeit erreicht werden, wobei diese Arthrodese evtl. ein größeres Infektrezidivrisiko in sich birgt. Die zweizeitige Operation bei infizierten Kniegelenkarthroplastiken führt in der Mehrzahl der Fälle zu einer bleibenden Beherrschung der Infektion, und mit antibiotikahaltigen Osteosyntheseplatten kann eine stabile, belastungsfähige und schmerzfreie Arthrodese erreicht werden.

Literatur

1. Broderson MP, Fitzgerald RH, Peterson LF (1979) Arthrodesis of knee following failed total kne arthroplasty. J Bone Joint Surg [Am] 61:181-189
2. Insall JN, Dethmers VA (1982) Revision of total knee arthroplasty. Clin Orthop 170:123
3. Stuhlberg SD (1982) Arthrodesis in failed total knee. Orthop Clin North Am 13:213-224

Die Problematik der infizierten Knieendoprothesen

H. Gierse[1], Ch. Stahl[1] und B. Maaz[1]

Reoperationen im Bereich des Kniegelenkes finden im Gegensatz zu den Reoperationen an den Hüftgelenken in erster Linie nicht wegen Lockerungen statt. Die Problematik stellt sich hier anders dar. In der Orthopädischen Fachklinik Kaiserswerth wurden in den Jahren 1980-1987 bei 59 Patienten insgesamt 104 Reoperationen bei liegendem Kniegelenkimplantat durchgeführt. Hierbei sind Punktionen und die Entfernung von PMMA-Ketten nicht berücksichtigt. Von diesen 104 Operationen waren 34 septische Operationen, das heißt, in diesen Fällen wurde intraoperativ ein Erreger nachgewiesen. In einem Teil der anderen Operationen bestand zwar auch der Verdacht eines Infektes, ein intraoperativer Erregernachweis war jedoch nicht vorhanden. Aus diesem Grunde werden diese Operationen nicht bei den septischen Operationen mitgezählt. Im gleichen Zeitraum mußten 11 Operationen wegen eines Kniegelenkempyems durchgeführt werden (Tabelle 1). Es handelte sich hierbei im wesentlichen um Folgen von intraartikulären Injektionen. Während das Alter bei septischen Eingriffen ohne Implantat etwa bei 60 Jahren lag (Tabelle 1), lag das Durchschnittsalter bei den aseptischen Reoperationen bei 69 Jahren, und am höchsten bei den septischen

Tabelle 1. Operationen bei Knieempyemen 1980-1987 (n=11)

Alter:	59 Jahre 3 Monate $\pm 13,5$
Erreger:	Staphylococcus aureus

9 Intraartikuläre Injektionen (82%)
2 nach Operation (18%)

Tabelle 2. Revisionsoperationen am Kniegelenk mit intraoperativem Nachweis von Erregern von 1980-1987 (n=34)

Alter: 48-82 Jahre ($\bar{x}$ 73 $\pm 6,7$)
Zeitpunkt nach der Erstoperation:
1 Monat – 12 Jahre ($\bar{x}$ 3 Jahre und 3 Monate ± 2 Jahre und 4 Monate)

---

[1] Orthopädische Fachklinik, Marienkrankenhaus, (Chefarzt: Dr. B. Maaz), An St. Swidbert 17, D-4000 Düsseldorf 31

Tabelle 3. Aseptische Reoperationen bei liegendem Knieimplantat ohne Erregernachweis 1980–1987 (n = 70)

Alter: 47–83 Jahre ($\bar{x}$ 68,8 Jahre ± 10,6)
Zeitpunkt nach der Erstoperation:
1 Monat bis 14 Jahre ($\bar{x}$ 3 Jahre und 5 Monate ± 3 Jahre und 1 Monat)
Reeingriff wegen Patellaproblemen: 16 (22,9%)

Reoperationen mit 73 Jahren (Tabelle 2 und 3). Betrachtet man den Zeitraum von der Erstoperation bis zur Durchführung der Reoperation, so lag er bei den septischen im Schnitt bei 3 Jahren. Auffallend ist hierbei, daß von 34 Reoperationen nur 2 innerhalb des ersten halben Jahres stattfanden, also nur 2 als Primärinfekt einzustufen sind. Die restlichen Operationen fanden im Abstand von 1–12 Jahren postoperativ statt. Hier liegt ein wesentlicher Unterschied des infizierten Knieimplantates zum infizierten Hüftimplantat vor. Betrachtet man die aseptischen Reoperationen bei liegendem Knieimplantat, so fällt hier der Zeitpunkt der Reoperation etwa in den gleichen Zeitraum, wie bei den septischen Reoperationen (Tabelle 3).

Während das Erregerspektrum bei Kniegelenkempyemen ohne Implantat ausschließlich aus Staphylococcus aureus besteht, ist es bei liegendem Implantat sehr gemischt (Tabelle 4). Zwar stehen auch hier die grampositiven Kokken an 1. Stelle, insbesondere der Staphylococcus aureus und Staphylococcus albus. Es finden sich jedoch auch andere Keime wie Escherichia coli, vergrünende Streptokokken, Enterobacter cloacae und Pseudomonas aeruginosa.

Die Durchsicht unserer Fälle von behandelten infizierten Kniegelenkimplantaten zeigt, daß hier die Problematik anders und schwerwiegender ist als im Bereich des Hüftgelenkes. So konnte nur in einem einzigen Fall eine Reimplantation durchgeführt werden, indem von einem zementfreien Implantat auf ein zementiertes Implantat übergegangen wurde. In 6 Fällen war eine Revision mit Einlegen von Septopalketten und einer Spülung ausreichend. Die überwiegende Mehrzahl der Infekte war jedoch nur zu beherrschen, indem letztendlich die Implantate komplett ausgebaut wurden und eine Arthrodese durchgeführt wurde. Dies wurde in dem betreffenden Zeitraum 11mal notwendig. Eine Aufschlüsselung der Eingriffe im einzelnen findet sich in Tabelle 5. Die Problematik liegt in dem hohen Alter der Patienten und den oft gestörten Durchblutungs- und Wundheilungsverhältnissen. So spielen in der Genese Allgemeininfekte und ins-

Tabelle 4. Erregerspektrum bei 34 Knierevisionen 1980–1987

Staphylococcus aureus	9
Staphylococcus albus	9
Staphylococcus epidermidis	5
Vergründende Streptokokken	2
Enterokokken	4
Grampositive Kokken (ohne Differenzierung)	1
Escherichia coli	4
Enterobacter cloacae	2
Pseudomonas aeruginosa (pyocyanea)	4

Tabelle 5. Eingriffe bei liegendem Implantat mit Erregernachweis

1. Revision	16
2. Ausbau und Arthrodese	14
3. Rearthrodese	3
4. Synovektomie	5
5. Einlegen von Septopalketten	9
6. Fistelrevision	1
7. Patellektomie	2
8. Spül-Saug-Drainage	6
9. Implantatwechsel	2
10. Sequesterentfernung	1
11. Oberschenkelamputation	3

besondere distale Infektionen, wie Ulcus cruris oder Entzündungen im Bereich der Füße, eine wesentliche Rolle. Leider kommen auch hier vermehrt Infektionen durch intraartikuläre Infektionen bei liegendem Implantat zustande.

Ein besonderes Problem stellt unserer Erfahrung nach der Ausbau des infizierten Implantates dar. Im Gegensatz zum infizierten Hüftimplantat findet sich am Kniegelenk häufiger ein Infekt, ohne daß das liegende Implantat komplett gelockert ist. Dies macht eine ausgedehnte Operation meistens mit großen Knochenfenstern notwendig. Dabei besteht eine erhebliche Frakturgefahr der meist schon osteoporotischen und vorgeschädigten Knochen. Dies begründet die Schwierigkeit der dann notwendigen Arthrodese, bei der oft die trompetenförmi-

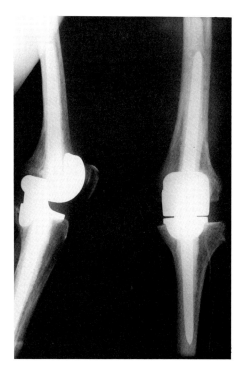

Abb. 1. M. H., 76 Jahre; 1 Monat postoperativ nach Implantation einer Guepar-Knieendoprothese

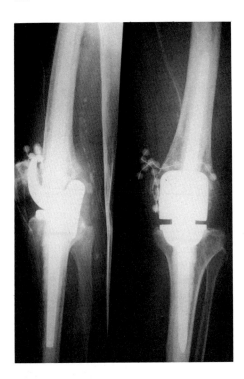

Abb. 2. M. H., 83 Jahre; 7 Jahre 6 Monate postoperativ. Infekt mit vergrünenden Streptokokken. 19. 5. 1987 Revision, Austausch des ausgeschlagenen Lagers, Einlegen von PMMA-Ketten

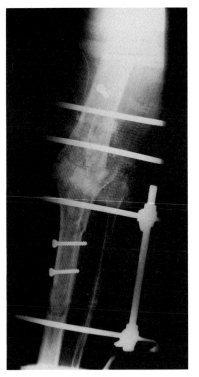

Abb. 3. M. H., 15. 10. 1987. Wegen anhaltender Beschwerden am 1. 9. 1987 erneute Revision und Synovektomie sowie am 15. 10. 1987 kompletter Prothesenausbau mit intraoperativem Deckel und Schaftfrakturversorgung mit Fixateur externe

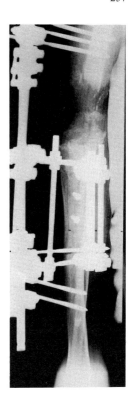

Abb. 4. 8. 12. 1987. Wegen Fistelbildung erneute Revision mit Sequesterentfernung und zusätzlichem Fixateur externe am 23. 11. 1987

gen Enden nur schwer aufeinandergestellt werden können. So sind u. U. Nachoperationen und Rearthrodesen notwendig. Besondere Probleme entstehen, wenn sich durch die Entfernung des infizierten Implantates der Infekt nicht beherrschen läßt oder die gestörten Wund- und Weichteilverhältnisse eine Heilung verzögern oder unmöglich machen. Derartige Verläufe können dazu führen, daß eine Oberschenkelamputation notwendig wird.

Diese besondere Problematik soll an folgendem Fall demonstriert werden. Es handelt sich um eine 83jährige Patientin, die vor 8 Jahren am linken Kniegelenk mit einer Guepar-Prothese behandelt wurde (Abb. 1). Sie kam jetzt zur Aufnahme mit dem Verdacht auf einen Infekt. Es wurde eine Punktion durchgeführt. Dabei fanden sich vergrünende Streptokokken, und eine Antibiotikabehandlung wurde eingeleitet. Bei der anschließenden Revisionsoperation mit Einlegen von Septopal-Ketten war der Abstrich bereits steril (Abb. 2). Dennoch kam der Entzündungsprozeß nicht zur Ruhe, weshalb 4 Monate später eine erneute Revision mit Synovektomie durchgeführt wurde. Auch diesmal war intraoperativ kein Erreger mehr nachzuweisen. Die klinische Symptomatik eines infizierten Gelenkes blieb jedoch bestehen. Aus diesem Grunde fiel der Entschluß, das Implantat auszubauen (Abb. 3). Dieser Ausbau gestaltete sich, wie man das häufiger im Bereich des Kniegelenkes erlebt, als sehr schwierig. Der Ausbau der infizierten Implantate wirft deshalb Probleme auf, weil oft trotz des Infektes noch keine Lockerung des Implantates vorhanden ist. So auch in diesem Fall, in welchem es durch die notwendige Fensterung des Ober- und Unterschenkels zu ei-

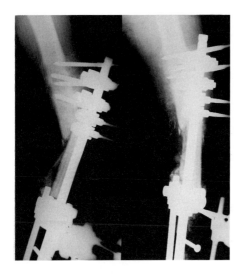

Abb. 5. 25. 3. 1988 Wegen ausbleibender Knochenbruchheilung am 21. 1. 1988 Einlegen eines Kieler Spans, am 25. 3. 1988 Ausreißen des Fixateur externe im proximalen Anteil bei fehlendem knöchernem Durchbau

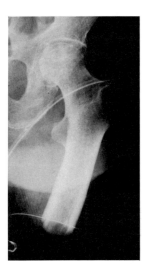

Abb. 6. 14. 4. 1988. Nach vielen Gesprächen Bereitschaft der Patientin zur Oberschenkelamputation, durchgeführt am 13. 4. 1988

ner zusätzlichen Fraktur kam. Die Stabilisierung erfolgte mit Fixateur externe (Abb. 3). Der intraoperative Abstrich war wiederum steril. Im weiteren Verlauf kam es zu einer Infizierung über den Fixateur externe und zu einer zusätzlichen Fistelung aufgrund eines Knochensequesters. Dieser wurde entfernt und die Fistel saniert (Abb. 4). Diesmal fanden sich intraoperativ Enterokokken und Staphylococcus epidermidis. Durch diese Eingriffe ließ sich der Infekt einigermaßen beherrschen. Es trat jedoch keine Knochenheilung ein; die Defektstrecke war zu groß und es mußte eine weitere Operation durchgeführt werden. Wie schon bei den vorangegangenen Operationen lehnte die Patientin eine Amputation ab. Aus diesem Grunde wurde es versucht, mit Kieler-Knochenspan und Fremdspongiosa eine Stabilisierung zu erreichen (Abb. 5). Im weiteren Verlauf waren immer wieder leichte Entzündungen im Bereich der Steinmann-Nägel festzustellen und es kam letztendlich zu einer weiteren Fraktur im Oberschenkelbereich an den Steinmann-Nägeln. Der Fixateur wurde entfernt und nach mehreren Gesprächen war die Patientin dann mit einer Amputation einverstanden (Abb. 6). Auch bei diesen letzten Eingriffen waren die intraoperativen Abstriche steril.

Diesen tragischen Fall beobachteten wir in dem betreffenden Zeitraum 3mal. Die Entscheidung ist immer sehr schwierig und stellt eine Ultima ratio dar. Trotzdem muß eine derartige Komplikation und ein derartiger Verlauf, wenn er in fast 15% der Fälle auftritt, mitbedacht werden und insbesondere auch mit in die entsprechende Aufklärung einbezogen werden.

Zusammenfassung

Das infizierte Kniegelenkimplantat unterscheidet sich wesentlich von den infizierten Hüftimplantaten. Es finden sich hier häufiger Infekte bei noch stabil und fest verankertem Implantat. Trotzdem lassen sich die meisten derartigen Infekte nur durch einen kompletten Ausbau des Implantates beheben. Da häufig die Patienten bei der Erstoperation schon relativ alt sind und der Knochenbau durch Immobilisation vorgeschädigt ist, liegt das Alter bei den Reoperationen im Schnitt jenseits von 70 Jahren und es treten besondere Probleme durch gestörte Wundheilung, schlechte Knochenregenerationstendenz und einen vorgeschädigten Knochen auf. Dies bedingt, daß häufig mehrere Operationen einschließlich Rearthrodesen notwendig werden. Unter Umständen ist auch eine Oberschenkelamputation nicht zu umgehen und sie stellt nach unseren Erfahrungen auch keine absolute Rarität dar.

Behandlungsstrategie und Ergebnisse bei infizierten Knieendoprothesen

I. Michiels[1] und B. Schmitz

Infekte stellen immer noch die am meisten gefürchtete Komplikation bei der Endoprothetik dar. Wegen ihrer fast subkutanen Lage sind Knieendoprothesen hier besonders anfällig [1, 3, 5, 7].

Von 1970–1986 wurden an der Orthopädischen Universitätsklinik in Mainz 1090 Knieprothesen implantiert, am Anfang mehr Scharnierprothesen, in der letzten Zeit fast nur noch Gleitflächenprothesen. Die am meisten von uns verwendeten Typen, St.-Georg-Scharnierprothesen und Totalkondylenprothesen, zeigten mit 2,8% bzw. 0,8% sehr niedrige Infektquoten (Tabelle 1).

Im gleichen Zeitraum führten wir 109 Revisionseingriffe durch, davon 38 wegen Infekt. Infekte stellen also mit 35% eine häufige Indikation für Revisionseingriffe nach Knieendoprothetik dar [4, 6].

Bei diesem Patientengut handelt es sich um 29 Frauen und 9 Männer im Alter zwischen 29 und 84 Jahren (durchschnittlich 65,3 Jahre).

Die Verteilung nach Prothesentypen zeigt, daß die alte Walldius-Debeyre-Prothese mit einer sehr hohen Infektrate verbunden war, gefolgt durch die Guepar-Prothese. Ein Teil der Infekte ist bei diesen Metall-Metall-gelagerten Prothesen sicher sekundär auf dem Boden einer schweren Metallose entstanden. Nicht in allen diesen Fällen waren Keime nachweisbar.

Zur Bekämpfung von Infekten stehen uns z.Z. 2 konkurrierende Verfahren zur Verfügung [2]. Es sind einerseits die Antibiotikaträger, meist in Form von PMMA-Kugeln, womit wir nur eine eingeschränkte Erfahrung haben, und andererseits die Spül-Saug-Drainage mit oder ohne Zugabe von Antibiotika. All diese

Tabelle 1. Häufigkeit der Infekte, aufgeteilt nach Prothesentyp (n=38)

Typ	Implantiert	Infiziert	%
Guepar	58	7	12,06
Walldius-Debeyre	32	13	40,62
St. Georg	420	12	2,8
Sheehan	94	1	1,06
Andere		5	

[1] Orthopädische Klinik und Poliklinik der Johannes-Gutenberg-Universität (Direktor: Prof. Dr. J. Heine), Langenbeckstr. 1, D-6500 Mainz

nachuntersuchten Fälle wurden mittels Spül-Saug-Drainage und Synovektomie behandelt.

Bei klinisch verdächtigem Kniegelenk wird, auch wenn der Nachweis von Keimen im Punktat nicht gelingt – dies bedeutet also auch bei jedem Verdacht –, sicher bei liegender Prothese die operative Revision als notfallmäßiger Eingriff durchgeführt. Nach ausgedehnter Synovektomie und Gelenktoilette sowie Säubern des Gelenkes mit sehr viel Spülflüssigkeit werden 4 Drainagen eingelegt. Wenigstens 3 Tage wird mit Antibiotikazusatz, meist Nebacetin, gespült. Je nach Ausmaß des Infektes und Menge des Eiters wird intraoperativ schon entschieden, ob diese zusätzliche Gabe von Antibiotika weiter notwendig ist. Ab dem 10. Tag wird ohne Zusatz gespült. Am 11. Tag wird Spülflüssigkeit zur mikrobiologischen Untersuchung gewonnen. Das Ergebnis tritt meistens am 13. Tag ein. Bei fehlendem Keimnachweis werden die Schläuche sämtlich auf Zug umgestellt, um dann am 15. Tag gezogen zu werden. Anschließend folgt dann die intensive krankengymnastische Nachbehandlung.

In den meisten unserer Fälle handelte es sich um Frühinfekte, innerhalb von 3 Monaten nach Prothesenimplantation (n = 13,36%) (Tabelle 2). Weitere 20 Infekte (52,6%) traten innerhalb des 1. Jahres auf. Bei Infekten mit längerem Intervall waren öfter Revisionen, Lockerungen oder Metallose im Spiel.

Frühinfekte

Von 13 Fällen konnte 2mal eine Wundrandnekrose, einmal eine Wunddehiszenz und einmal ein infiziertes Hämatom angeschuldigt werden. 9mal konnte der Infekt saniert werden, einmal war eine zusätzliche Fistelausschneidung notwendig. Ein weiterer Infekt mit Wundrandnekrose konnte trotz 2maliger Spül-Saug-Drainage und Schwenklappenplastik nicht saniert werden. Bei dieser Patientin war die Gehfähigkeit bei bleibender Fistel unzureichend.

3mal konnte die Prothese nicht gerettet werden. Aufgrund einer Wundnekrose war eine Unterschenkelamputation unvermeidlich. Von 2 versuchten Arthrodesen gelang nur eine. Bei der 2. bildete sich eine schlaffe Pseudarthrose nach Femurzertrümmerung. Die Beweglichkeit bei den sanierten Patienten war zufriedenstellend. Wie wir in einer anderen Studie nachweisen konnten, wird das Endergebnis nicht durch den Infekt beeinflußt, sondern eher vom präoperativen Bewegungsstatus bestimmt.

Tabelle 2. Endergebnisse der infizierten Knieendoprothesen (Univ.-Klinik Mainz 1970–1986)

	Frühinfekt (13)	Spätinfekt (25)
Sanierung	9	7
Nicht-saniert	1	6
Arthrodese	2 (1 Pseudarthrose)	5
Amputation	1	7

Spätinfekte

Deren Genese war nicht immer klar. Von 25 Fällen trat der Infekt 2mal nach Revisionseingriffen auf (Tabelle 3). Mindestens 10mal konnte eine intraartikuläre Punktion bzw. Infiltration angeschuldigt werden, 10mal lag eine Metallose mit rezidivierender Schwellung vor. Die Endergebnisse sind, wie zu erwarten, viel schlechter als beim Frühinfekt: 7 Amputationen, 5 Arthrodesen, nur 7 Sanierungen des Infektes. Bei 6 Patienten persistierten die Infekte mit rezidivierenden Schwellungen und/oder chronischen Fistelbildungen.

Bei den Amputationen handelte es sich einmal um eine St.-Georg-Prothese. Dieser Patient litt an einem diabetischen Gangrän und war schon auf der Gegenseite oberschenkelamputiert. Die 5 anderen Amputationen nach infizierter Walldius-Debeyre-Prothese waren notwendig aufgrund des sehr schlechten Weichteilzustandes sowie der Knochendestruktion bei Metallose. Einmal wurde bei fehlgeschlagener Arthrodese nachamputiert. Eine Patientin erlag am Tag ihrer Entlassung nach 2jährigem stationären Aufenthalt mit 9 operativen Eingriffen, einer tödlichen Lungenembolie. Durchschnittlich waren 3 Operationen der Amputation vorangegangen.

In 4 der 5 durchgeführten Arthrodesen kam es zum Durchbau, eine 6. Arthrodese wurde nachamputiert. Alle Arthrodesen wurden mit Fixateur externe durchgeführt. Einmal persistierte eine Eiterfistel. Allen Arthrodesen war eine Infektsanierung mittels Spül-Saug-Drainage vorangegangen (Abb. 1).

In 7 Fällen glauben wir, unter Belassung der Prothese den Infekt endgültig saniert zu haben. Der Infekt trat durchschnittlich 4,5 Jahre nach der Implantation auf. Die Spül-Saug-Drainage und Synovektomie, einmal kombiniert mit Auswechslung einer Polyäthylenkomponente, führte zur Sanierung. Auch nach durchschnittlich 6,3 Jahren waren diese Kniegelenke noch infektfrei, obwohl in 3 Fällen ursprünglich Keime nachgewiesen wurden.

In 6 Fällen gelang diese Sanierung nicht. In 4 von diesen 6 Fällen wurden Keime nachgewiesen. Bei 4 dieser Patienten waren rezidivierende Ergüsse (2mal Lockerung, 2mal Metallose) Grund für wiederholte Punktionen, die schließlich zum Infekt führten. 2mal trat der Infekt metastatisch bei Sepsis auf. 3 Patienten hatten persistierende Fisteln. Eine davon hatte eine Ankylose bei 90°Grad-Beugung. 3 waren nicht zur Nachuntersuchung verfügbar.

Zusammenfassend kann gesagt werden, daß die Prognose der infizierten Totalendoprothese des Kniegelenkes vom Zeitpunkt des Auftretens des Infektes abhängig ist. Die Prognose ist für Frühinfekte durchaus sehr viel besser. In 77% der Fälle konnte die Prothese erhalten bleiben. In der Gruppe der Spätinfekte

Tabelle 3. Endergebnisse der infizierten Knieendoprothesen (Univ.-Klinik Mainz 1970–1986)

	Frühinfekt (13)	Spätinfekt (25)	Total (38)
TEP erhalten	10 (77%)	13 (52%)	23 (60,5%)
– davon saniert	9 (69%)	7 (28%)	16 (42,0%)
TEP-Ausbau	3 (23%)	12 (48%)	15 (39,5%)

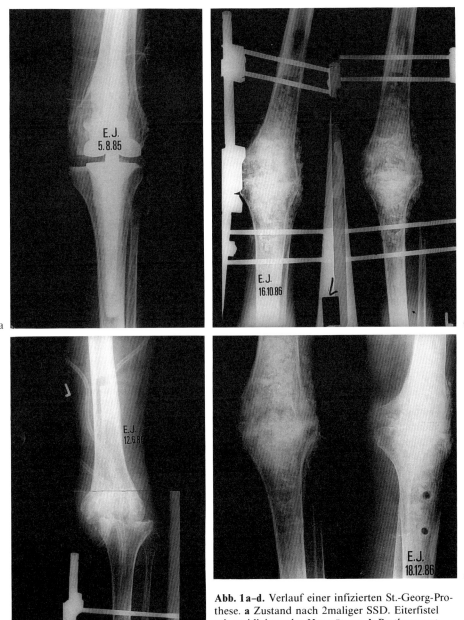

Abb. 1 a–d. Verlauf einer infizierten St.-Georg-Prothese. **a** Zustand nach 2maliger SSD. Eiterfistel mit rezidivierender Hautrötung. **b** Prothesenentfernung und SSD. Sanierung des Infektes nach 3 Wochen. **c** Ausgiebige Fremdkörperspongiosaplastik. Stabilisierung mittels FE (relativ weit vom Arthrodesenspalt aufgrund der dünnen gelenknahen Kortikalis). **d** Durchbau nach 16 Wochen. FE-Entfernung. Mobilisierung mit Gehhülse für weitere 8 Wochen

konnte sie nur in 52% erhalten bleiben. Eine Sanierung konnte in der Gruppe der Frühinfekte bei 69% der Fälle erreicht werden, in der Gruppe der Spätinfekte jedoch nur in 24% der Fälle. Dies bringt unsere Endergebnisse auf eine Sanierung von 39,5%. 60,5% der behandelten infizierten Kniegelenkendoprothesen konnten erhalten bleiben.

Zusammenfassung

1. Durch die fast subkutane Lage der Knieendoprothese besteht eine große Infektgefährdung.
2. Die Operationstechnik ist sehr wichtig. Anfänglich machten wir einen gebogenen medialen Hautschnitt nach Payr. Dabei sahen wir jedoch regelmäßig Wundrandnekrosen, die öfter zum Infekt führten. Seitdem wir den geraden mediopatellaren Hautschnitt benutzen, sehen wir kaum noch Wundheilungsstörungen.
3. Metallose führt früher oder später zum Infekt, wenn nicht spontan dann iatrogen.
4. Infiltrationen bzw. Punktionen sollten bei liegender Prothese unter Vorbehalt durchgeführt werden.
5. Bei frühzeitiger Diagnose eines Infektes bei liegender Prothese ist die Prognose gut, wenn die Behandlung nicht verzögert wird.
6. Diese Behandlung soll aggressiv erfolgen: Gelenktoilette, Synovektomie und Spül-Saug-Drainage versprechen bei Frühinfekten eine Sanierung in fast 70% der Fälle, bei Spätinfekten jedoch nur in 25%, durchschnittlich 40%.
7. Wenn neben Infektzeichen auch Lockerungszeichen vorliegen, kann von der Spül-Saug-Drainage keine Sanierung erwartet werden. Hier bleibt nur die Entfernung aller Fremdkörper.
8. Auch bei *Spätinfektionen* ist ein Versuch, die Prothesen zu belassen und lediglich eine SSD und Synovektomie durchzuführen, gerechtfertigt.

Literatur

1. Dederich R, Wolf L (1982) Kniegelenkendoprothesen - Nachuntersuchungsergebnisse. Unfallheilkunde 85:359-3968
2. Foerster G (1985) Die Behandlung der tiefen Infektion bei Kniegelenksimplantation. In: Lechner F, Asherl R, Blümel G, Hungerford DS (Hrsg) Kniegelenksendoprothetik - eine aktuelle Bestandsaufnahme. Schattauer, Stuttgart New York
3. Freeman MAR, Sudlow RA, Casewell MW, Radcliff SS (1985) The management of infected total knee replacements. J Bone Joint Surg [Br] 67:764-768
4. Insall JN, Thompson FM, Brauss BD (1983) Two-stage reimplantation for the salvage of infected total knee arthroplasty. J Bone Joint Surg [Am] 65:1087-1097
5. Knutson KA, Lindstrand A, Lidgren L (1986) Survival of knee arthroplasties. J Bone Joint Surg [Br] 68:795-803
6. Rand JA, Bryan RS (1983) Reimplantation for the salvage of an infected total knee arthroplasty. J Bone Joint Surg [Am] 65:1081-1086
7. Woods G, Lionberger DP, Tullos HS (1983) Failed total knee arthroplasty: Revision and arthrodesis for infection and noninfectious complications. Clin Orthop 173:184-190

Fehlschläge in der Sanierung der infizierten Knieendoprothesen

W. Knarse[1], H.-G. Breyer[1] und R. Rahmanzadeh[1]

Von 1978–1987 sind in der Abteilung für Unfallchirurgie des Klinikums Steglitz Berlin bei 78 Patienten 86 Kniegelenkendoprothesen implantiert worden (Tabelle 1).

Wesentlich häufiger wurde die Knieendoprothetik bei 64 Frauen gegenüber 14 Männern durchgeführt. Bei der Lokalisation überwiegt das linke Knie mit 47 gegenüber 39 rechtsseitigen Implantationen.

Während des Berichtszeitraumes sind 3 Prothesenmodelle zur Anwendung gekommen. In den ersten 4 Jahren wurden Rotationsprothesen und ab 1982 Querscharnierprothesen nach Guepar bevorzugt. Seit 1985 implantierten wir überwiegend S-G-Gleitachsenprothesen. Die Implantationen erfolgten in einem Operationssaal mit „Laminar-air-flow-System".

In der Dokumentation unserer Klinik wurden die lokalen Komplikationen während der postoperativen stationären Phase erfaßt. Am häufigsten traten Hämatome und Serome auf, gefolgt von Wundheilungsstörung, Weichteilinfekten, Gelenkerguß und Ostitis (Tabelle 2).

Auf die Gesamtzahl der 86 Knieendoprothesen bezogen, waren 60 Verläufe (69%) ohne lokale Komplikationen. 23 Operationen (26%) verliefen mit lokalen aseptischen Komplikationen. Bei 4 Prothesen (5%) trat ein Infekt auf (Tabelle 3). Aus der Literatur sind ähnliche Zahlen bekannt, so berichten Dreyer et al. [1]

Tabelle 1. Anzahl der Kniegelenkendoprothesen (1978–1987)

78 Patienten
86 Kniegelenkendoprothesen

Geschlechtsverteilung
64 Frauen
14 Männer

Lokalisation
41 links
33 rechts
12 beidseits

---

[1] Abt. für Unfall- und Wiederherstellungschirurgie (Leiter: Prof. Dr. R. Rahmanzadeh), Universitätsklinikum Steglitz, Hindenburgdamm 30, D-1000 Berlin 45

Tabelle 2. Lokale Komplikationen
Postoperative Stationäre Phase

Hämatom/Serom	12
Wundheilungsstörung	5
Weichteilinfekt	3
Ostitis/Osteomyelitis	1
Gelenkerguß	3
Gelenksteife	1
Gefäßläsion	1
Nervenläsion	1
Hautnekrose	1

Tabelle 3. Postoperativer Verlauf von 86 Knieendoprothesen

	n	%
Ohne lokale Komplikation	60	69
Lokale aseptische Komplikation	22	26
Wundinfekt	4	5

über 29,2% an Frühkomplikationen; Ejsted et al. [2] sowie Lettin et al. [3] nennen eine Infektrate von 3,8 bzw. 4,3%. In einer Zehnjahresstudie von Lewallen et al. [4] aus der Mayo-Klinik ist eine Infektionsrate von 3% angegeben worden.

Unter den 86 Prothesen befanden sich 12 Prothesenwechsel. 4 Wechsel waren wegen eines Implantatinfektes und 8 Wechsel wegen einer aseptischen Lockerung notwendig (Tabelle 4). Von den 4 infizierten Prothesen sind 2 erfolgreich ohne Verlust der Prothetik durch den Prothesenwechsel saniert worden.

6 Patienten mit beidseitigen Totalknieendoprothesen hatten erheblich schlechtere Verläufe. Bei 2 Patienten traten keine lokalen Komplikationen auf, während bei den anderen 4 Patienten je ein linksseitiges Hämatom, eine aseptische Lockerung rechts und 2 linksseitige Infekte auftraten (Tabelle 5).

Wir streben bei der Sanierung ein einzeitiges Vorgehen an. Die anatomischen Strukturen und die Biomechanik am Knie erlauben keine implantatfreie, der

Tabelle 4. Ursachen von 12 Prothesenwechseln

Infekte	4
Aseptische Lockerung	8

Tabelle 5. Verlauf der 6 Patienten mit beidseitigen Knieendoprothesen

Ohne lokale Komplikation	2
Lokale Komplikation (Hämatom links)	1
Aseptische Lockerung rechts (Wechsel)	1
Protheseninfekte links	2

Tabelle 6. Bakteriologie der infizierten Kniegelenkendoprothesen

Patientin A. E.,	TKEP rechts	→ Staphylococcus aureus	→ Arthrodese
Patientin S. K.,	TKEP links	→ Peptostreptokokkus	→ Wechsel
Patient E. V.,	TKEP rechts	→ β-hämolysierende Streptokokken der Gruppe B	→ Wechsel
Patient E. M.,	TKEP links	→ Staph. Koag. neg.	→ Arthrodese

Girdlestone-Situation ähnliche Behandlung zur Infektsanierung. Die Revision wird nach einer präoperativen bakteriologischen Untersuchung mit Antibiogramm unter systemischer Antibiose und lokaler Antibiotikatherapie mit gentamicinhaltigem Knochenzement und, wenn erforderlich, zusätzlichen Gentamicin-PMMA-Kugelketten für die Weichteile ausgeführt. Obligat ist ein sorgfältiges Débridement und notwendige Sequestrotomien. Die systemische Antibiotikatherapie wird postoperativ weitergeführt und situativ beendet, d. h., wir bevorzugen eine gründliche Drainage mit regelmäßiger bakteriologischer Kontrolle des Sekretes. Das Antibiotikum wird jedoch nicht vor der Drainageentfernung abgesetzt. Neben den lokalen klinischen Befunden dient die BSG-Veränderung zur Abschätzung der Infektberuhigung.

Bei 2 Patienten ist der Revisionseingriff mit dem beschriebenen einzeitigen Prothesenwechsel fehlgeschlagen, weil die Infektion anhielt. Es waren Infektionen mit Staphylococcus aureus, bzw. Staphylokokkus-koagulase-negativen Keimen. Die Patienten mit erfolgreicher Infektsanierung hatten eine Infektion mit Peptostreptokokkus respektive β-hämolysierenden Streptokokken der Serumgruppe B (Tabelle 6). Ein weiterer Versuch, die Endoprothetik zu erhalten, wurde nicht unternommen.

Die verhältnismäßig großen Knochenschaftdefekte durch die Prothesenlager führen zu einer fragilen Situation am Knochen. Wir beobachteten Frakturen und Kortikalisausbrüche, die letztlich die Arthrodese komplizierten. Nach der Prothesenexplantation wurde die Stabilisierung zunächst mit dem AO-Fixateur herbeigeführt und die femoralen und tibialen Schaftlager der Endoprothesenteile mit Gentamicin-PMMA-Kugelketten als Platzhalter und zur lokalen Antibiose aufgefüllt und drainiert. Nach Infektsanierung wurde die endgültige Arthrodese mit dem Spindel-Fixateur-externe unter Verwendung von auto- bzw. homologer Spongiosa durchgeführt.

Zusammenfassung

Wir bevorzugen ein einzeitiges Vorgehen bei der Sanierung infizierter Knieprothesen. Die Arthrodese ist bei fehlgeschlagenem Wechsel im Infekt indiziert. Damit eine Infektsanierung eintreten kann, muß die externe Stabilisierung mit dem Fixateur externe zur Anwendung kommen. Sie gewährleistet die Abwesenheit von Fremdmaterialien mit der Ausnahme der Gentamicin-PMMA-Kugelketten im Infektbereich. Wegen der großen Knochendefekte ist ein schrittweiser Wiederaufbau erforderlich. Funktionell wirkt sich die Arthrodese durch die damit verbundene Beinverkürzung ungünstig aus.

Literatur

1. Dreyer J, Spaeh HJ, Teichner A (1984) Längerfristige Erfahrungen mit Schlittenendoprothesen „St. Georg". Z Orthop 122 1:72-7
2. Ejsted R, Olsen NJ, Krogh P (1985) St. Georg hinged-knee prosthesis. A 2.5- to 8-year follow-up. Arch Orthop Trauma Surg 104 4:218-23
3. Lettin AW, Kavanagh TG, Craig D, Scales JT (1984) Assessment of the survival and the clinical results of Stanmore total knee replacements. J Bone Joint Surg [Br] 66 3:355-361
4. Lewallen DG, Bryan RS, Peterson LF (1984) Polycentric total knee arthroplasty. A ten-year follow-up study. J Bone Joint Surg [Am] 66 8:1211-1218

Hämatogene Spätinfektion einer Kniegelenktotalendoprothese

F. Heiss[1] und F. Hahn[1]

Nach wie vor gibt es bei Kniegelenkendoprothesen deutlich mehr Infektionen als bei Endoprothesen des Hüftgelenks [3]. Der Grund dafür liegt hauptsächlich in der Prothesenverankerung und der schlechteren Weichteildeckung. Diesem Problem entspricht, daß an der eigenen Klinik ebenso wie anderwärts weit mehr Gelenkersatzoperationen am Hüftgelenk durchgeführt werden als entsprechende Eingriffe am Kniegelenk.

In den Jahren 1986 und 1987 wurden in Aalen (inklusive der Frakturversorgung bei alten Patienten und Austauschoperationen) 265 Hüftgelenkendoprothesen und 13 Kniegelenkendoprothesen implantiert.

Im gleichen Zeitraum nahmen die gelenkerhaltenden Operationen im Kniegelenk mit 17 Korrekturosteotomien einen vergleichsweise breiteren Raum ein als am Hüftgelenk, wo 19 hüftgelenknahe Korrekturosteotomien durchgeführt wurden.

Bei 13 Kniegelenktotalendoprothesen kam es in einem Fall zum Frühinfekt und bei derselben Patientin auch zum hämatogenen Spätinfekt der gegenseitigen Kniegelenkendoprothese.

Es handelt sich um eine 68jährige adipöse (160 cm, 78 kg) Patientin mit beidseitiger Gonarthrose. Nach beidseitiger valgisierender Korrekturosteotomie 14 Jahre zuvor war es jetzt wieder zu massiven Beschwerden gekommen. Obwohl das klinische Bild für eine Arthrose typisch war, ergaben sich histologisch (Synovia) und laborchemisch (BKS, Rheumafaktoren) Anhaltspunkte für eine chronische Polyarthritis. Durch präoperative Untersuchungen konnten ein latenter Infekt und weitere Risikofaktoren wie Diabetes mellitus ausgeschlossen werden.

Nach Implantation einer zementierten Gleitachsenprothese rechts konnte bei in jeder Hinsicht störungsfreiem Verlauf 3 Wochen später derselbe Eingriff auf der linken Seite durchgeführt werden. Nach 2 Wochen kam es links zur Hämatombildung und zum Infekt mit Nachweis von Staphylococcus aureus.

Trotz frühzeitiger Revision nach 17 Tagen verblieb eine Wundfistelung. Nach 29 Tagen wurde radikal synovektomiert und Septopalkugelketten eingelegt. Nach 12 Wochen mußte nochmals ein ausgedehntes Débridement und mehrtägige Spül-Saug-Drainage durchgeführt werden. Jeweils peri- und postoperativ wurde nach Austestung hochdosiert mit Antibiotika behandelt.

---

[1] Abteilung für Unfall- und Wiederherstellungschirurgie (Chefarzt: Prof. Dr. F. Hahn), Am Kälblesrain 1, D-7080 Aalen

Bei blanden Weichteilverhältnissen und Rückgang der Entzündungsparameter wurde die Patientin nach Hause entlassen. Nach 5 Monaten trat links wieder eine schmerzhafte Schwellung mit Fistelung auf. Es mußte die linke Knieendoprothese vollständig explantiert werden. Intraoperativ und histologisch zeigte sich das Bild einer septischen Lockerung. Vorbehaltlich der operativen Wiederentfernung von 3 Septopalketten mit Defektauffüllung durch autologe Spongiosa (was die Patientin später ablehnte) wurde die Kniearthrodese links weichteilschonend diagonal mit Fixateur externe montiert. Während der zufriedenstellenden Abheilung links kam es erstmals zu Schmerzen und Schwellung im Bereich auch des rechten Kniegelenks. Bei Punktion entleerte sich eitriger Erguß mit Nachweis von Staphylococcus aureus. Trotz sorgfältiger Revision, ausgiebiger Synovektomie und Anlegen einer Spül-Saug-Drainage sowie ausgetesteter Antibiotikabehandlung sistierte der Infekt nicht.

Die Patientin lehnte die Arthrodese auch des rechten Kniegelenks ab, worauf 5 Monate nach Erstimplantation die Knieendoprothese rechts einzeitig vollständig ausgewechselt wurde. Intraoperativ und histologisch fanden sich Entzündungsreaktionen in den Weichteilen, jedoch keine Hinweise auf eine septische Prothesenlockerung an der Knochen-Zement-Grenze.

Der postoperative Verlauf blieb unter oraler Antibiotikatherapie über bisher 4 Monate beidseits ungestört. Die Patientin kann das rechte Kniegelenk bei allerdings mäßiger Beweglichkeit (0 0 70°) voll belasten. Am linken Bein kam es inzwischen bei liegenden Septopalketten zu einer fibrösen Steife in Streckstellung ohne knöchernen Durchbau unter voller Belastbarkeit.

Da die Endoprothese rechts 5 Monate lang einwandfrei funktionierte, ist ein hämatogener Spätinfekt infolge der Septikämie mit dem bekannten Erreger anzunehmen. Obwohl hämatogene Infekte in der Literatur recht selten angegeben werden [1, 2], spricht in diesem Fall die fehlende Implantatlockerung gegen einen exogenen Infekt. Für den Entschluß zum einzeitigen Prothesenwechsel entscheidend war bei planmäßiger Arthrodesenheilung links die kurze Infektdauer und die Chance, der Patientin eine beidseitige Kniegelenkarthrodese zu ersparen.

Retrospektiv erhält die bekannte Notwendigkeit, ein frühinfiziertes Implantat unverzüglich und radikal anzugehen, eine besondere Verstärkung, wenn hämatogener Schaden von einem an anderer Körperstelle einliegenden noch intakten Implantat (Locus minoris resistentiae) abgewendet werden soll.

Der vorliegende Fall ist sicherlich noch nicht abgeschlossen, der bisherige Verlauf läßt aber hoffen.

Literatur

1. Ahlberg A, Carlsson AS, Lindberg L (1978) Haematogenous infection in total joint replacement. Clin Orthop 137:69
2. d'Ambrosia RD, Shoji H, Haeter R (1976) Secondarily infected total joint replacements by hematogenous spreas. J Bone Joint Surg [Am] 58:450
3. Braun A, Neusel E (1987) Das Schicksal des infizierten Knieendoprothese. In: Cotta H, Braun A (Hrsg) Knochen- und Gelenkinfektionen. Springer, Berlin Heidelberg New York Tokyo, S 186–212

Teil X
Operationshygiene

Der postoperative Frühinfekt während der ersten 4 Jahre des Aufbaues einer unfallchirurgischen Abteilung

K. Tittel[1] und F. Schauwecker[2]

Hygiene ist die Lehre von der Gesunderhaltung des Menschen und seiner Umwelt. Hygiene im Krankenhaus bedeutet Infektverhütung, insbesondere in den operativen Fächern.

Zur Infektverhütung gehören einerseits Maßnahmen zur Vernichtung vorhandener Keime –also die Desinfektion und Sterilisation–, andererseits aber eine Reihe organisatorischer und disziplinarischer Maßnahmen, die verhindern, daß die Keimzahl im Operationsgebiet beliebig ansteigt. Sterilisation und Desinfektion werden in allen chirurgischen Abteilungen betrieben, zusätzliche organisatorische Neuordnungen bei der Einrichtung unfallchirurgischer Abteilungen sind nicht immer leicht verständlich zu machen.

Um herauszufinden, wo infektionsbegünstigende Schwachpunkte in der perioperativen Phase liegen, füllen wir für jeden postoperativen Infekt einen Erhebungsbogen aus und unterziehen damit die eigenen Infekte einer kritischen Betrachtung (Tabelle 1). Somit wurde für alle Patienten, die in der postoperativen Phase von der aseptischen auf die septische Station verlegt werden müssen, ein solcher Bogen ausgefüllt.

Tabelle 1. Infektion nach Osteosynthesen oder Gelenkersatz

1. Diagnose:
2. Name des Patienten:
3. Alter:
4. Sonstige Erkrankungen:
5. Stationäre Aufnahme am: Station:
6. Operation:
7. OP-Tag, Monat, Jahr:
8. OP-Uhrzeit:
9. OP-Dauer (Min.):
10. Operateur:
11. Assistenz:
12. OP-Schwester:
13. Postoperativ Station:
14. Bemerkungen:

---

[1] Abteilung für Unfall- und Wiederherstellungschirurgie, Evangelisches Krankenhaus, Steinweg 13–17, D-2900 Oldenburg
[2] Unfallchirurgie, Kliniken der Landeshauptstadt, D-6200 Wiesbaden

Dieser Erhebungsbogen kann gegliedert werden in
a) Daten über den Patienten (Nr. 1–4),
b) Indikation und Operationsverlauf, (Nr. 5–9),
c) Operationsmannschaft, (Nr. 10–12)
d) postoperative Phase (bis zur Revision) (Nr. 13 und 14).
Er soll dabei helfen, organisatorische Schwachpunkte aufzudecken.

Aus zwei Klinken konnten die Erhebungen gegenübergestellt werden: aus Klinik A über 4 Jahre und aus Klinik B über 1 Jahr nach Einrichtung der unfallchirurgischen Abteilung. Die Infektionsrate betrug einmal bei 5250 Operationen und 53 Infekten 1,009% und in der Klinik B bei 1015 Operationen und 18 Infekten 1,773%. In diesen Zahlen sind alle Operationen enthalten, so z. B. auch die Sofortversorgung offener Frakturen.

Alle Eingriffe, die nicht in direktem zeitlichem Zusammenhang mit dem Unfall (Sechsstundengrenze) durchgeführt werden, sind planbar. Es ergaben sich für die Klinik A bei 53 Infekten 20 nach Sofortoperationen und 33 nach geplanten Eingriffen.

Für die Klinik B stellte sich das Verhältnis bei kleineren Zahlen mit 3 Infekten nach Sofortoperationen und 15 nach geplanten Operationen dar.

Planbare Operationen werden überwiegend in der regulären Operationszeit durchgeführt. Trägt man nun alle postoperativen Infekte dieser Operationen in Abhängigkeit von der Tageszeit auf, in der der auslösende Eingriff stattgefunden hat, so zeigt sich, daß zu Programmbeginn die Zahl deutlich höher ist als z. B. um 14 Uhr (Abb. 1). Bei gleichmäßiger Auslastung der Säle über die Zeit überrascht dies, da die Luftkeimbelastung des konventionell klimatisierten Saales vor Beginn des Programms noch am geringsten ist. Hart hat schon 1936 nachgewiesen, daß die Luft immer weiter kontaminiert wurde, je mehr Menschen anwesend waren und je mehr sie sich bewegten. Auffallend war auch die Parallelität der Kurven aus beiden Kliniken. Wenn die Luftkeimbelastung über die Klimaanlage nur eine untergeordnete Rolle spielt, da die Säle vorher nicht in Betrieb waren, müssen andere Faktoren relevant sein, so z. B. auch die Operationsdauer.

Alle postoperativen Infekte beider Kliniken, in Abhängigkeit von der Operationsdauer aufgetragen, zeigen, daß die Häufigkeit um die Zweistundengrenze am

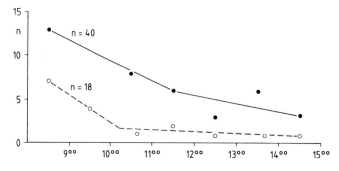

Abb. 1. Frühinfekte nach Operationen während der regulären Operationszeit

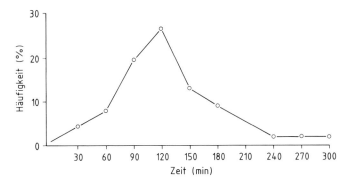

Abb. 2. Infektrate in Abhängigkeit von der Operationsdauer

höchsten ist. Danach fällt die Kurve wieder ab (Abb. 2). Sind hier möglicherweise die Eingriffe in Blutleere überwiegend beteiligt? An den insgesamt kleinen Zahlen läßt sich dies nicht ablesen; jedoch liegt der Schnitt aller elektiven Operationen deutlich unter 2 h.

Bei einer Aufschlüsselung postoperativer Hämatombildungen während einer anderen Untersuchung fiel jedoch auf, daß diese vorwiegend an in Blutsperre operierten Extremitäten auftraten. Möglicherweise ist die reaktive Hyperämie in Verbindung mit einer technisch unzureichenden Drainage Ursache für das Hämatom und damit über die Hämatomausräumung ein Auslöser für den Infekt, denn bei ⅔ der Infekte mußte in der postoperativen Phase ein Wundhämatom ausgeräumt werden.

Eine weitere Aufschlüsselung der bisher in den Erhebungsbögen erfaßten Daten bringt noch keine Aussagen. Interessant scheint jedoch noch die Verteilung über das Jahr. Von den insgesamt 71 postoperativen Infekten sind 43 (31 + 12) in den Monaten Mai bis Oktober entstanden. Dieser Anstieg in der warmen Jahreszeit stimmt mit früheren Beobachtungen überein.

Auch wenn die Infektrate heutigen Vorstellungen entspricht, so haben wir organisatorische Konsequenzen gezogen. Dazu gehören u. a. geschlossene Türen, wenig Bewegung, kurze Operationsdauer und Wundverschluß an der Zweistundengrenze nach Öffnen der Blutsperre.

Wir sind davon überzeugt, daß die individuelle Organisation eines Operationstraktes und ein diszipliniertes Verhalten aller Beteiligten hilft, die Infektionsrate kontrollierbar klein zu halten.

Sachverzeichnis

Alloarthroplastik
- Protheseninfektion Hüftgelenk 157–234
- Protheseninfektion Kniegelenk 235–270

Antibiotika
- Freisetzung aus Osteosynthesematerial 147–152
- – Blutspiegel 148
- Indikationen Unfallchirurgie 134
- Implantatinfektion 66, 129–133, 134–139
- Protheseninfektion Kniegelenk 238, 267
- Knochenspiegelbestimmung 131
- Spül-Saug-Drainage
- – Protheseninfektion Kniegelenk 261

Antibiotikaprophylaxe
- Endoprothetik 134, 135, 206
- Frakturen, offen 135
- Präparate 136
- Therapiedauer 136

Antibiotikatherapie
- adjuvant lokal 145–156
- adjuvant systemisch 127–144

Antikörper, monoklonale
- Szintigraphie 28–35

Bohrdrahtosteosynthese 45–47
- Indikationen 45
- Infektion 45–47
- – Therapie 46

Blutsenkungsgeschwindigkeit
- Frühinfektion Endoprothetik 23

C-reaktives Protein
- Frühinfektion Endoprothetik 23

Dreiphasenszintigraphie 28, 36

Eigenblut-Antibiotika-Plombe
- Ostitistherapie 153–156

- – Ergebnisse 155–156
- – Herstellung 155
- – Wirkungsmechanismus 154

Endoprothetik
- Antibiotikaprophylaxe 134, 135, 206
- Femurersatz 98–101
- Frühinfektion
- – Labordiagnostik 22–27
- Hüftgelenk
- – Infektion 157–234
- Kniegelenk
- – Infektion 235–270
- Szintigraphie 34, 36–41

Ersatzoperation siehe Prothesenwechsel

Femurtotalersatz 98–101, 170

Fibrin-Gentamycin-Spongiosa
- Prothesenreimplantation Kniegelenk 237–239

Fixateur externe
- Anwendungsprobleme 49
- Pin-Infektion 50, 88
- technische Probleme 48
- Unterschenkelfraktur, offen 82
- Verfahrenswechsel 88
- Wirbelsäule 103

Fixateur interne
- Wirbelsäule 102, 105
- – Infektion 102, 105–111

Frakturen, offen
- Antibiotikaprophylaxe 135
- Jet-lavage 119, 120

Frühinfektion
- Endoprothetik
- – Labordiagnostik 22–27
- – Wundsekretanalyse 23
- Fixateur interne Wirbelsäule 102
- Hüftgelenkendoprothese 160, 178, 179, 209
- Kniegelenkendoprothese 238, 241, 261, 264
- postoperativ 273–275

Galliumszintigraphie
- Prothesenlockerung 218
Gelenkspülung
- Protheseninfektion Hüftgelenk 159, 160
Gentamycin-PMMA
- Einbau in Osteosynthesematerial 147
- Ketten
- - Protheseninfektion Hüftgelenk 173
Girdlestone-Arthroplastik 169-177, 178-186, 198-205, 213-220
- Operationsverfahren 170-174
- Ergebnisse 174-176, 184, 193, 200-202, 209, 211, 213
- Prothesenreimplantation 192, 203
Granulozytenszintigraphie 29

Implantatinfektion
- Antibiotika 66
- Marknagel 61-65, 75
- - Histomorphologie 56-60
- Plattenosteosynthese 70
- Revisionsoperation 67
- Spül-Saug-Drainage 125-126
- Verfahrenswechsel 66-76
Infektionsrisiko
- bei Verfahrenswechsel 87
Infektpseudarthrose
- Implantate extramedullär 77-81
- Oberschenkelfrakturen 93
Infektionsrate
- Hüftgelenkendoprothese 189
- Kniegelenkendoprothese 260, 265, 266
- Operationsdauer 275
- Prothesenwechsel 183

Jet-lavage
- Ergebnisse 116
- Wundreinigung 115-121

Keimspektrum
- Infektionen Unfallchirurgie 137-138
- Kniegelenkempyem 254
- Protheseninfektion Hüftgelenk 191, 194, 199, 206
- Protheseninfektion Kniegelenk 254, 267
Kniegelenkarthrodese
- antibiotikahaltige Platten 151, 249
- nach Protheseninfektion 239, 240-245, 247-252, 255-259, 267
- - durch Implantat 248-249
- - durch antibiotikahaltige Platten 249-251
Kniegelenkempyem
- Keimspektrum 254

Knochenentzündung siehe Ostitis
Kolloidszintigraphie 28

Leukozytenszintigraphie 36-41
Lysozymbestimmung Wundsekret 17-21

Marknagelung
- Infektion 56-65, 75
- - Histomorphologie 56-60
- - Unterschenkel 61-65
- - Therapie 62-65

Oberschenkelfrakturen
- Infektion 91-97
- - Pseudarthrosen 93
- - Spül-Saug-Drainage 96
- - Instabilität 95
- - offene Frakturen 91
- - Osteosyntheseverfahren 92
- - Verfahrenswechsel 96
Operationshygiene 271-275
Osteomyelitis
- akute posttraumatische
- - Röntgendiagnostik 12-16
- experimentelle
- - Versuchsmodelle 140-141
- - Rattentibia 141-144
Osteosynthese
- Stabilität 68
- Verfahrenswechsel 86
Osteosynthesematerial
- antibiotikafreisetzend 147-152, 249
- - Antibiotikablutspiegel 148
- - Indikation 150, 151
- - Protheseninfektion Kniegelenk 151
Ostitis
- Antibiotikatherapie
- - adjuvant lokal 145-156
- - adjuvant systemisch 127-144
- Eigenblut-Antibiotika-Plombe 153-156
- Femurersatz 98-101
- Infektpseudarthrose 77-81
- nach Marknagelung 56-65
- - Histomorphologie 56-60
- - Therapie 59
- nach Oberschenkelfraktur 91-97
- Pathophysiologie 3-11
- - akute Ostitis 4-6
- - chronische Ostitis 6-9

Pin-Infektion siehe Schraubenkanalinfektion
Plattenosteosynthese
- Implantatinfektion 70

Sachverzeichnis

Protheseninfektion
- Hüftgelenk 157-234
- - Frühinfektion 160, 178f., 209
- - Keimspektrum 191, 194, 199, 206
- - Operationsverfahren 180f., 221
- - Reimplantation 161, 164
- - Reinfektionsrate 224
- - Spätinfektion 160-161, 180, 209
- - Spätresultate 225
- - Spül-Saug-Drainage 122, 124
- - Therapie und Ergebnisse 161-166, 174-177, 190-196, 200-205, 207-211, 213-220, 222-226, 230-234
- Kniegelenk 235-270
- - antibiotikahaltige Materialien 151
- - Arthrodese 239, 240-245, 247-252, 255-259, 267
- - Ergebnisse 244-246, 260-264
- - Fibrin-Gentamycin-Spongiosa 237-239
- - Frühinfektion 238, 241, 261, 264
- - Infektionsrate 260, 265, 266
- - Keimspektrum 254, 267
- - Komplikationen 243-244, 265
- - Operationsverfahren 241-243, 267
- - Prothesenausbau 255
- - Prothesenwechsel 264-266
- - Revisionseingriffe 251, 252
- - Spätinfektion 238, 241, 262, 264, 269-270
- - Spül-Saug-Drainage 260, 261
- - Weichteilinfektion 237-238
Prothesenlockerung
- aseptische 216
- septische 189, 213, 216
- - Diagnose 218
- - Therapie 218
Prothesenreimplantation
- nach Girdlestone-Arthroplastik 203-205
- Indikation 192
Prothesenwechsel 161, 164, 178-185, 187-234
- einzeitig 180, 193
- - Indikation 216, 222
- - Infektrate 183
- zweizeitig 183
- - Ergebnisse 193-194, 196, 206-207
- - Indikation 216, 218, 222
- - Spätresultate 225
Prothesenwechsel Kniegelenk 264
- Antibiotika 267
- Arthrodese 267
- Keimspektrum 267
- Operationsverfahren 267
Pseudarthrose
- Infektion 77-81, 93
- Stabilisierung 79
- Verfahrenswechsel 77-81

Röntgendiagnostik
- Osteomyelitis 12-16

Schraubenkanalinfektion
- Einteilung 50-53
- Häufigkeit 53
- Prophylaxe 50
- Therapie 50
Septopalketten
- Protheseninfektion Kniegelenk 243
Sequesterbildung
- pathophysiologische Grundlagen 8-9
Spätinfektion
- Fixateur interne Wirbelsäule 102
- Hüftgelenkprothese 160-161, 180, 209
- - hämatogene Infekte 195
- Kniegelenkprothese 238, 241, 262, 264
- - hämatogene Infekte 269-270
Spül-Saug-Drainage
- experimentelle Studie 122-124
- Implantatinfektion 125-126
- Keimspektrum Superinfektion 123
- Komplikationen 122
- Oberschenkelfraktur, Infektion 96
- Protheseninfektion Hüftgelenk 124
- Protheseninfektion Kniegelenk 260
- Sogleistung 123
- Spüldauer 123
- Spülmenge 122, 123
Szintigraphie 28-41
- Dreiphasenszintigraphie 34, 36
- Endoprothetik 36
- Galliumszintigraphie 218
- Granulozytenszintigraphie 28-35
- Kolloidszintigraphie 28
- Leukozytenszintigraphie 37
- monoklonale Antikörper 29
- Technetium-Szintigraphie 29
- Technetium-HMPAO-Szintigraphie 37

Unterschenkelfraktur, offen 82
- Infektionsrate 82
- Therapiewandel 83
- Fixateur externe 83

Verfahrenswechsel
- bei Implantatinfektion 66-76

Weichteilinfektion
- Protheseninfektion Kniegelenk 237-238
Wirbelsäule
- Fixateur externe 103
- Fixateur interne 102, 105

Wirbelsäule Fixateur interne
- - Infektion 102-111
- - Pseudobursa 107
Wundinfektion
- Frühkriterien 17
- Leukozyten 24

Wundkontamination
- Protheseninfektion Hüftgelenk 159
Wundsekret
- Labordiagnose 17-27
- Lysozymaktivität 17-21
Wundspülung
- Jet-lavage 115-121

T. Stuhler, Nürnberg (Hrsg.)

Fixateur externe – Fixateur interne

Unter Mitarbeit von H. Brebeck

Symposium, Nürnberg, 23./24. Oktober 1987

1989. XIII, 362 S. 162 Abb. 61 Tab.
Geb. DM 158,– ISBN 3-540-50830-9

C. Faure, P. Merloz, Universität Grenoble

Zugänge für die Fixateur Externe Osteosynthese

Atlas anatomischer Querschnitte

Übersetzt aus dem Französischen von
T. Lederer

1987. XI, 129 S. 127 größtenteils farb. Abb.
Geb. DM 148,– ISBN 3-540-17756-6

F. Séquin, R. Texhammar, Bern

Das AO-Instrumentarium

Anwendung und Wartung

Einleitung und wissenschaftliche Hinweise
von H. Willenegger

Springer-Verlag Berlin
Heidelberg New York London
Paris Tokyo Hong Kong

1. Aufl. 1980. Korr. Nachdr. 1986. XVI, 314 S.
Über 1300 Abb. 17 Arbeitsblätter.
Geb. DM 98,– ISBN 3-540-10173-X

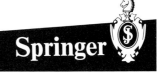

R. T. Manktelow, University of Toronto, Ont.

Mikrovaskuläre Wiederherstellungschirurgie

Anatomie, Anwendung und chirurgische Technik

Aus dem Englischen übersetzt von P. Faust

Geleitwort von G. I. Taylor

Zeichnungen von K. Finch

Mit einem Kapitel über Pädiatrie von R. M. Zuker

1988. XIII, 233 S. 180 Abb. in 363 Einzeldarst. Geb. DM 390,– ISBN 3-540-18114-8

Die Mikrogefäßchirurgie spielt bei Gewebetransplantationen eine immer größere Rolle.
Dieses Buch ist ein „Gewußt-wie"-Text über die mikrovaskuläre Rekonstruktionschirurgie, das vorwiegend von einem einzelnen Chirurgen geschrieben wurde. Es richtet sich sowohl an den erfahrenen als auch an den noch in der Ausbildung befindlichen Chirurgen.
Das Buch ist in zwei Abschnitte gegliedert. Der erste beschreibt die operative Anatomie und Technik, die mit der Hebung jedes freien Gewebetransfers verbunden ist. Der zweite Teil behandelt die Anwendung dieser Transplantate für die Rekonstruktion in drei anatomischen Regionen, in denen die rekonstruktive Mikrochirurgie bedeutende Ergebnisse geliefert hat: Kopf, Hals sowie obere und untere Extremität.
Das Buch ist ein aktuelles Nachschlagewerk für jeden auf diesem Gebiet arbeitenden Chirurgen, Orthopäden und Traumatologen.

Preisänderungen vorbehalten

Springer-Verlag Berlin
Heidelberg New York London
Paris Tokyo Hong Kong

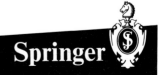